乳がん検診従事者のための
乳房超音波検査トレーニング

著者 ◎ **東野英利子**
筑波メディカルセンター／つくば総合健診センター 診療部長

協力 ◎ **菊地　和德**
筑波メディカルセンター病院病理科 診療科長

金原出版株式会社

著者のことば

　私は放射線診断医として，乳房の画像診断，特に超音波検査とマンモグラフィの読影を行ってきました。乳がん検診の方法として以前は視触診が行われていましたが，2000年前後から日本にもマンモグラフィ検診が導入されました。一方茨城県では私に乳房超音波を教えてくださった植野映先生を中心に超音波検査が非常に盛んで，乳がん検診にも広く用いられています。このように乳がん検診に画像検査が用いられるようになり，私も検診にかかわってきました。

　乳がん検診を行いながら，いつも思っていたのは，その診断までを確認したい，ということでした。それは希望というよりは，むしろ検診を行う側の義務ではないかと思いました。つくば総合健診センターでは長い間非常勤医としてマンモグラフィ・超音波検診の読影・判定を行っていました。その数は年々増え，それに伴い，要精密検査となる症例も多くなります。それらの多くは実際には乳癌ではありません。乳腺疾患に関しては診断のために細胞診・針生検・吸引式組織生検が行われることが多く，それらはほぼ画像誘導下に行われるので，放射線科医であっても自ら行うことが可能です。つくば総合健診センターに常勤医として勤務することが叶い，併設する筑波メディカルセンター病院で乳腺外来をさせていただくことになり，自分で精密検査の一部を担当する，ということを実現することができました。

　つくば総合健診センターでは主に任意型検診を行っておりますが，非常に有難く思うことは内藤所長が「自分で受けたい，自分の家族に勧めたい，乳がん検診を行ってください。」と言ってくださることです。設備的にも恵まれています。超音波診断装置は現在5台ありますが，すべてが日立アロカ社製のα7で，すべての装置でエラストグラフィを行うことが可能です。検査は臨床検査技師・診療放射線技師が交代で行い，画像はすべてサーバに保管され，モニタで見ることができます。2011年からは動画の記録も可能となり，判定時に参照することができます。技師さん達は静止画のみでは所見を伝えられないと思われる場合，判断に迷う場合には動画を記録してくれます。現在1日の乳がん超音波検診の数は30～50例で，動画が記録される症例数はそのうち1～5例位です。技師さん達は非常に細かな所見まで捉えて，詳細な報告書を作成してくれますが，判定にもできるだけ同席してくれますので，画像をみながら意見をきくことができます。超音波検査の判定の後，撮影を担当した診療放射線技師さんと共に検診マンモグラフィの1次読影を行い，2次読影がなされた後，最終的には超音波とマンモグラフィの所見を併せて，要精密検査とするかどうかを決めています。これには外来で培った診断能力がかなり活かされます。この受診者が外来に来た時に自分であればどうするか，常に考えながら最終判定を行っております。そして月に1回は第2読影をしてくださっている梅本先生や技師さん達と精密検査の結果を確認しております。要精密検査となった方の多くが筑波メディカルセンター病院乳

腺外来を受診しており，病院での画像，病理組織診断等がすべて参照できます。

　乳腺外来にはつくば総合健診センターで要精密検査となった方のみではなく，自覚症状のある方もいらっしゃいますが，最近多いのは他の検診施設で要精密検査になった方々です。それを見るといろいろなレベルの検診があることがわかります。自分達の検査の最終診断がわからない検診施設も多いようです。検診でみつかる乳癌がどのようなものかを知らない方も多いのではないかと思います。

　つくば総合健診センターに赴任してから3年半が経過しました。その間に100例以上の乳がんを検出しております。その画像が残っています。動画のある症例もあります。このような宝を埋もらせてはいけない，それらが乳がん超音波検診を行っている人たちに少しでも役に立ち，よい乳がん検診が行えるようになれば，検診を受ける人達のためにもなるのではないか，と考えました。

　今回は第5章を除き，外来の症例をできるだけ用いず，ほぼ検診の写真で構成しました。自覚症状の無い症例に限定しました。そこで，稀な疾患ははいっていません。装置は乳腺専門外来のトップクラスの装置ではないかもしれませんが，検診としては十二分な装置です。記録者も私ではありません。つくば総合健診センターで乳がん検診の超音波検査を行って下さっている技師さん達が検査を行いながら，「これは何だろうか」と考えながら記録したものです。皆様もぜひ，「これは何だろうか」と考えながら読み進めていただきたいと思います。

　この本を執筆するまでに3年待った理由がもう一つあります。それは検診で見つかる異常の多くは良性です。精密検査を担当する私を含め筑波メディカルセンターの乳腺外来の先生方は検診で見つかった異常に関してはできるだけ侵襲の少ない検査で良・悪性の診断をしようという姿勢です。そこで，悪性の可能性の低い病変には細胞診のみで経過を見たり，細胞診も行わずに経過を見ることも多々あります。そのような症例や，定期的な検診において2年以上の経過が見られたことによって，「これは良性です」あるいは「これは今精密検査にする必要はありません」と証明された症例があります。それらを知ることも要精検率を高くしないためには非常に重要です。そこで，病理診断のない症例も加えました。とはいえ画像診断の基本は病理組織像とあわせることです。お忙しい中，きれいな病理写真を撮影し，解説の御指導を下さいました菊池和徳先生には深く感謝します。

　また画像を記録して下さったつくば総合健診センターで乳がん検診を担当して下さっている臨床検査技師さん，診療放射線技師さんにも心から感謝します。

　最後に私からの申し出を快く承諾し，発刊にご尽力いただきました金原出版株式会社様，特に担当して下さった編集部宇野和代様にも深く感謝いたします。

2014年10月

東野　英利子

◆　つくば総合健診センター　乳がん超音波検診（2014年度）実施担当者

<u>臨床検査科</u>

石川　麻衣子	小林　伸子	俣野　侑里	米田　亜希
大河内　良美	中島　由季	松崎　恵理子	
小沼　愛	羽生　雅子	山本　充恵	

<u>放射線技術科</u>

糸屋　沙央梨	奥山　結香梨	染谷　聡香	根本　宏美
大里　京子	金久保　真梨	田代　千恵	古内　麻美
尾形　優	木村　香緒里	田口　浩子	

（五十音順・敬称略）

この本の執筆にあたりましては皆様に深く感謝申し上げます。

Contents

乳がん検診従事者のための
乳房超音波検査トレーニング

1章 検診における超音波検査法 ……2

- A. 基本的な検査法 ……2
- B. ドプラの行い方 ……4
- C. エラストグラフィの行い方 ……5
- D. レポートの記載法 ……8
- E. カテゴリー判定 ……8
- F. 医師による判定 ……10

2章 正常構造および正常のバリエーション ……12

- A. 正常乳房 ……12
- B. 年齢による変化 ……13
- C. 正常のバリエーション ……16
- D. リンパ節 ……18
  - 1 腋窩リンパ節 ……18
  - 2 乳房内リンパ節 ……19
- E. 注意が必要な正常のバリエーション ……19
  - 1 クーパー靭帯の下の低エコー域 ……19
  - 2 乳腺内への脂肪の入り込み (fat island) ……19
  - 3 血管の入り込みに伴う低エコー域 ……20

3章 検診における要精査基準 ……22

- A. 腫瘤 ……24
  - 1 囊胞性パターン：囊胞 (cyst) ……24
  - 2 混合性パターン：囊胞内腫瘤 ……24
  - 3 典型的な良性所見のもの ……27

④ 境界部高エコー像（halo）あるいは乳腺境界線の断裂を伴うもの……27
⑤ （微細）点状高エコーを複数有するもの……29
⑥ 上記以外のもの……29

B. 非腫瘤性病変……29
① 局所性あるいは区域性の内部エコーを有する拡張乳管……29
② 局所性あるいは区域性に存在する乳腺内低エコー域……31
③ 構築の乱れ……31
④ その他の非腫瘤性病変……33

4章 検診で遭遇する主な乳腺疾患……34

A. 非浸潤性乳管癌（DCIS：ductal carcinoma in situ）……36
B. 浸潤性乳癌（invasive carcinoma）……37
① 浸潤性乳癌 NST（乳頭腺管癌：papillotubular carcinoma）……37
② 浸潤性乳癌 NST（充実腺管癌：solid-tubular carcinoma）……40
③ 浸潤性乳癌 NST（硬癌：scirrhous carcinoma）……41
④ 粘液癌（mucinous carcinoma）……41
⑤ 浸潤性小葉癌（invasive lobular carcinoma）……41

C. 線維腺腫（fibroadenoma）……42
D. 葉状腫瘍（phyllodes tumour）……44
E. 乳管内乳頭腫（intraductal papilloma）……45
F. 乳腺症（mastopathy）……47
① 嚢胞……48

G. その他の乳腺症……50
H. 脂肪腫（lipoma）……55
I. 過誤腫（hamartoma）……55
J. 血管脂肪腫（angiolipoma），脂肪織炎（panniculitis），または脂肪壊死（fat necrosis）……56
K. 粉瘤（atheroma）……56
L. 乳房内リンパ節（intramammary lymph node）……57
M. 豊胸術後の変化……57
① シリコンバッグ……57
② シリコン注入……57
③ ヒアルロン酸注入……59
④ 脂肪注入……59

N. 乳房温存療法後の変化……60

5章 超音波で乳がんをみつける〔DVD動画付〕······62

スクリーニング症例1〜18

6章 超音波検診でみつかった異常〔DVD動画付〕······82

症例1〜54

7章 総合判定······172

- **A.** 問診情報，視触診の所見を補うための超音波検査······173
  - 1 問診情報の活用······173
  - 2 視触診所見があるとき······173
- **B.** マンモグラフィの所見を補うための超音波検査······174
  - 1 高濃度乳房······176
  - 2 大きな脂肪性乳房······176
  - 3 腫瘤······176
  - 4 局所的非対称性陰影（FAD；focal asymmetric density），非対称性乳房組織（ABT；asymmetric breast tissue）······176
- **C.** 超音波検査の所見を補うためのマンモグラフィ所見······179

Index ······180

❦ワンポイント一覧❦

- トゥインクリングアーチファクト（Twinkling artifact）······65
- Bモード画像の判定はBモード画像で行い，カラードプラやエラストグラフィの画像で行ってはいけない······68
- "たかが囊胞，されど囊胞"（濃縮囊胞は難しい）······125
- 糖尿病による変化······161
- 濃縮囊胞の法則······171

乳がん検診従事者のための
乳房超音波検査トレーニング

1章 検診における超音波検査法

A. 基本的な検査法
B. ドプラの行い方
C. エラストグラフィの行い方
D. レポートの記載法
E. カテゴリー判定
F. 医師による判定

♦ 乳房を隅から隅まで，くまなく走査することが重要です。乳癌は乳腺から発生しますが，一見乳腺がないように見える領域であっても乳腺の遺残があり，そこから乳癌が発生することがあります。走査をしさえすれば容易に検出できる乳癌が見落とされたということもあります。スクリーニングでは以下のような方法を推奨します。

A. 基本的な検査法

1. 前回の検査を確認する。所見と画像の両方を確認する。
2. 左乳房から始める（スキャンを始める前に，ボディマークの左乳房を選ぶ。あるいは検診では左乳房になるようにプリセットしておき，ボディマークが左乳房であることを確認する）。
3. 受診者の左背の下に枕をおいて半側臥位とし，左側の乳房が胸壁の上に水平に載るようにする。
4. 左腕は体から少し離して，肘は軽く"く"の字に曲げてもらう（乳房が大きく，乳房の下縁に皺が寄るような場合には左腕を挙上する）。
5. ゼリーを左乳房にまんべんなく塗る（検査をしながら塗ると，見えにくい部分ができるので，あらかじめ広げておく）。
6. まずは横断像で，乳房の十分に外側から（イメージとしては腋窩から下に降りていく感じ）探触子を上から下へ，下から上へと移動させてだんだんと乳房の内側に向かってスキャンする。頭側は鎖骨下縁まで，尾側は乳房の下の皺を越えるところまで行い，各走査はオーバーラップさせて，隙間ができるのを防ぐ。内側は正中を少し越えるところまで行い，左右乳房のスキャンが少しオーバーラップするようにする（乳房を四角く捉えて検査する）。➡図1
7. 病変を見つけたらそのつど記録を行っていく（後で探そうとすると，なかなか見つからないことがあり，時間のロスになる）。真の病変かどうかが不確かな場合にはその部位を中心に探触子を回転させて乳腺との関係を見て，病変と認識したら記録する。囊胞は1枚のみ，充実性腫瘤は最大断面

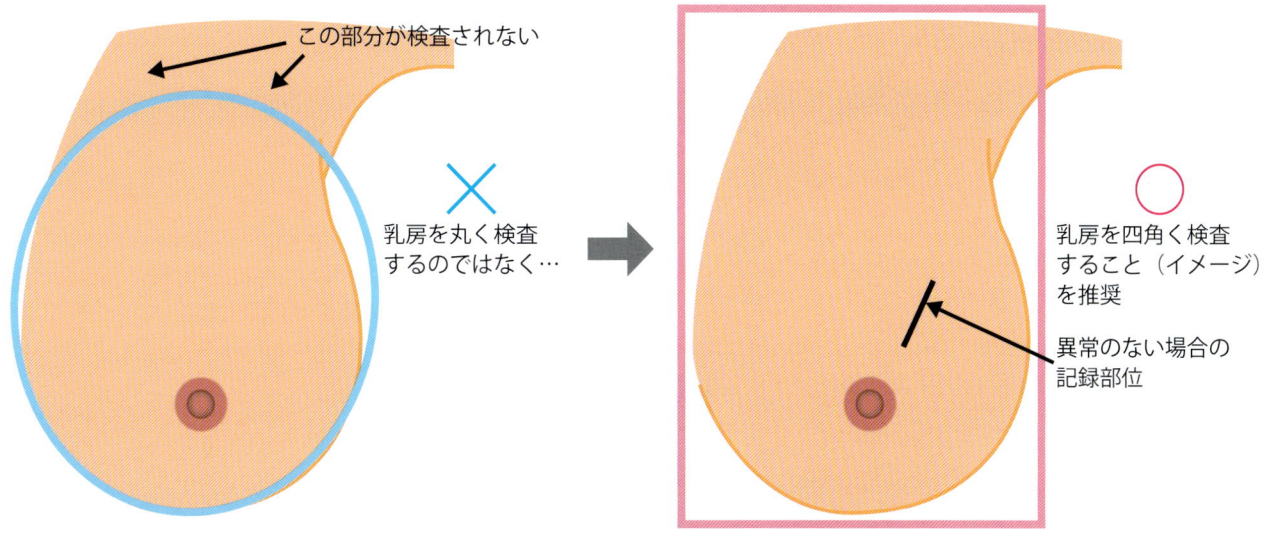

図1　スクリーニングにおける検査範囲

とそれに直行する断面を撮影し，計測を行い，必要があればドプラ，エラストグラフィを行う。低エコー域に関してもだいたいの大きさを計測しておくとよい。

8. 横断像が終わったら，次は縦断像で乳房を端から端までスキャンする。新しい病変のみ記録する。
9. 最後に（ゼリーを足して，）乳頭直下，その周囲を観察する（乳頭周囲は見落としが多い）。
10. 異常がない場合には左乳房の上外側のM領域の乳腺を記録する。➡図1（右）
※ 同様のことを右乳房に対して行う。ただし，右乳房は内側から外側へとスキャンする。

注意

① 探触子は下のほうを持ち，超音波のビームが常に乳腺に対して直角になるようにする。➡図2a
探触子を持つ手を受診者に接触させるかどうかは検査者に任せるが，肘は軽く（タオルをかけた）受診者に載せるほうが安定し，疲れない。➡図2b
Bモード画像に関しては探触子はやや抑え気味でもよい。ドプラ，エラストグラフィを行うときはむしろ探触子を少し持ち上げるような感じにしてフェザータッチ（接触するのみ）にする。この場合は手を受診者に付けたほうがよい。

② フォーカスの位置は乳腺の中心からやや深部にあるように適宜調整し，病変を見つけたら病変部に合わせる。

③ 走査のスピードは個人の能力，乳房の構成によって異なる。異常があるかどうか，本人が認識できるスピードでよい。

④ 視野深度（画像の拡大率）は常に一定とする。通常は4cmから5cmである。そのことにより，以前の検査との大きさの比較は画像を見るだけで可能となる。腫瘤の辺縁の評価や点状高エコーの有無，ドプラ等の詳細な記録を行いたい場合には，まず通常の2方向記録を行ったうえで，拡大を追加する。乳房が大きく，画像に大胸筋が含まれない場合には最初から視野深度を深くする。

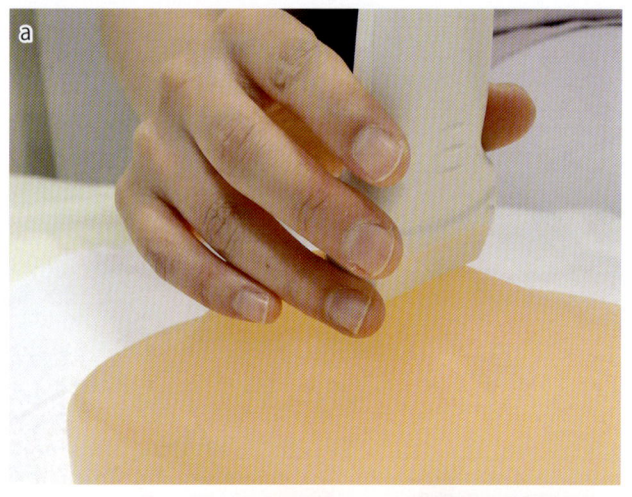

2a. 探触子は下のほうを持ち，乳腺に対してビームが直角にあたるように部位によっては少し傾ける。

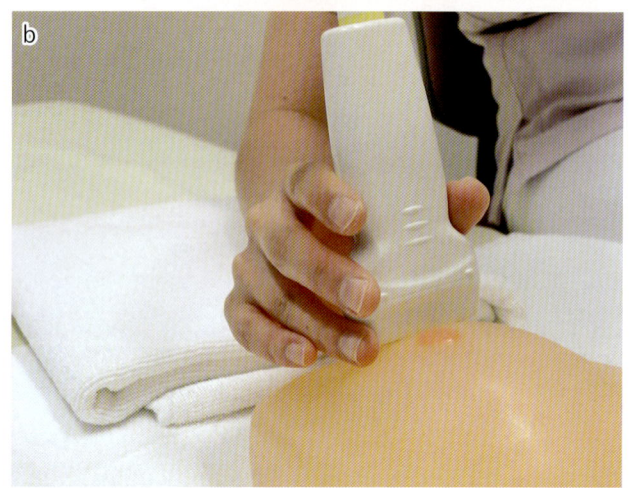

2b. 手を受診者に載せるかどうかは検査者に任せるが，肘は（タオルをかけた）受診者の上に載せたほうが疲れない。
ドプラやエラストグラフィの施行時はフェザータッチ（接触するのみ）にする必要があり，手や肘を載せたほうが行いやすい。

ファントム提供　株式会社 OST

図2　探触子の持ち方

B. ドプラの行い方

1. あらかじめ装置の設定をしておく。流速レンジを遅く（3 cm/sec 位）し，カラーゲインはノイズが見えるか見えないか程度にプリセットしておく。
2. 病変を検出したらドプラボタンを押し，カラー表示エリア（ROI；region of interest）は病変よりも一回り大きく設定する。➡図3
3. 血流の多寡を判断する。ほぼ以下の基準でよい。
    ① 内部には全くない　　　（avascular）
    ② 内部にわずかにある　　（hypovascular）
    ③ 内部に明らかにある　　（vascular）
    ④ 血流豊富　　　　　　　（hypervascular）
    ＊ ②と③は合わせて，無・有・豊富の3段階でもよい。
    ＊ 血流が内部にあるのか，境界にあるのかは重要である。内部にあれば囊胞は否定される。（内部になくても充実性腫瘤を否定はできない）。
4. 血管の走行について評価するならば，以下のようなものを推奨する。
    ① 腫瘤の境界に沿う血管（surrounding marginal flow）：良性でよくみられる
    ② 腫瘤に貫入するような血管（plunging flow）：悪性でみられることが多いとされている
5. 動画における自分の評価結果にあう画像を記録する。シネループを用いてプレイバックし，記録してよい。血流が全くないという画像を記録する場合には周囲乳腺に少し血流が見られるような，あるいは少しノイズがのるような画像を記録する。適切なカラーゲインであることが証明される。

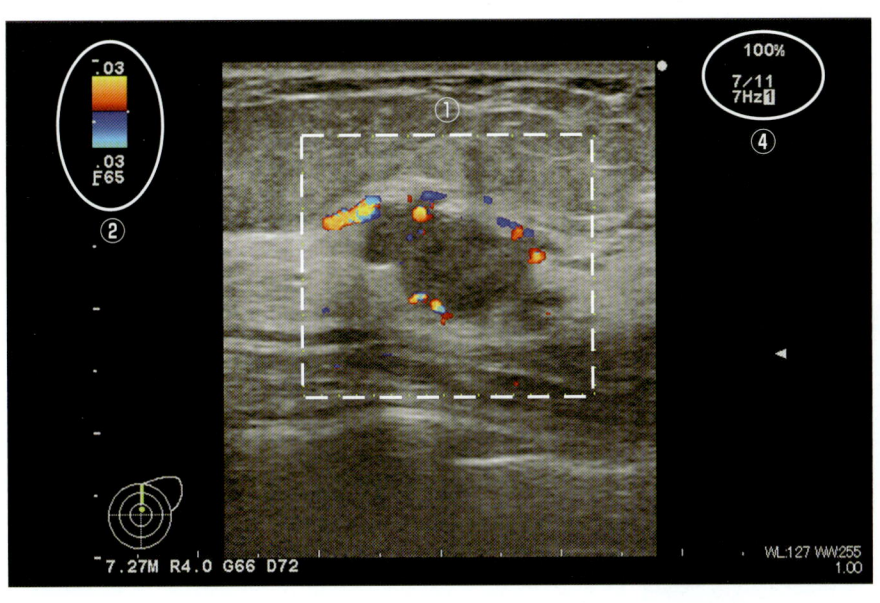
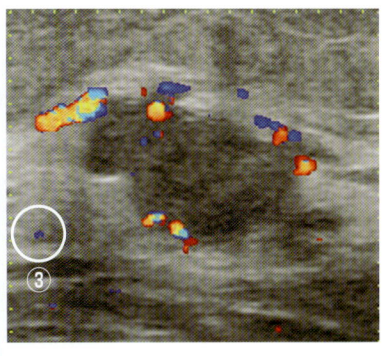

図3 ドプラ検査法
① カラー表示エリア（ROI）は病変よりも一回り大きく設定する。
② 流速レンジはできるだけ遅く設定する。この場合は3 cm/secに設定されている。
③ ROIの中には必ず血流か，ノイズ（○の中）が見えるようにカラーゲインを調整する。
④ シネループを用いて，この画像では11フレーム中7フレーム目を動画における自分の評価結果にあう画像として記録している。7Hzはこの場合のフレームレート（1秒間に画像が変わる回数）を示している。

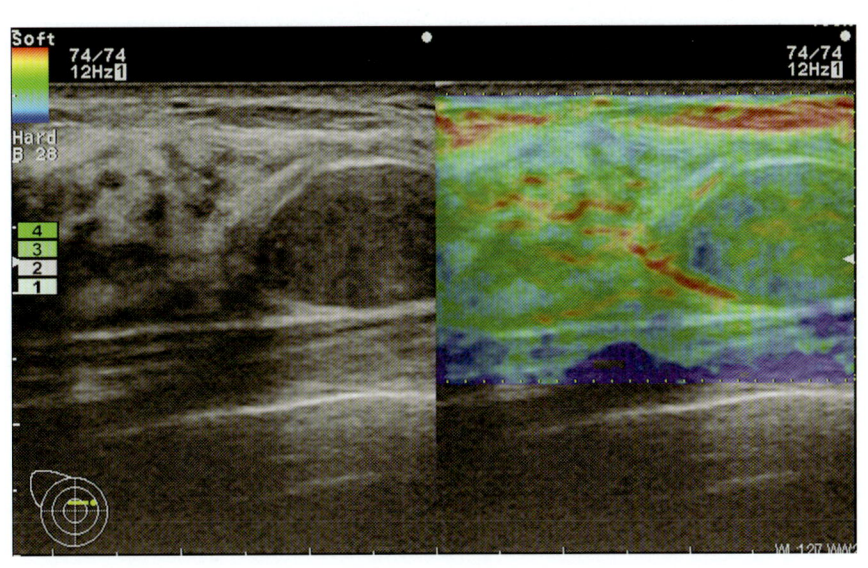

図4 大きな病変におけるエラストグラフィ
このように病変を寄せて，病変部がROIの面積の4分の1以下となるようにする。

C. エラストグラフィの行い方

1. エラストグラフィをオンにする。
2. ROI（関心領域）は左右は画面いっぱい，上は皮膚，下は大胸筋が少し含まれる範囲とする。肋骨や肺は含まないように注意する。
3. 病変はROIの面積の4分の1以下になるようにする（検診において，4分の1以上になるような大きな病変は稀である）。➡図4
4. 探触子を持ち上げるようにして圧迫を軽くし，軽く振動させる。
5. 評価は5段階（つくばスコア）＋BGRサインで行い，動画での評価と一致した静止画を記録する。➡図5
6. ストレイングラフがある場合にはグラフの谷の部分，加圧状態表示バーの場合は3-5の緑の部分で評価する。➡図6a, b
7. 深い病変，小さな病変でエラストグラフィの評価が難しい場合がある。その場合は評価困難とし，良悪の判定においては重視しない。

スコア 1

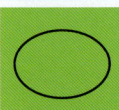
- 低エコー腫瘤全体に歪みを生じる
- 低エコー腫瘤全体が緑

スコア 2

- 低エコー腫瘤のほとんどに歪みを生じる
- 低エコー腫瘤内は緑と青のモザイク
（緑が多く，青が少し入るもの）

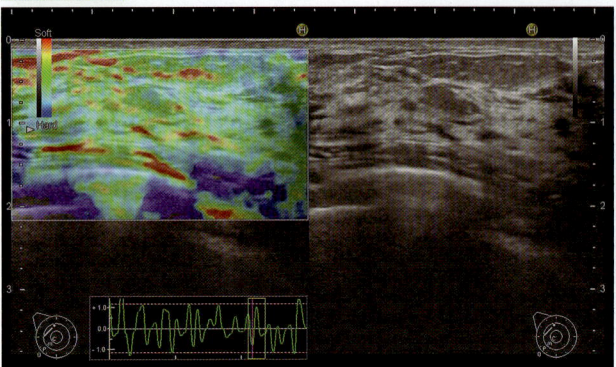

スコア 3

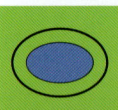
- 低エコー腫瘤の辺縁は歪み，中心部は歪まない
- 辺縁部は緑，中心部は青
（青が優位で緑が混在するものも含む）

スコア 4

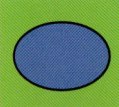
- 低エコー腫瘤全体が歪まない
- 低エコー腫瘤全体が青
（少し緑が混在するものも含む）

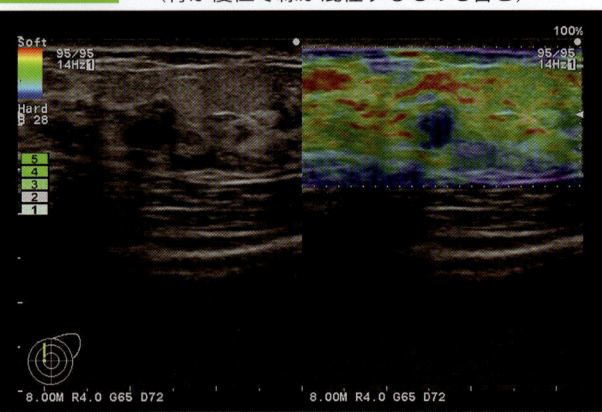

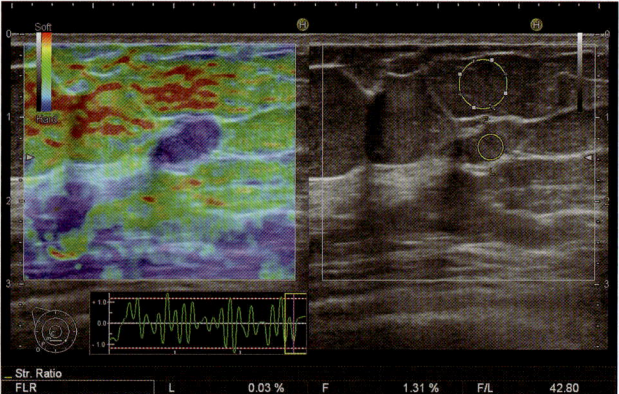

スコア 5

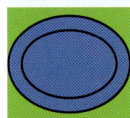
- 低エコー腫瘤全体と周囲が歪まない
- 低エコー腫瘤からはみ出して青い

BGR サイン（B：blue 青，G：green 緑，R：red 赤）

- 囊胞でみられる
- 囊胞かどうか迷うもので BGR がみられたら囊胞を考える
- 内部エコーを有する囊胞（濃縮囊胞）では BGR はみられないことがある

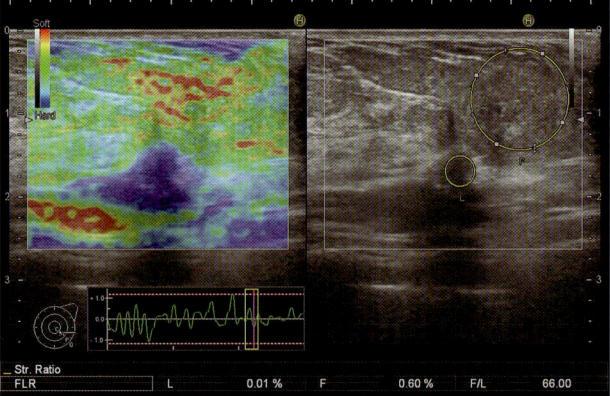

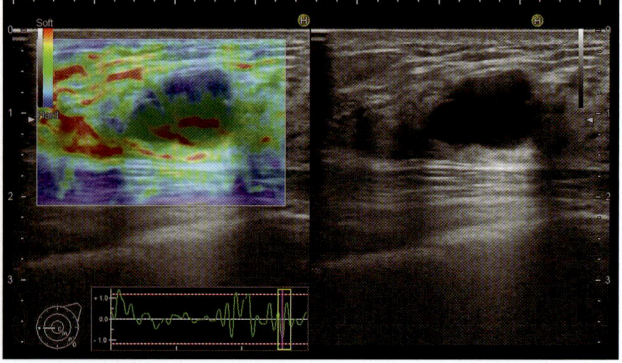

図5　つくばスコア（Elasticity Score：ES）

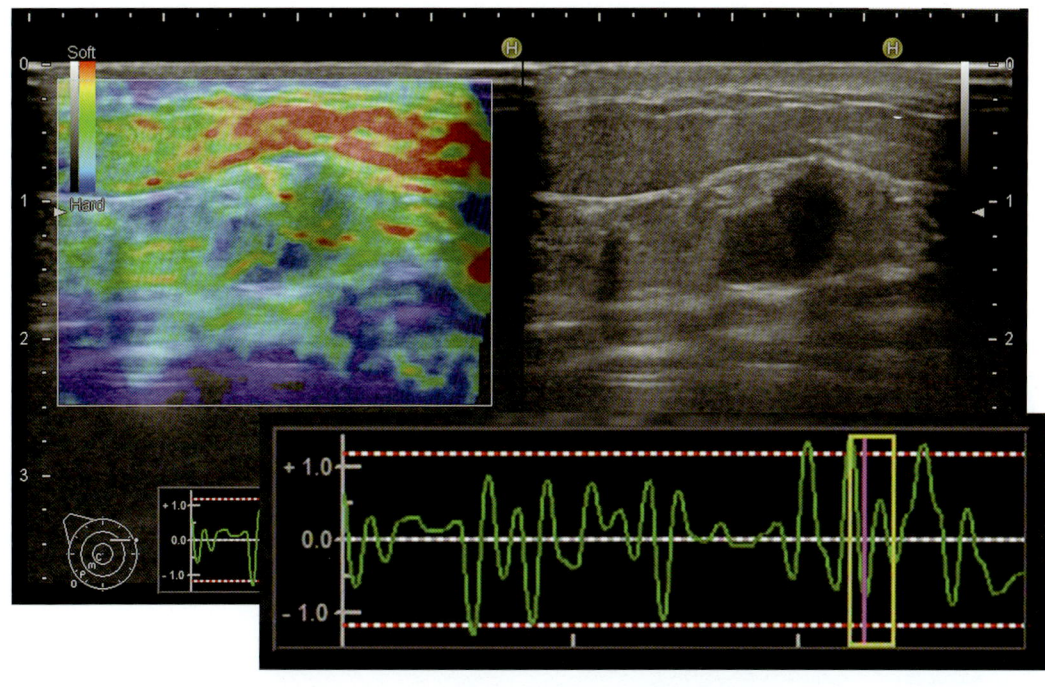

6a. ストレイングラフ：谷の部分（ピンクの線の位置）で評価する。

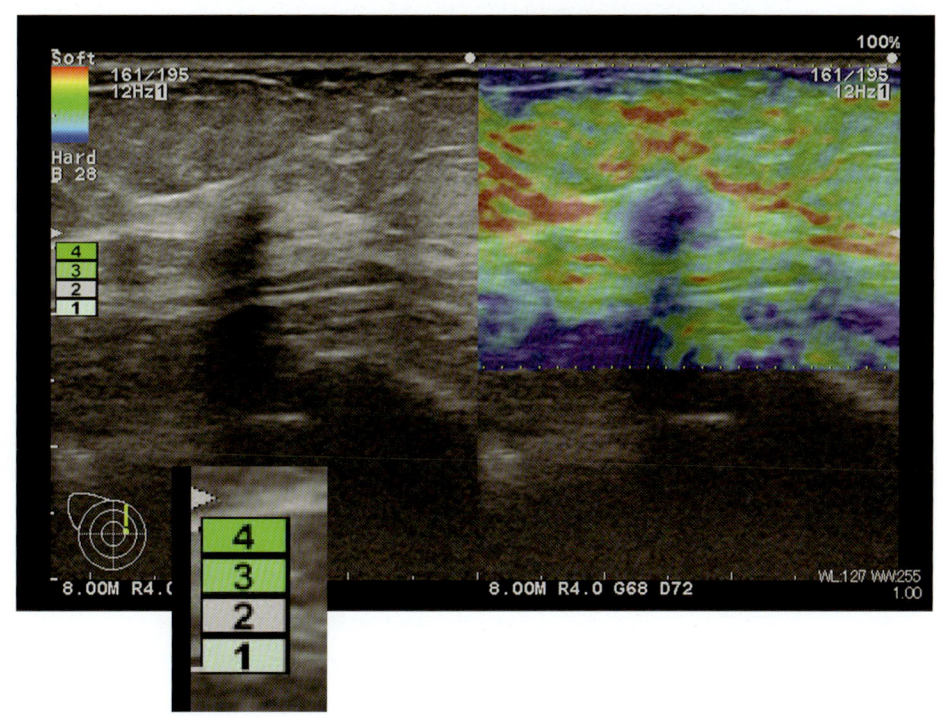

6b. 加圧状態表示バー：3-5の緑の部分で評価する。
　　（この場合は4でフリーズしているので5は表示されていない）

図6　ストレイングラフと加圧状態表示バー

腫瘤
① 充実性腫瘤（内部に液状部分を有する腫瘤を含む）
　部　位　　　　　：時計軸と C（central），M（middle），P（peripheral）
　大きさ　　　　　：最大径と縦横比は必須。その他は適宜
　形　状　　　　　：円形，楕円形，分葉形，不整形，等
　後方エコー　　　：増強，不変，減弱
　内部エコー　　　：均質，不均質
　境　界　　　　　：明瞭平滑，明瞭粗ぞう，不明瞭
　血　流　　　　　：無，有，豊富
　エラストグラフィ所見：スコア 1, 2, 3, 4, 5, BGR，評価困難
　その他の所見　　：（あれば記載）前方境界線の断裂，halo，点状高エコー，粗大高エコー等
　前回との比較　　：初回，前回なし，縮小，不変，増大
② 嚢胞内腫瘤
　部　位　　　　　：時計軸と C（central），M（middle），P（peripheral）
　大きさ　　　　　：最大径と充実性部分の大きさを計測
　充実性部分の血流　：無，有，豊富
③ 嚢胞の疑い　　　：①の充実性腫瘤に準じた記載を行う
④ 濃縮嚢胞　　　　：最大径のみ
⑤ 嚢胞　　　　　　：計測不要，多発の場合にはまとめて多発嚢胞と記載してもよい

表 1　腫瘤の記載項目

D. レポートの記載法（表1, 2）

1. 所見は画像を記録した順番に記載する。また計測は画像に表示されたまま（例えば 6.7 mm 等）を記載する。四捨五入して（約）7 mm などと記載すると，各々の所見がどの画像のものであるかが分からなくなる。

2. 前回の検査記録がある場合にはそれとの比較を必ず記載する。我々の施設では嚢胞以外の各病変に関して「初回，前回なし，縮小，不変，増大」から選ぶようにしている。計測値が異なる場合には誤差範囲（計測方法の違い）か，増大しているかを付記すると判断に役立つ。

3. 必要に応じて前回のみならず，前々回とも比較する。前回指摘のない病変に関しても，明らかに新しいのか，前回は指摘しなかった可能性があるのか（かなり分かりにくい場合や病変としてとるかどうか迷う場合等）についてもコメントしてあると役に立つ。

4. カテゴリーは（嚢胞を除き）病変ごとに記載する。

E. カテゴリー判定

以下の基準で行う。

　カテゴリー 1：異常なし
　カテゴリー 2：所見はあるが，精密検査は不要。次年度の検診受診を勧める*
　カテゴリー 3：良性の可能性が高い（>50%）が，精密検査が必要である
　カテゴリー 4：悪性の可能性が高く（≧50%），精密検査が必要である
　カテゴリー 5：ほぼ悪性と考える

＊我々の施設ではほとんどが任意型検診であるので，毎年の超音波検診を推奨している。

非腫瘤性病変

① 乳管拡張
- 乳管の走行に沿う記録を行う
- 充実性部分があるときは充実性部分の大きさ，内部の血流の有無等を記載する
- 内部エコーがないときの記載方法は乳管拡張のみでよい

② 低エコー域

部　位	：時計軸とC（central），M（middle），P（peripheral）
大きさ	：おおよその大きさでよい
性　状	：低エコー域のみでもよいが，斑状・地図状・境界不明瞭な低エコー域の亜分類をしてもよい。斑状は乳腺の豹紋状部分が太くなり，径が不規則になっている印象，地図状はそれが融合して塊となっている印象のときに用いる 乳腺の厚みの変化（周囲乳腺と比して），点状高エコーの有無
血　流	：周囲乳腺よりも明らかに増しているかどうか
エラストグラフィ所見	：周囲乳腺よりも硬いかどうか

- 反対側乳房の同じ部位（鏡対称の部位）の乳腺の性状を記録しておくことも参考になる

③ 構築の乱れ
- 検診超音波では腫瘤や低エコー域の随伴所見としてみられることはあるが，単独でみられることは稀である
- ただし，構築の乱れがきっかけで異常が見つかるときがある。認められた場合には中心に腫瘤や低エコーがないかどうか，構造の集中が中心で途絶しているのか，通り過ぎる（乳腺が凹んでいるのみなのか）に注意する
- 腫瘤や低エコーがある場合にはそちらの所見を優先する。静止画では判定の難しい場合も多く，動画の記録が推奨される

④ 小嚢胞集簇
- 現在は要精査としないことになっているので，嚢胞に準じた記録とコメントでよい
- 周囲に低エコー域がある場合にはその所見を優先する。点状高エコーの有無も記載する
- 点状高エコーが嚢胞内に沈澱しているのか，周囲乳腺に存在するのかにも注意する

⑤ 点状高エコー
- 検診で点状高エコーのみで乳癌が見つかることは稀である
- 気になる場合には，周囲に低エコーがないかどうか，また周囲乳腺内にも同様の点状高エコーがないかどうかをよく観察する
- びまん性の石灰化の一部が検出されていることも多い
- 最終的にはマンモグラムで石灰化があるかどうかを確認することが推奨される

表2　非腫瘤性病変の注目点と記載項目

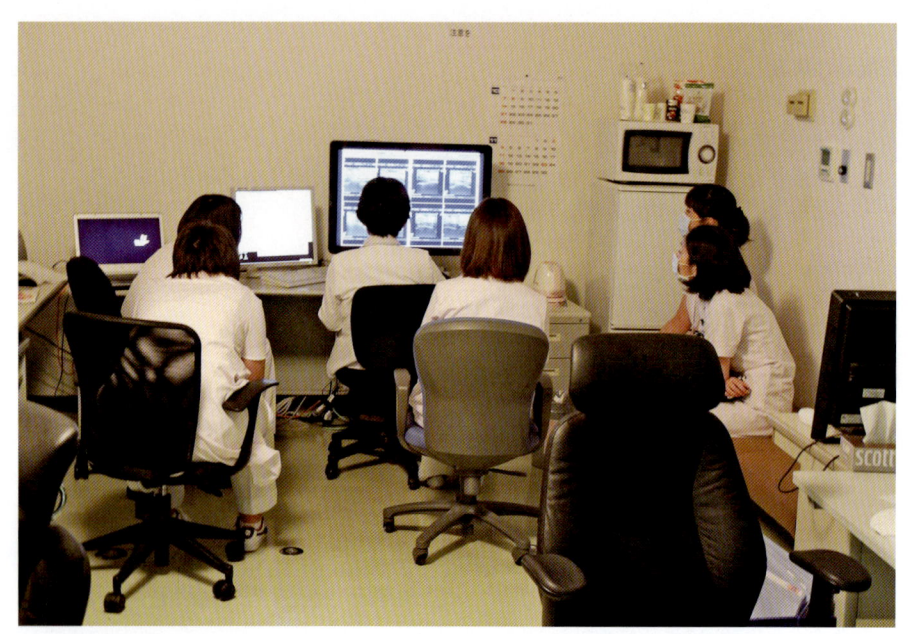

図7 つくば総合健診センターにおける超音波検診結果の判定風景
画像モニタの横にあるモニタに所見用紙が表示され，必要に応じて変更している。

F. 医師による判定

1. 1つ1つの病変に関して，所見とカテゴリーを確認する。
2. 前回との比較，以前に精密検査が行われていれば，その結果も確認して判定する。
3. 4分割でも病変が十分に表示されるようなモニタを用いると，1つの病変の2方向の画像と計測が1画面に表示されるので便利である（我々の施設では3Mピクセルのモニタが2つつながったようなモニタを用いて8分割している。前回のものを同時に表示しても4画像ずつ表示できることがメリットである）。
4. 判定に関しては検査者が同席することが推奨される。➡図7
5. 判定においてはまず画像のみから自分で判定する。そして，検査者の所見・判定，以前の画像などを確認する。
6. 一致している場合には次に進む。一致しない場合には検査者に確認したり，動画を見たりして，最終的に判定する。
7. 同時にマンモグラフィ検査が行われている場合にはそれを参照して最終判定する。
8. 特に点状高エコーに関してはマンモグラフィの画像を確認する。
9. 「精密検査依頼書」を作成するときはカテゴリーの大きい病変の順に記載する。計測値はミリ単位として小数点以下は四捨五入してもよい。

乳がん検診従事者のための
乳房超音波検査トレーニング

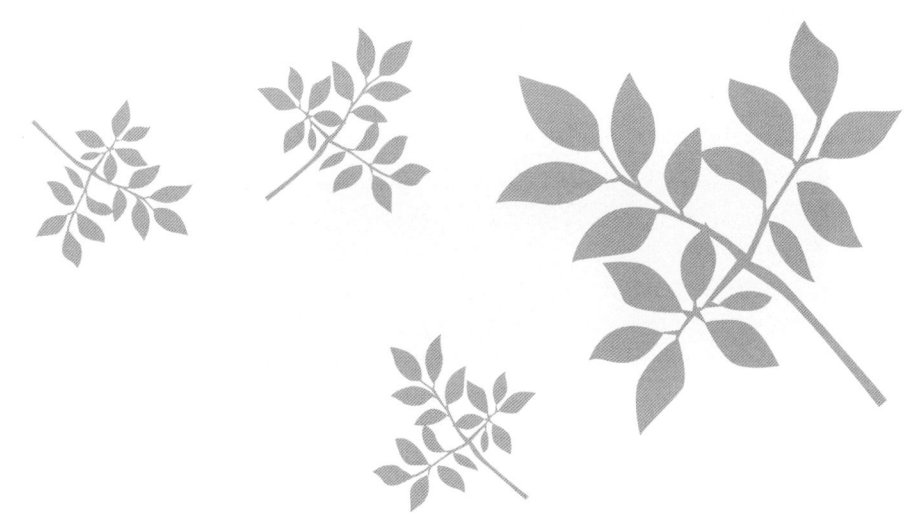

2章 正常構造および正常のバリエーション

A. 正常乳房
B. 年齢による変化
C. 正常のバリエーション
D. リンパ節
E. 注意が必要な正常のバリエーション

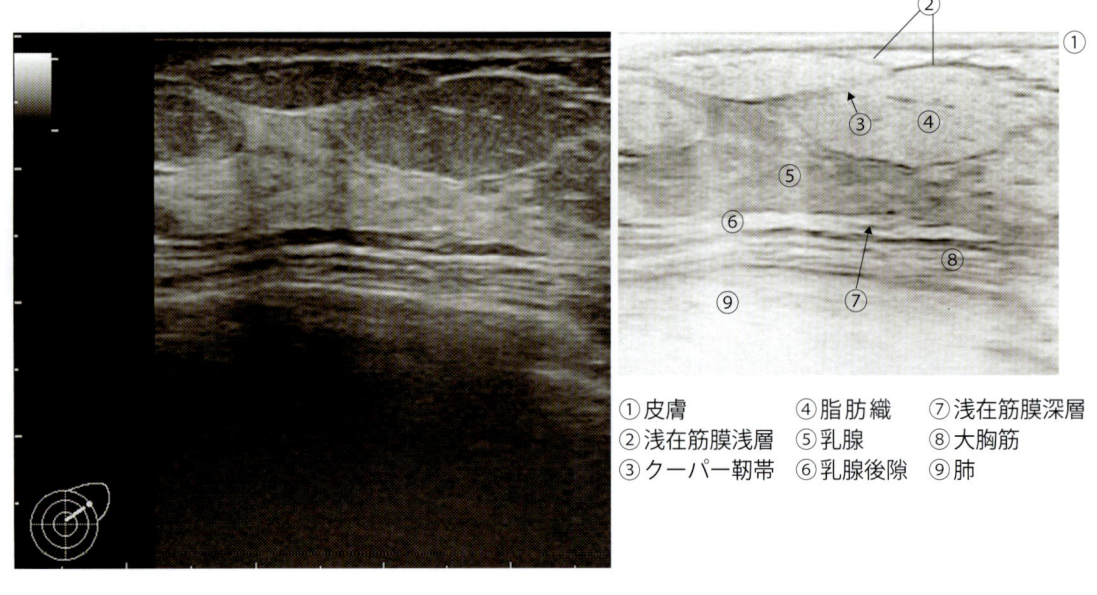

①皮膚　④脂肪織　⑦浅在筋膜深層
②浅在筋膜浅層　⑤乳腺　⑧大胸筋
③クーパー靭帯　⑥乳腺後隙　⑨肺

図1　正常乳房像

A. 正常乳房（図1）

1. 正常乳房の構造を示す。➡図1
2. 乳腺は皮下脂肪織内に存在する。よって，乳腺の浅部および深部には脂肪がある。
3. 浅在筋膜浅層は組織学的には存在を疑問視されてもいるが，皮膚のすぐ下に認められる高輝度の膜状の構造で，ほとんどの乳房において認められる。ところどころで皮膚に付着する。浅在筋膜浅層よりも浅側（皮膚側）に原発性の乳癌が認められた経験はなく，粉瘤等の乳腺外病変を考えたほうがよい。
4. 乳腺は通常皮下脂肪織より高輝度である。乳腺表面からクーパー靭帯が浅在筋膜浅層に付着し，乳腺を固定している。クーパー靭帯内には乳腺が存在している。

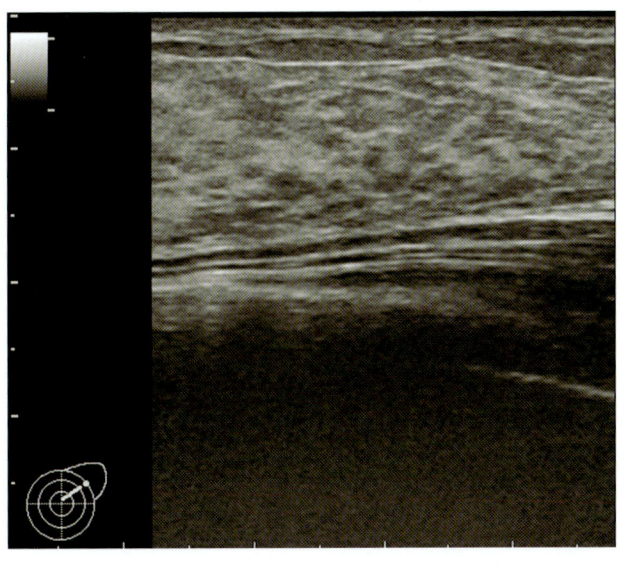

2a. 23歳：乳腺は厚く，皮下脂肪は少ない。乳腺は豹紋状である。

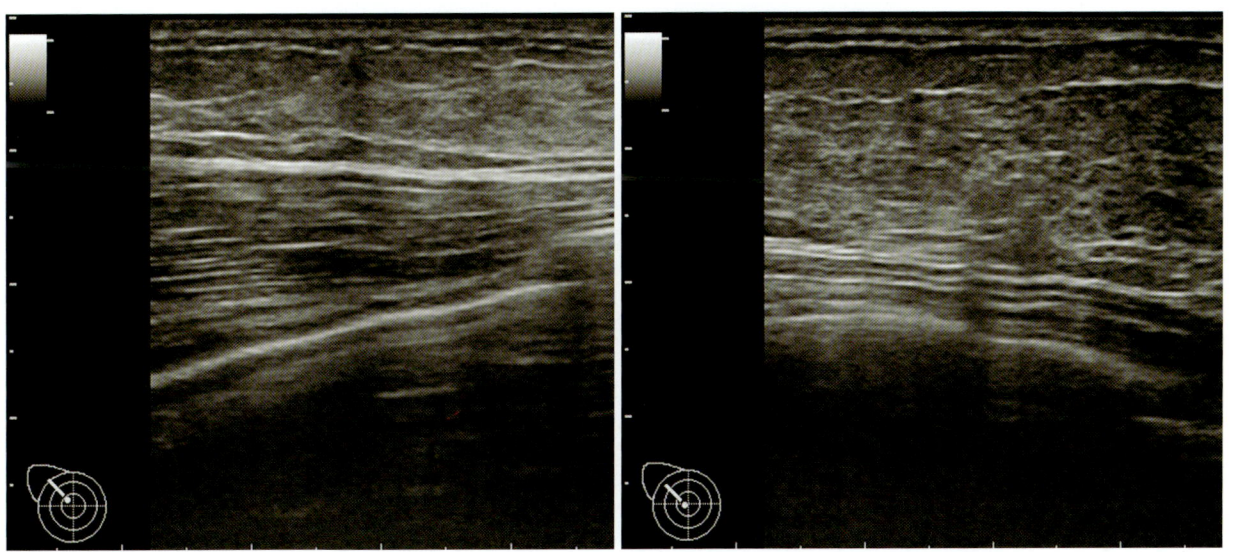

2b. 34歳（妊娠期）：左図は妊娠前（33歳時）。右図は同一受診者であり，妊娠により，乳腺は肥厚している。内部はやや不均質である。

図2　年齢による変化

5. 乳腺の深部の皮下脂肪織は乳腺後隙と呼ばれ，内部には浅在筋膜深層が見られる。その深部は（通常は大胸筋の）筋膜となる。
6. 大胸筋の深部には肋骨，肋間筋があり，その深部は胸膜，肺である。

B. 年齢による変化（図2, 3）

1. 乳腺は思春期から発達する。若年者の乳腺は豹紋状のことが多く，厚く，脂肪は少ない。妊娠期には乳腺が肥厚する。授乳期には乳腺はさらに肥厚し，均質化し，拡張乳管が多数見られる。乳腺はその後厚みを減じ，脂肪織の割合が増す。閉経後，乳腺はさらに萎縮し，均質化する。
各年代をほぼ代表すると考えられる超音波画像を示すが，皮下脂肪織の量や乳腺の萎縮の程度には個人差がある。➡図2

2. マンモグラフィでは乳腺は白っぽく（高濃度），脂肪は黒っぽく（低濃度）描出され，乳腺の病変の多くはほぼ乳腺と同じ濃度である。よって乳腺の多い乳房では病変が隠される可能性が高く，脂肪性の乳房では病変の検出は容易である。➡図3

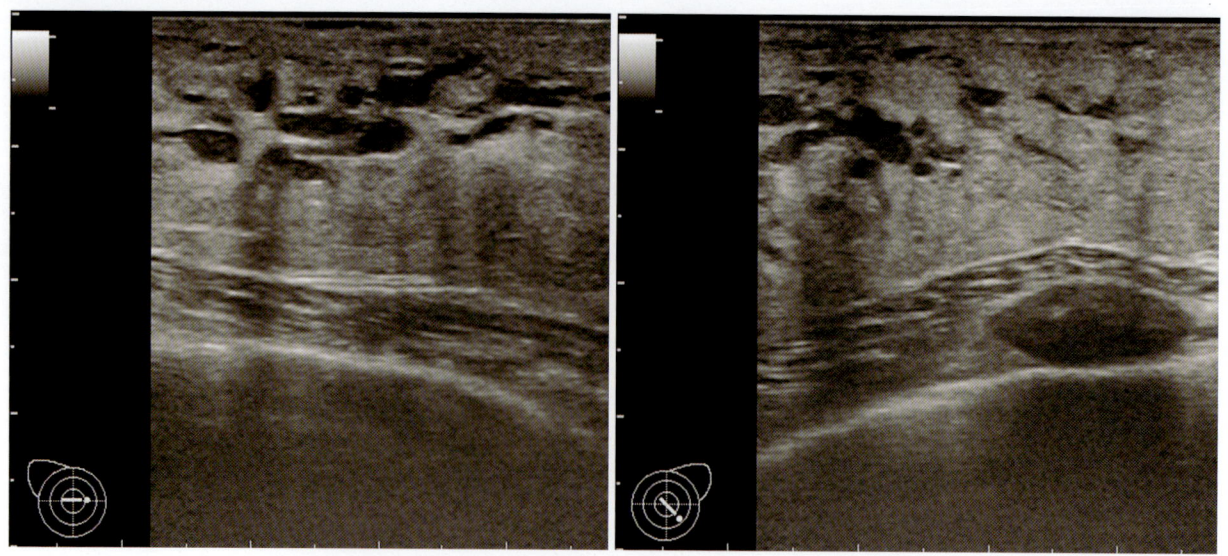

2c. 39歳（授乳中）：乳腺は両側とも肥厚し，乳房全体を占め，均質なグレー調となり，著しく拡張した乳管が認められる。

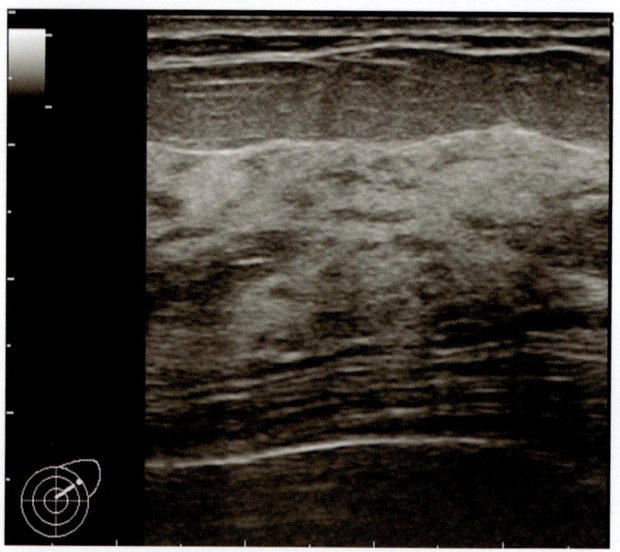

2d. 44歳（閉経前）：乳腺がやや退縮し，乳腺前面の脂肪が増している。乳腺内にも脂肪の混在がある。

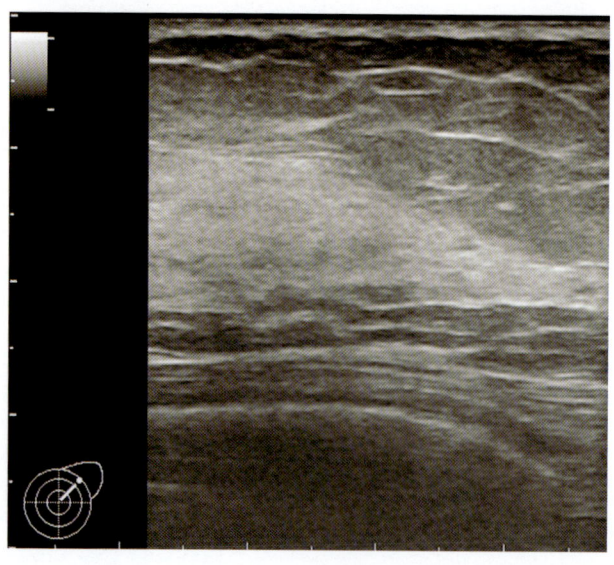

2e. 54歳（53歳で閉経）：乳腺はさらに退縮し，脂肪が増している。乳腺内も均質となってきている。乳腺内のエコーパターンに関しては個人差がある。

図2　年齢による変化（つづき）

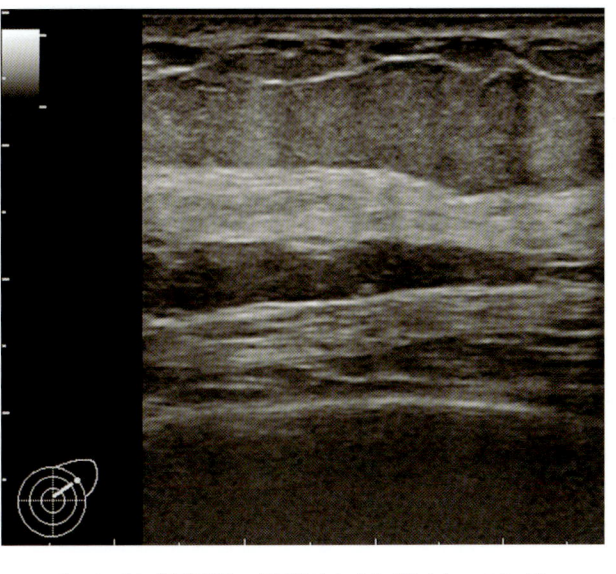

2f. 61歳（閉経後）：乳腺はさらに薄くなっている。

図2　年齢による変化（つづき）

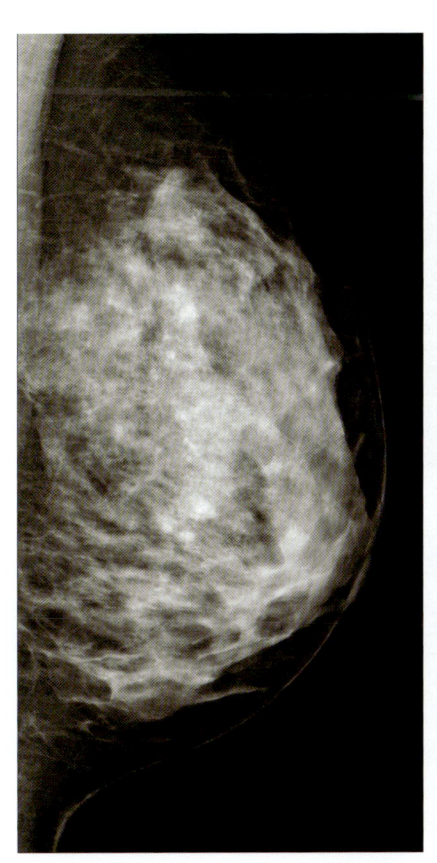
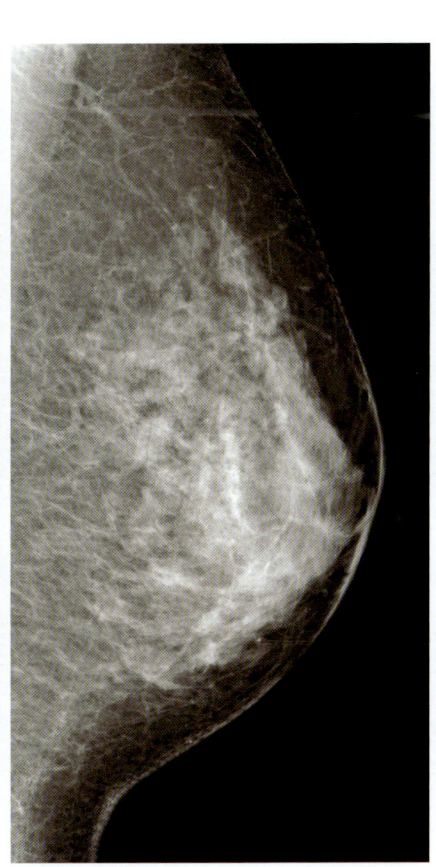
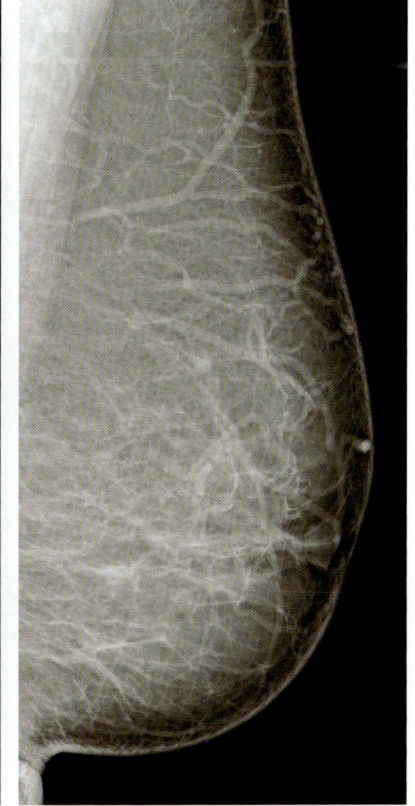

44歳（図2dと同じ症例）：乳腺がまだ多く，不均一高濃度乳房である。病変が乳腺に隠される可能性がある。

54歳（図2eと同じ症例）：乳腺は散在性となっている。

61歳（図2fと同じ症例）：乳房は脂肪性である。撮影範囲に含まれていれば病変の検出は容易である。

図3　年齢によるマンモグラフィ像の変化

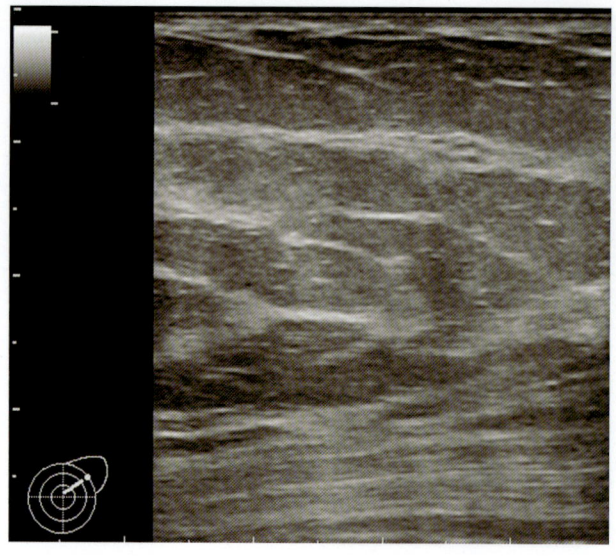
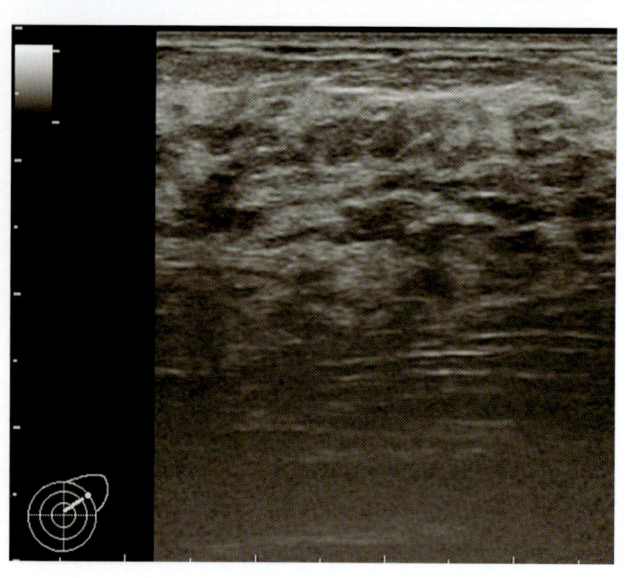

4a. 40歳（脂肪性）：40歳でもこのように脂肪性の乳房のことがある。マンモグラフィでも病変の検出は容易と考えられる。

4b. 60歳（豹紋状）：60歳でもこのように乳腺が厚く、豹紋状のことがある。このような場合、マンモグラムのみでは病変が隠される可能性があり、超音波による検査も有用である。

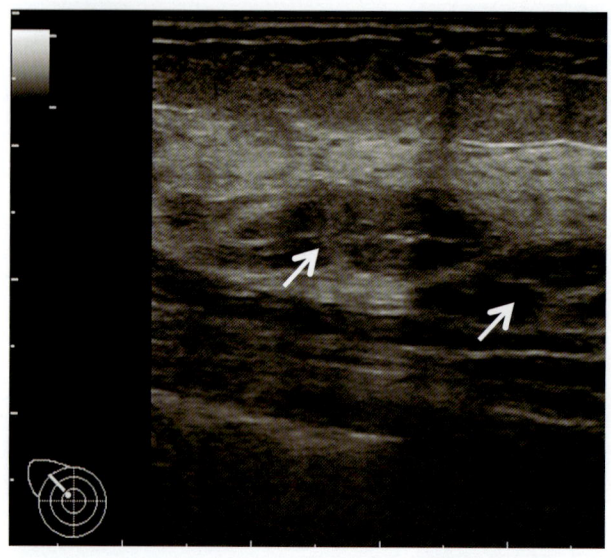
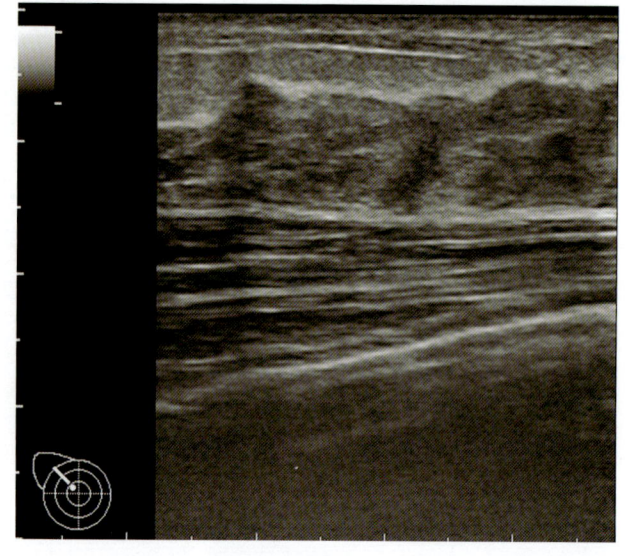

4c. 39歳（乳腺内脂肪混在性）：乳腺内に脂肪が入り込んでいる（矢印）。エコーレベルが脂肪と等しく、内部に（脂肪組織内に見られるものと同様の）線状の高エコーがあることから脂肪と判定される。皮下脂肪との連続性を確認するのもよい。

4d. 36歳（低エコー乳腺）：この例では乳腺は脂肪織よりも低エコーである。脂肪と等エコーの場合もある。正常のバリエーションで、比較的若年者に多い印象がある。低エコーの腫瘤が見えにくい可能性がある。マンモグラフィでは高濃度乳房である。

図4　正常のバリエーション

C. 正常のバリエーション（図4）

1. 40歳代でも脂肪性の場合がある。➡図4a
2. 閉経後にも豹紋状の厚い乳腺が見られることがある。➡図4b
3. 乳腺内に脂肪が入り込むことがあり、真の病変との鑑別が重要となる場合がある。➡図4c
4. 乳腺のエコーレベルが脂肪織と同じ、あるいはそれより低い場合がある。低エコー病変が見えにくくなる可能性があるので、注意を要する。➡図4d
5. 乳腺表面に低エコー乳腺が見られる場合がある。これは比較的よく見られる。多発していれば病的ではないという判断は容易であるが、局所性に見られる場合もある。➡図4e
6. 豹紋状乳腺内に線状の高エコーが見られる場合が

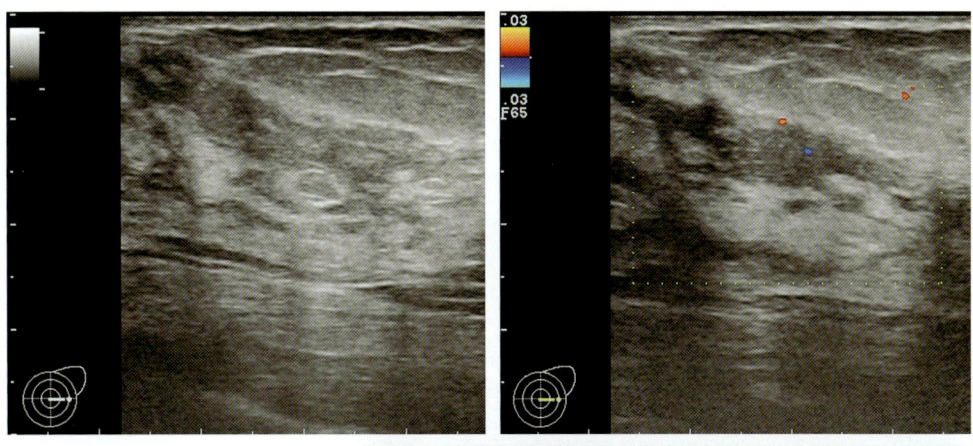

4e. 74歳（乳腺表面の低エコー域）：乳頭に近い乳腺表面が低エコーであることがときどきある。この例では高齢であるが，一般にはもう少し若い年齢に多い。対側乳腺や，乳頭を超えた他の腺葉にも認められることがあり，その場合には問題とならない。血流増加はなく，エラストグラフィでは軟らかく，正常のバリエーションと考えている。2年後の検査でも同様であった。

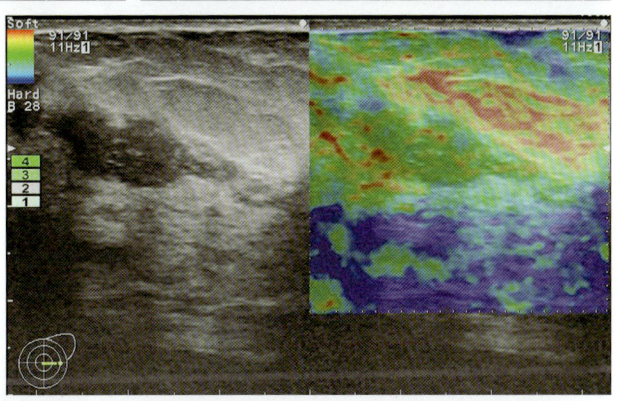

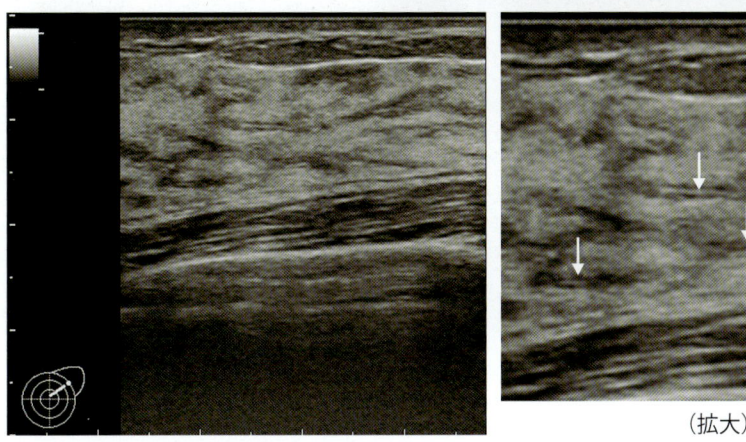

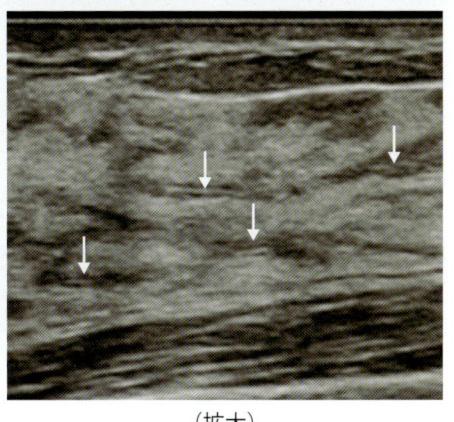

（拡大）

4f. 35歳（豹紋状乳腺内の線状高エコー，矢印）：若い人にみられやすい正常のバリエーションである。

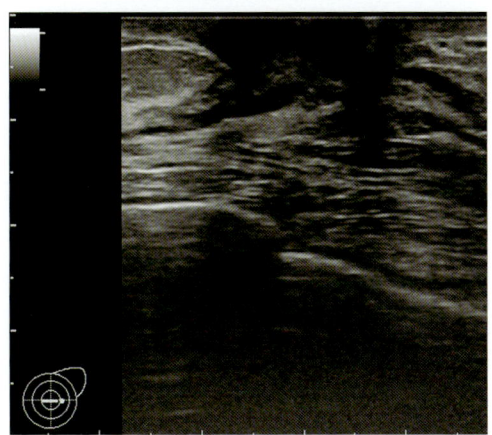

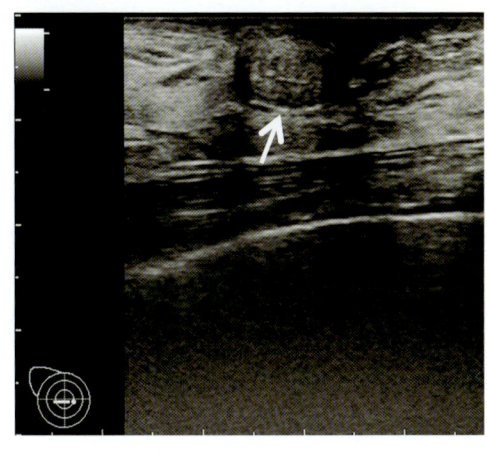

4g. 乳頭周囲の拡張乳管：乳輪下の拡張乳管は正常範囲とされる。通常両側性で複数の乳管が認められる。もちろん拡張乳管内に充実性腫瘤がないことを確認する必要がある。

4h. 陥没乳頭：腫瘤状に見える。

図4　正常のバリエーション（つづき）

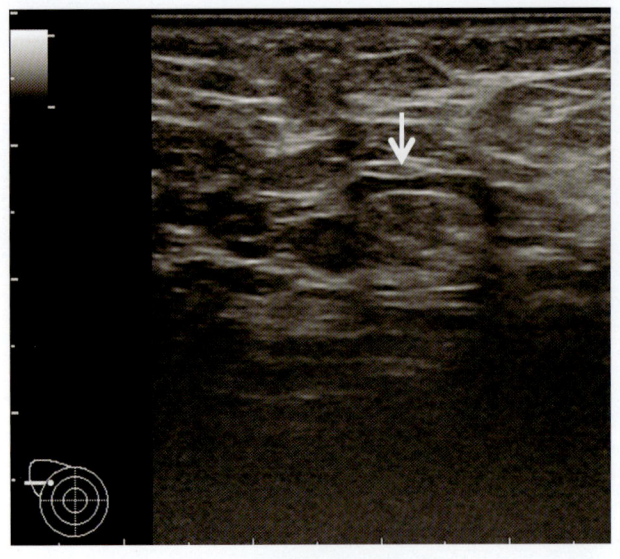
5a. 正常腋窩リンパ節（矢印）

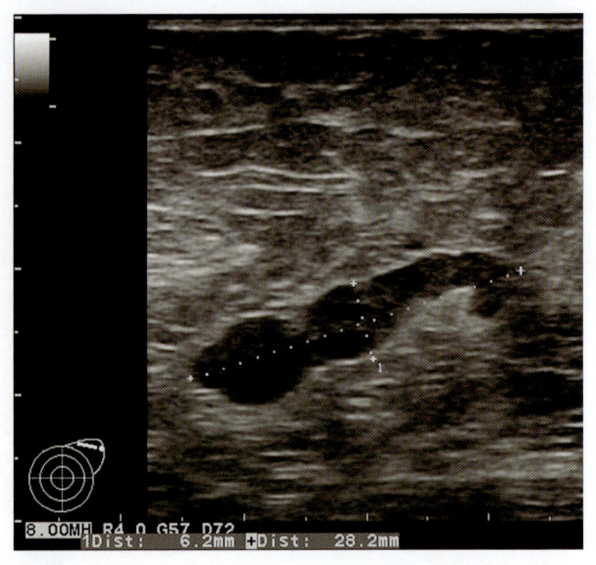
5b. 膠原病による腫大リンパ節

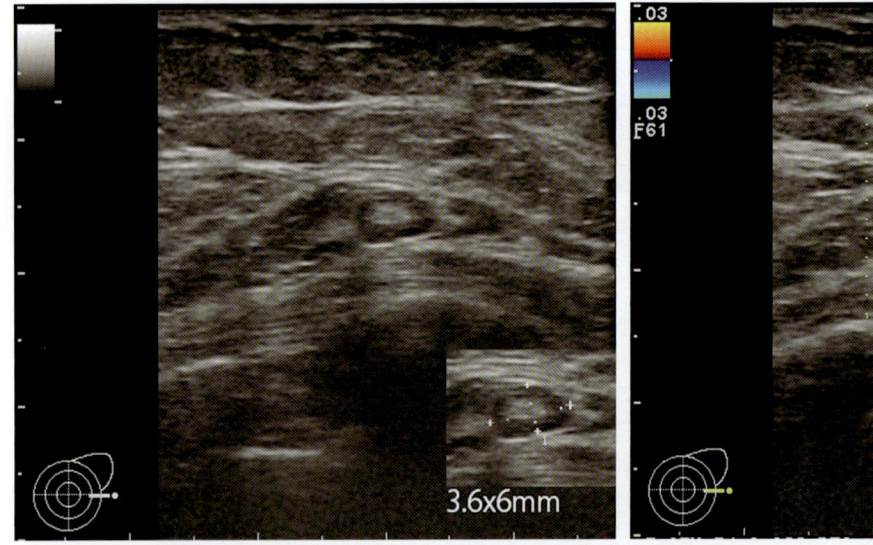
5c. 乳房内リンパ節

図5　リンパ節

ある。この高エコーは乳管である。比較的若年者（20〜30歳代）に多い。➡図4f
7. 乳頭周囲の内部エコーのない拡張乳管は正常範囲である。多発することが多い。➡図4g
8. 陥没乳頭が腫瘤状に見える場合がある。➡図4h

D. リンパ節（図5）

1 腋窩リンパ節

1. 検診超音波検査において，腋窩を検査する必要はない。その理由は，①腋窩リンパ節腫脹で初発する乳癌は非常に稀で，通常は外来を受診する。②検診で検出するような乳癌は小さいので，検診の場でリンパ節転移の検索をする必要はない。③正常のリンパ節は（転移性よりも）見つけにくいことが多く，時間の無駄である。しかし，たまたま見えたり，また受診者が腋窩の異常を訴えることがあるので，ときどき検査を行って，認められやすい場所や正常リンパ節の見え方は知っておいたほうがよい。➡図5a
2. 腋窩リンパ節は転移ではなく，他の病気でも腫大するので（➡図5b），腫大リンパ節を認めた場合，その他の疾患（悪性リンパ腫，リウマチ等の膠原病等）の有無を尋ねておくとよい。また反対側も確認して，腫大が片側性か両側性かを確認しておくのもよい。

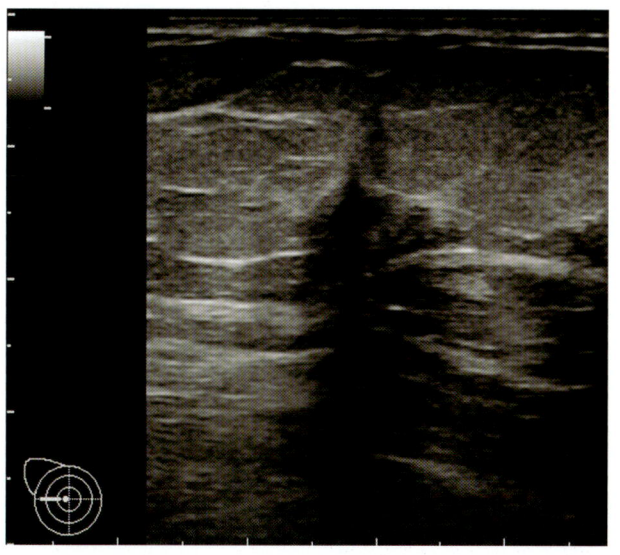
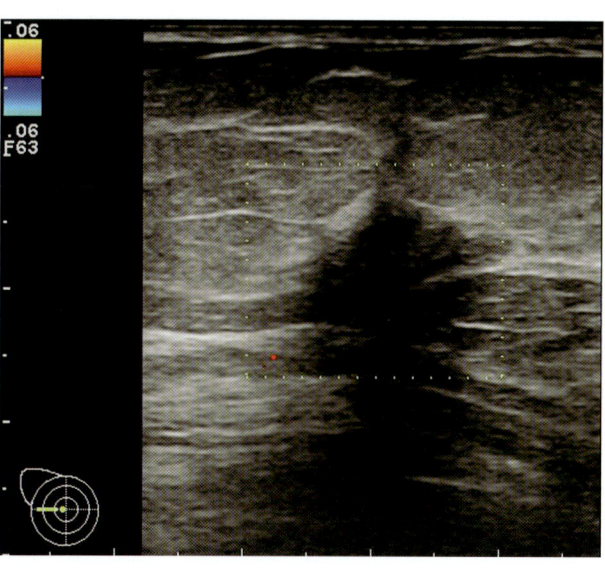

6a. Bモード：クーパー靭帯下に低エコー域があるように見えるが，減衰のみで，真の病変はないようにも見える。

6b. カラードプラ：血流はない。

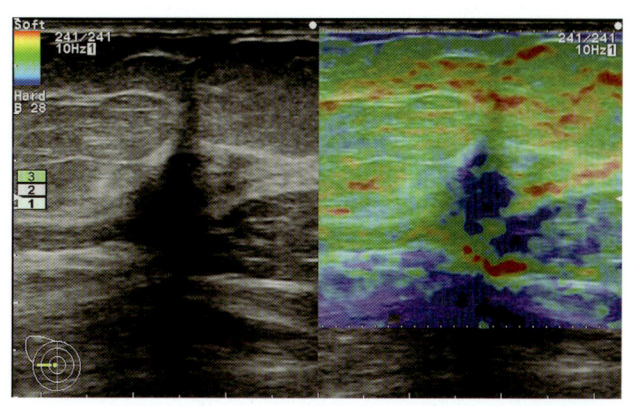
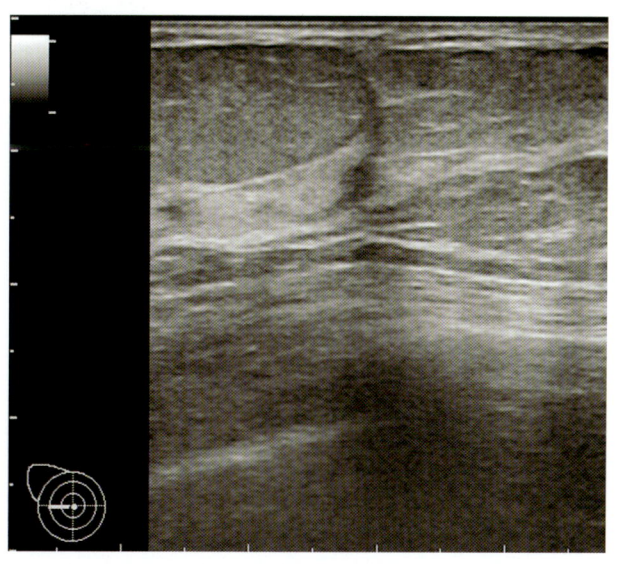

6c. エラストグラフィ：硬いように見えるが，これは減衰が強いためである。エラストグラフィでは（ドプラのときも，であるが）フェザータッチにするために左のBモード像において減衰がより強く見えることがある。

6d. Bモード：1年後の受診時の同部位。病変はない。

図6　クーパー靭帯の下の低エコー＋減衰

2 乳房内リンパ節

1. リンパ節が乳房内に認められることがある。どこでもあり得るとされているが，外側（左乳房であれば3時，右乳房であれば9時）の末梢から腋窩にかけての位置に多い。乳腺内に存在することは比較的稀で，脂肪織内にみられることが多い。
   ➡図5c
2. 形態が特徴的であり，通常は楕円形で内部にリンパ節門を表す高エコーが認められる。この高エコーは線状のこともある。
3. このリンパ節門部から流入流出する血流が認められることがよくあり，血流の多さに驚いてはいけない。

E. 注意が必要な正常のバリエーション

1 クーパー靭帯の下の低エコー域 ➡図6

クーパー靭帯の下が低エコーで，病変が存在するように見えることがある。主な原因はクーパー靭帯が超音波ビームに対して平行に存在するために超音波が屈折してしまうことによる。深部のエコーは減衰していることが多い。向きを変えて観察したり，やや圧迫を強くして，クーパー靭帯の走行を変えて観察すると，真の病変ではないことが分かることが多い。

2 乳腺内への脂肪の入り込み（fat island）➡図7

乳腺内に存在する脂肪が低エコー腫瘤のように見え

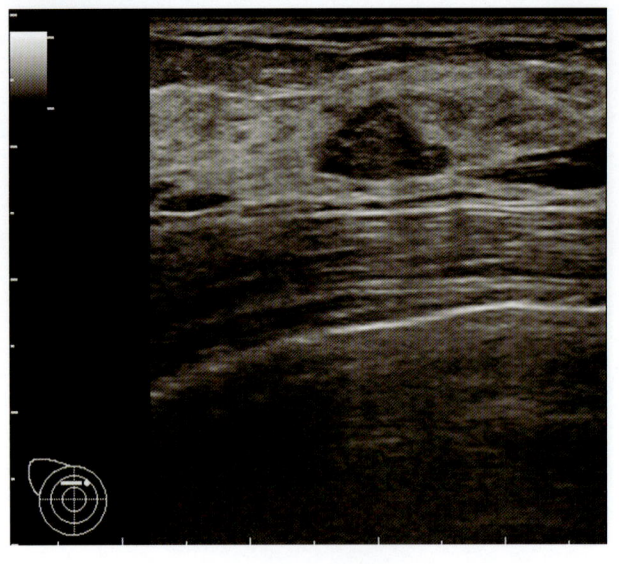

7a. Bモード横断像

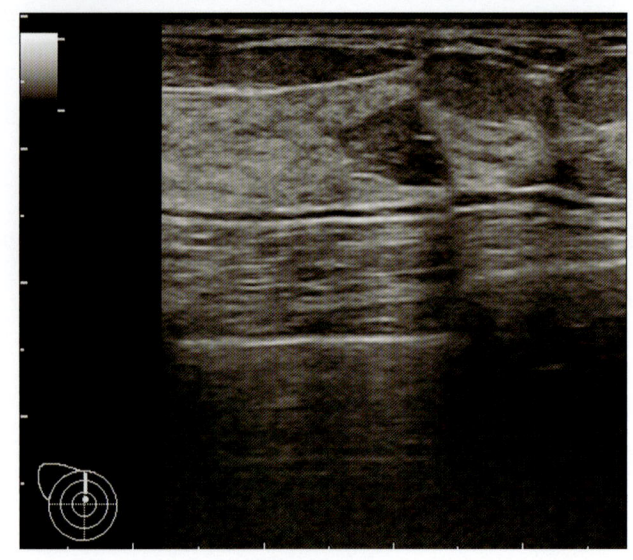

7b. Bモード縦断像：境界明瞭な腫瘤に見えるが，内部エコーは脂肪と等エコーで，脂肪織内にみられる線状の高エコーがある。

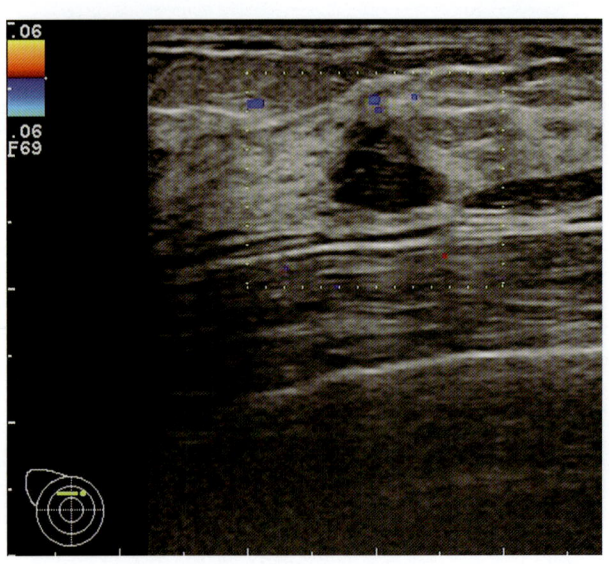

7c. カラードプラ：血流はない。

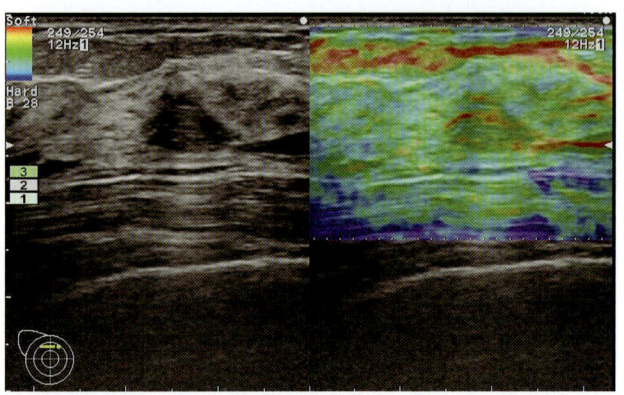

7d. エラストグラフィ：脂肪と同じように非常に軟らかい。脂肪の入り込みの確認にはエラストグラフィは非常に有用である。

図7　乳腺内への脂肪の入り込み

る場合がある。脂肪織内に存在する線状高エコーが途切れとぎれとなって石灰化を表す点状高エコーのように見え，悪性を疑う場合がある。真の病変，特に悪性腫瘍とは異なり，脂肪の入り込みは，

① 脂肪と同じエコーレベルである。ただし，やや低エコーに見えることもあるので注意
② 脂肪との連続性を証明できる
③ 皮下脂肪織内にみられる線状の強いエコーを有する
④ エラストグラフィで軟らかいことを証明すれば診断はより確実である

③ 血管の入り込みに伴う低エコー域 ➡図8

血管が乳腺内に入り込むとき，その周囲に脂肪織を伴い，低（等）エコー域として認められることがある（文献1）。乳房の外側に多い。通常は周囲脂肪織とのつながりでその診断は容易であるが，縦横比の大きい，かなり不整形の腫瘤に見える場合がある。その場合はカラードプラで低エコー域を貫く血管が証明されれば真の病変はほぼ否定される。もちろんエラストグラフィで軟らかいことを証明できればより確実である。

文献　1) Bong Joo Kang ら：Band-Like Interposing Fat along Large Vessels：Ultrasonographic Pseudolesions of the Breast. Korean J Radiol 2013；14(5)：711-717

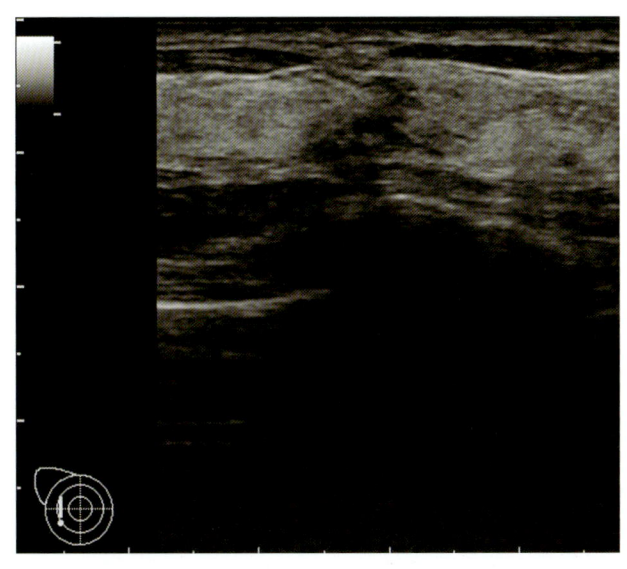

8a. Bモード：縦横比の大きい不整形腫瘤があるように見える。

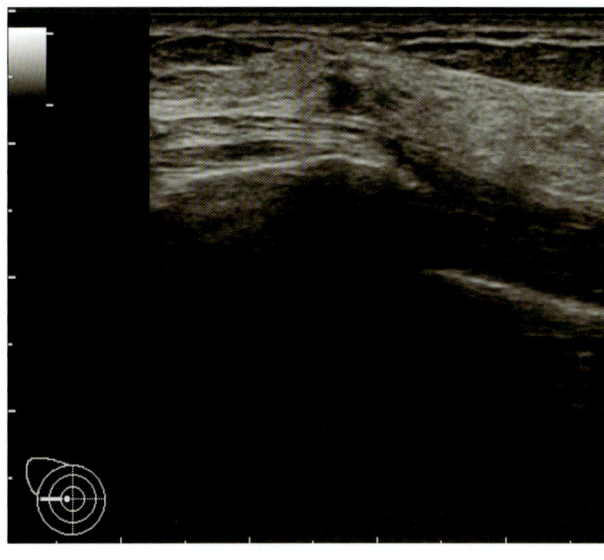

8b. Bモード：向きを変えると腫瘤としての印象は薄い。

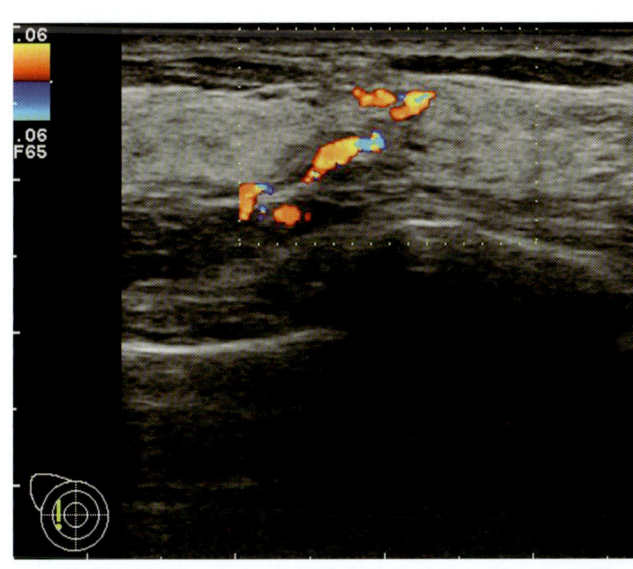

8c. カラードプラ：低エコー域を貫く血管がある。腫瘍血管がこのように太く貫くことはないので，これは既存の血管である。

8d. エラストグラフィ：脂肪と同じ硬さであることが分かる。

図8　血管の入り込みに伴う低エコー域

3章

検診における要精査基準

A. 腫瘤
B. 非腫瘤性病変

- JABTS(ジャッツ)(日本乳腺甲状腺超音波医学会)の乳がん検診研究部会で作成されたものを基準に判定します[1]。要精査基準には,腫瘤に対するもの(図1)と非腫瘤性病変に対するものがあります。超音波検査では多くの所見を捉えることができます。検診における要精査基準は,その中から生命予後に関わる乳癌を要精査とし,そうでないものは出来るだけ要精査にしない,というコンセプトに基づいて作成されています。そして,受診者は定期的に乳がん検診を受ける,ということが前提になっています。どの乳癌も初めはすべてが5mm以下です。しかし,5mm以下の病変は良・悪性の区別が難しく,すべてを要精査にすると要精検率が非常に高くなってしまいます。そこで,多くの良性病変はいつまでも5mm以下ですが,乳癌であれば次の検診では大きくなっているであろう,通常の乳癌の発育速度であれば,次回に診断しても早期である可能性が高い,という考えに基づいています。1つのモダリティですべての乳癌が検出できるわけではなく,また,急速に大きくなる乳癌は検診では検出や診断が出来ないことがあります。要精査基準は,これらのことを受診者に理解していただいたうえで,出来るだけ精度の高い検診を広く普及することを目的に作成されたものです。
- 我々の施設ではすべての装置にカラードプラとエラストグラフィ機能があります。これらの所見は要精査基準には用いられていませんが,ここでは有用と思われるものに関して併せて解説します。

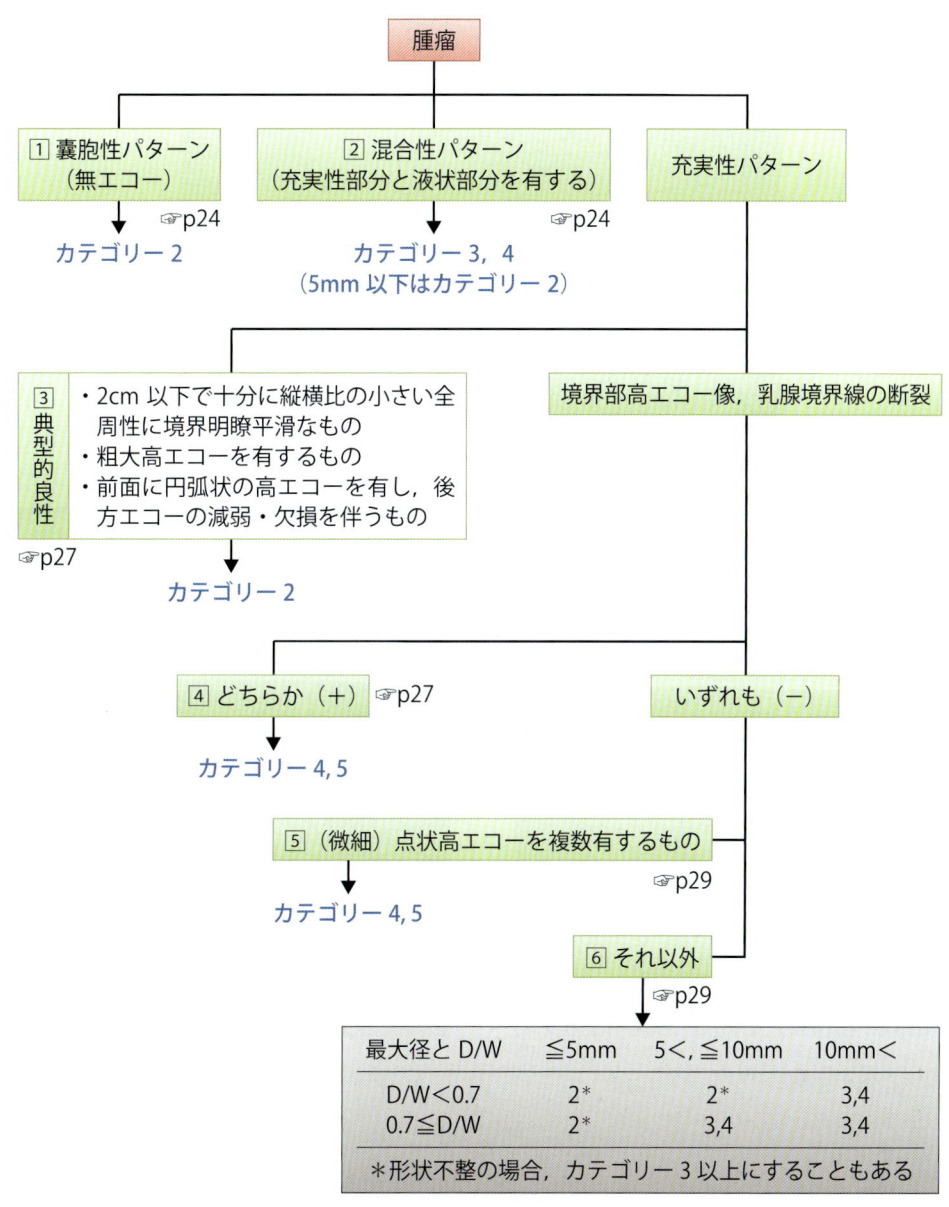

図1　腫瘤の要精査基準
〔日本乳腺甲状腺超音波医学会編：乳房超音波診断ガイドライン（改訂第3版）. p112, 南江堂, 2014 より一部改変〕

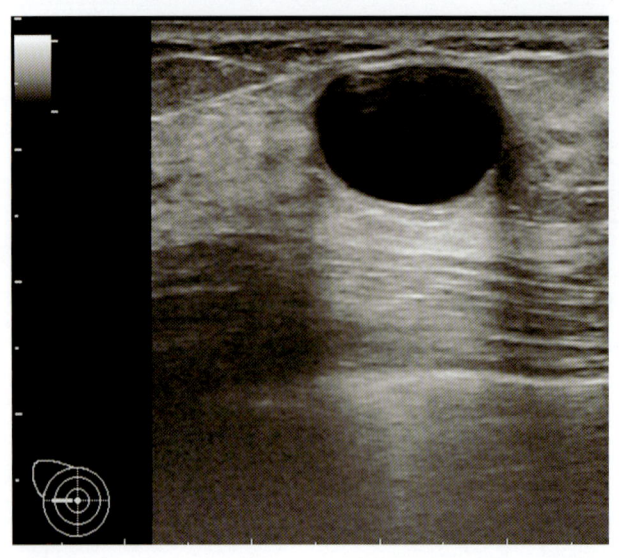

2a. 嚢胞：カテゴリー 2

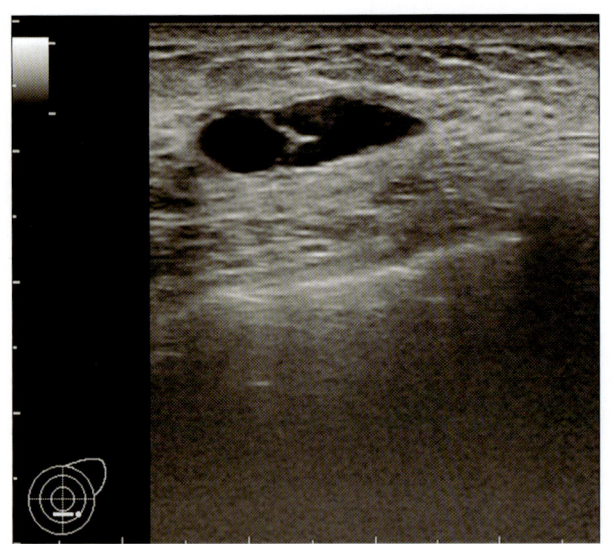

2b. 隔壁を有する嚢胞：カテゴリー 2

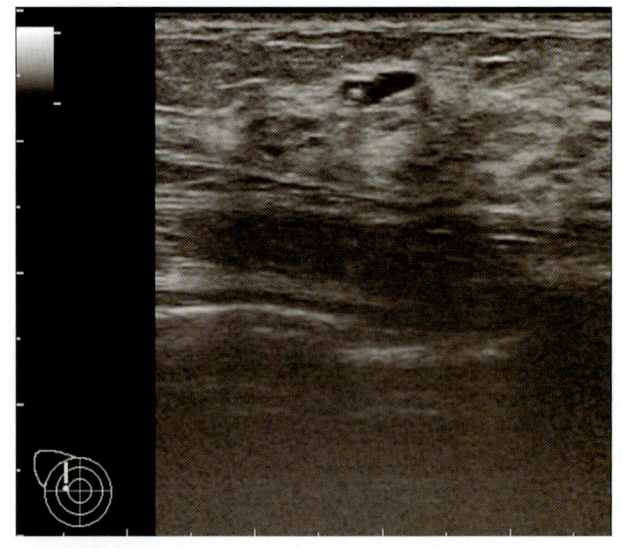

2c. 嚢胞壁に小さな高エコーを有する嚢胞：カテゴリー 2

図2　嚢胞性パターン

A. 腫瘤（図1）

1 嚢胞性パターン：嚢胞(cyst)：カテゴリー 2 ➡図2

1. 嚢胞とは内部エコーがなく，壁が薄く，壁在結節のないものをさす（図2a）。分葉していたり，薄い隔壁を有するもの（図2b）を含む。
2. 多発していることが多い。高齢者の単発性の嚢胞は壁に腫瘤性病変がないかどうか，特に注意深く観察し，ない場合はカテゴリー2とする。
3. 嚢胞のバリエーションとして，嚢胞壁に小さな高エコーを有するものがある（図2c）。乳頭状アポクリン化生（PAM；papillary apocrine metaplasia）がこのように見えるとされており，良性であり，嚢胞に含める。
4. 非常に弱い内部エコーを有するものも嚢胞と認識されれば含めてよいが，カラードプラで血流のないことを確認しておいたほうがよい。迷う場合には充実性腫瘤として判定する。

2 混合性パターン：嚢胞内腫瘤：カテゴリー 3 または 4（ただし 5 mm 以下のものはカテゴリー 2）➡図3

1. 混合性パターン（complex cystic and solid lesion）は嚢胞内腫瘤と充実性腫瘤内に液体成分を有するものを含むが，後者は充実性腫瘤として扱うことになっているので，ここでは嚢胞内腫瘤と考えてよい。
2. 嚢胞内腫瘤として認められる疾患は乳管内乳頭腫や嚢胞内乳癌（日本乳癌学会分類[2]）では非浸潤性

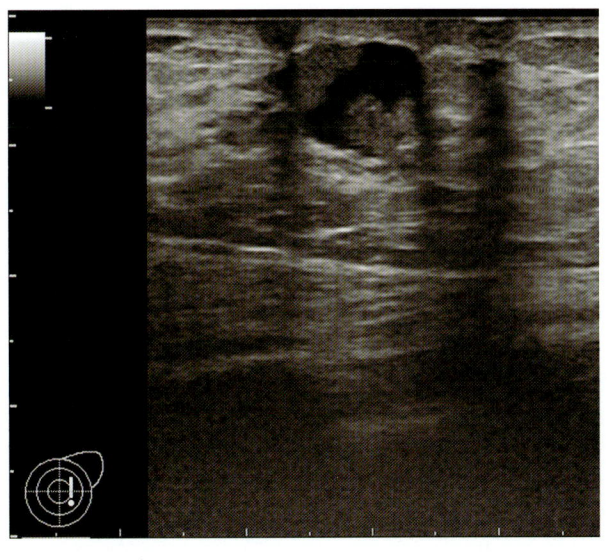
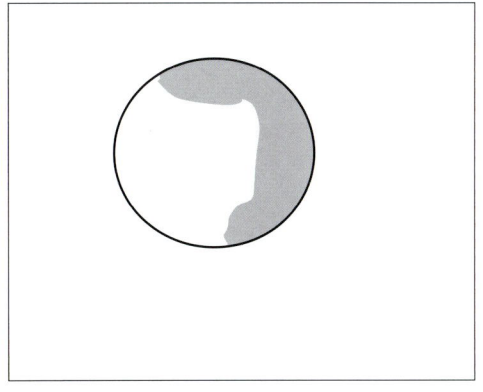

3a. 嚢胞内腫瘤：充実性部分の立ち上がりは急峻である。カテゴリー3。この症例では充実性部分が多発しているのが、非典型的である。

3b. 嚢胞内腫瘤：このように充実性部分が壁を這うように存在する場合には悪性の可能性が高いとされる。カテゴリー4。実際にはこのような症例は検診検出乳癌にはなかった。

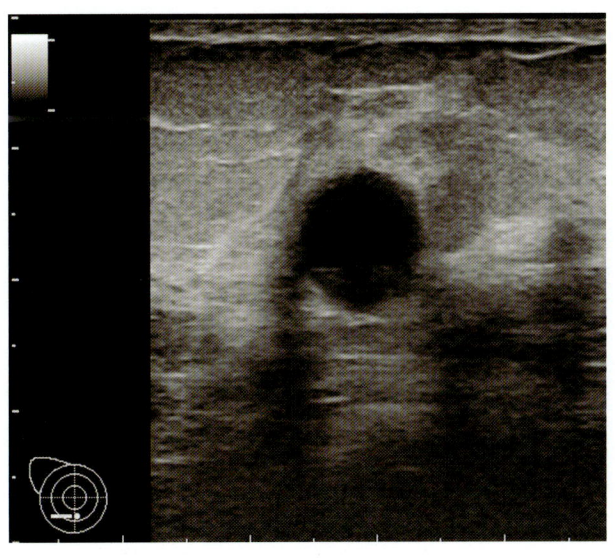
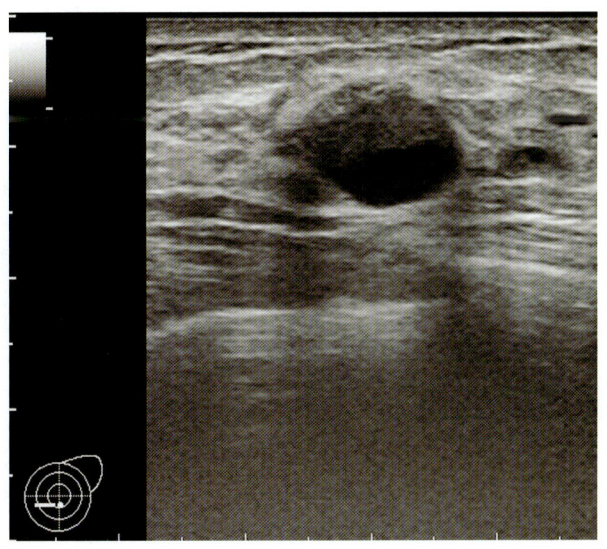

3c. 液面形成を呈する嚢胞。血球成分が沈殿していると考えられる。カテゴリー3。非浸潤性乳癌（DCIS）であった。

3d. 液面形成を呈する嚢胞：脂肪成分が浮遊していると考えられる。カテゴリー2。

図3　混合性パターン

乳管癌，WHO分類[3]では嚢胞内乳頭癌，被胞性乳頭癌など）が含まれる。一般に充実性部分の立ち上がりが急峻なもの，有茎性のものは乳管内乳頭腫のことが多く（カテゴリー3）（図3a），壁を這うような場合には乳癌のことが多い（カテゴリー4）とされるが（図3b），オーバーラップが多い。

3. 年齢も重要な因子で，高齢になると悪性の可能性が増す。50歳代での悪性の確率はフィフティフィフティという印象である。

4. 嚢胞内腫瘤と類似するBモード画像を呈する病変として，濃縮嚢胞がある。充実性に見える部分のエコー輝度が弱いことと血流がないことが診断に有用であるが，充実性腫瘤と鑑別できない場合には充実性腫瘤として判定する。

5. 特殊型として，血液を含んだ嚢胞内腫瘤がある。血球成分が沈殿して，嚢胞内に上層が無エコーで，下層に内部エコーを有する液面形成を生じる。出血は乳癌のほうが起こりやすいが，乳管内乳頭腫でも起こる。充実性成分のない嚢胞でも出血による液面形成がある場合には増殖性病変の存在を疑い，カテゴリー3とする（図3c）。液面形成のみ

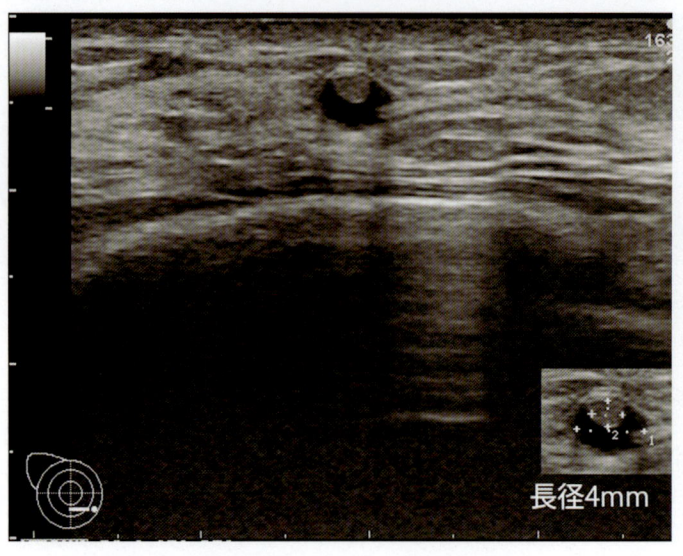

3e. 嚢胞を含む全体の大きさが4mmの嚢胞内腫瘤。カテゴリー2。
（この症例は濃縮嚢胞と考えられている）

図3　混合性パターン（つづき）

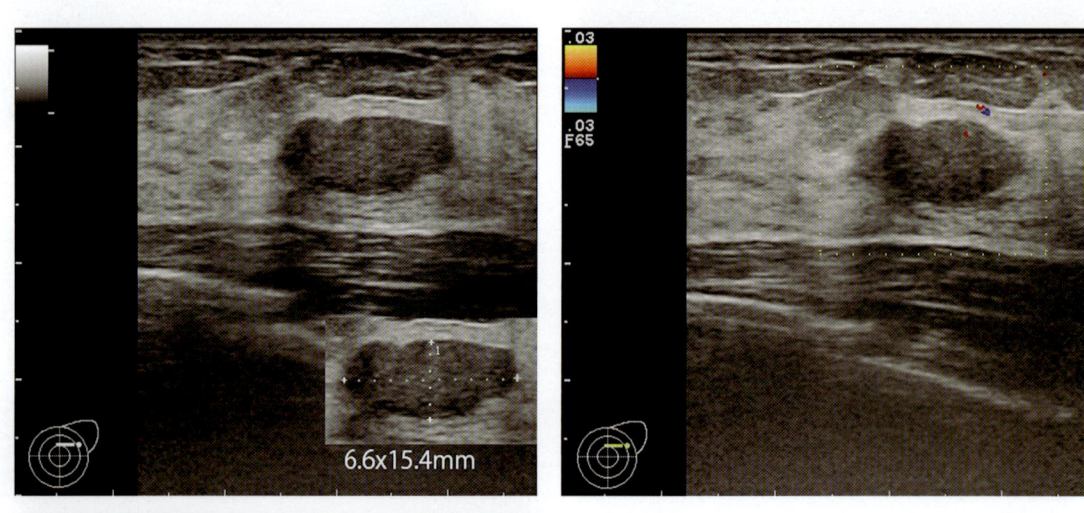

4a. 2cm以下で十分に縦横比の小さい全周性に境界明瞭平滑な腫瘤：カテゴリー2。この腫瘤の縦横比は0.42。カラードプラで血流は見られず，ES＝1。線維腺腫と考える。

図4　典型的な良性所見のもの

のもう1つのタイプは上層にエコーがあり，下層が無エコーのもので，液化した脂肪（オイル）が浮いているときに認められ，カテゴリー2と判断する（図3d）。脂肪壊死や乳瘤でみられる。

6. 例外として，（嚢胞部分を含む）全体の大きさが5mm以下の嚢胞内腫瘤はカテゴリー2とする。これは5mm以下の充実性腫瘤が基本的にはカテゴリー2であるのと同じコンセプトである。このように小さなものは実際には濃縮嚢胞のことが多い（図3e）。

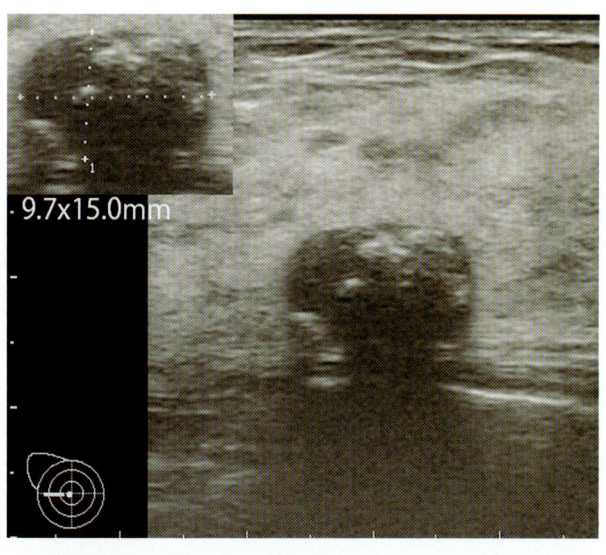

4b. 粗大高エコーを有する腫瘤：カテゴリー2。同一症例のマンモグラム。粗大石灰化が認められる。（陳旧性）線維腺腫。

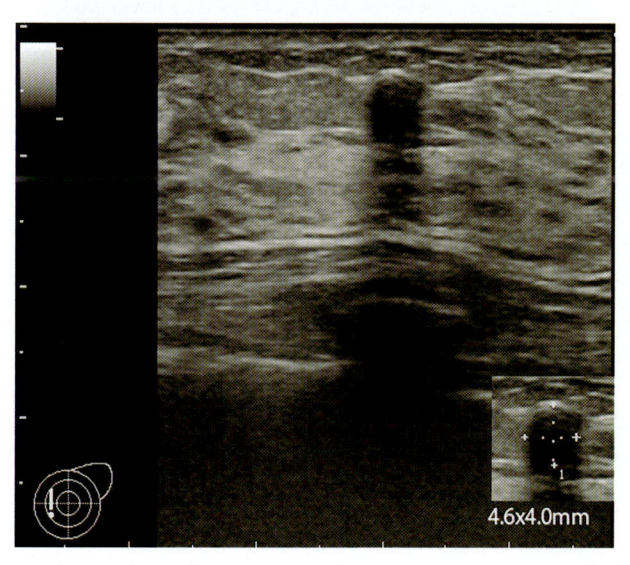

4c. 前面に円弧状の高エコーがあり後方エコーの減弱・欠損を伴うもの：カテゴリー2。この症例では5mm以下ということでもカテゴリー2とすることができる。濃縮嚢胞と考える。

図4　典型的な良性所見のもの（つづき）

③ 典型的な良性所見のもの：カテゴリー2 ➡図4

1. 2cm以下で十分に縦横比の小さい全周性に境界明瞭平滑なもの。「十分」とは縦横比0.5以下が目安である：線維腺腫の可能性が高い良性腫瘤（図4a）。

2. 粗大高エコーを有するもの，周囲に境界明瞭な腫瘤がある場合が多いが，石灰化のために腫瘤部分の評価が難しい場合も含む：（陳旧性）線維腺腫と考えられる（図4b）。

3. 前面に円弧状の高エコーがあり後方エコーの減弱・欠損を伴うもの。後方エコーの減弱する乳癌は浸潤傾向が強いために形状が不整であり，円形，楕円形の場合にはほぼ良性と考える。超音波では側方の境界は不明瞭になることがあるので，前面の反射の強さで評価する：濃縮嚢胞（図4c），ときに陳旧性線維腺腫も類似の画像を呈する。

④ 境界部高エコー像 (halo) あるいは乳腺境界線の断裂を伴うもの：カテゴリー4，5 ➡図5

1. これらは浸潤所見であり，悪性を疑う所見である。ただし，検診で見られることは比較的少ない。両方が見られればカテゴリー5である（図5a）。

2. haloが確実に存在すればカテゴリー5にしてよいが，あるかどうか迷うものはカテゴリー4でよい。乳腺境界線も一見断裂しているように見えても圧排されて薄くなっているだけかもしれない場合にはカテゴリー4（ときにはカテゴリー3）にしてよい（図5b）。

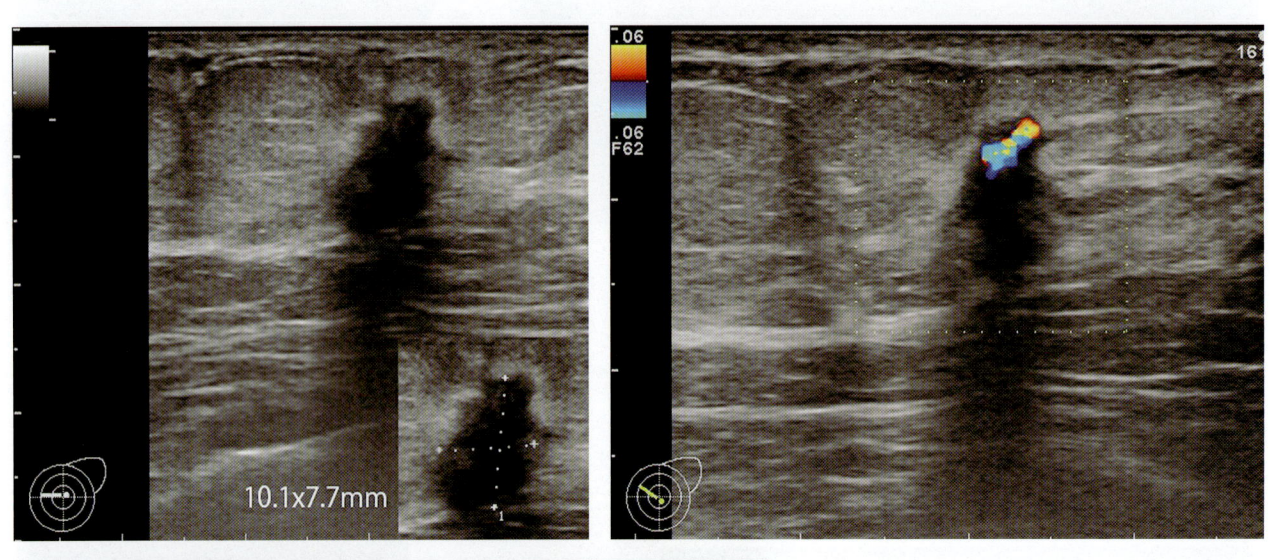

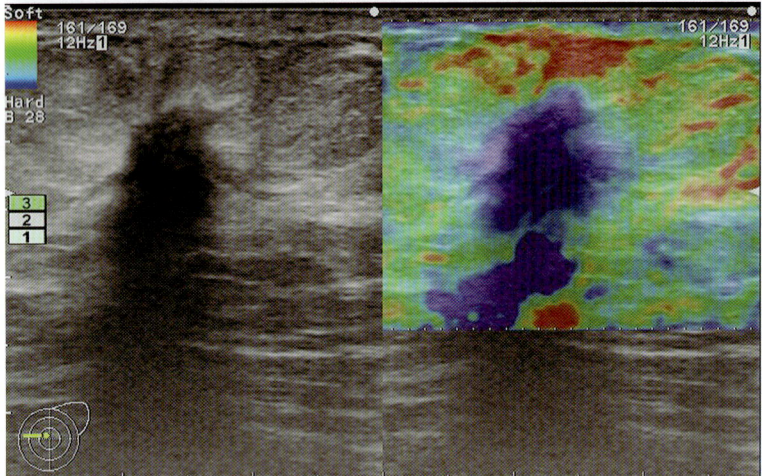

5a. 境界部高エコー像（halo）あるいは乳腺境界線の断裂を伴うもの：この症例では両方ともあり，カテゴリー5。浸潤性乳癌 NST（硬癌）。

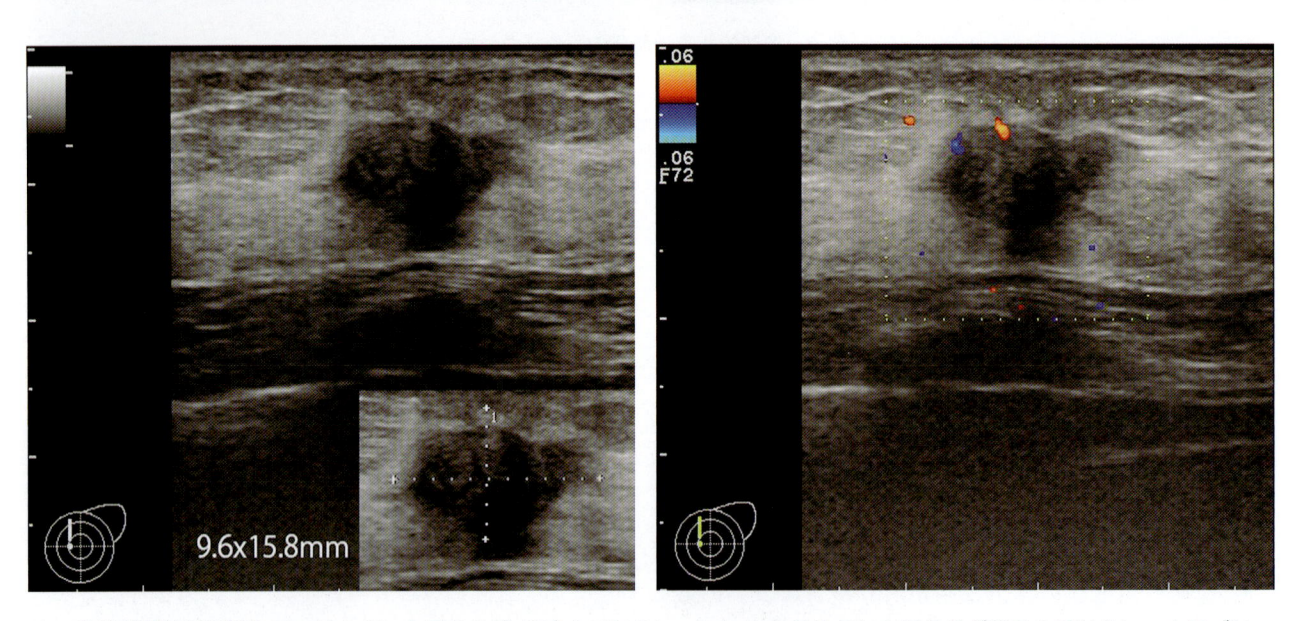

5b. 乳腺境界線は断裂しているようにも見えるが，明らかではない。halo もありそうにも見えるが明らかではない。カテゴリー4とした。浸潤性乳癌 NST。

図5 境界部高エコー像（halo）あるいは乳腺境界線の断裂を伴うもの

点状高エコーを複数有する腫瘤。カテゴリー4とした。右図は同じ症例のマンモグラム（CC view）。石灰化はやや広範である。微小浸潤癌。

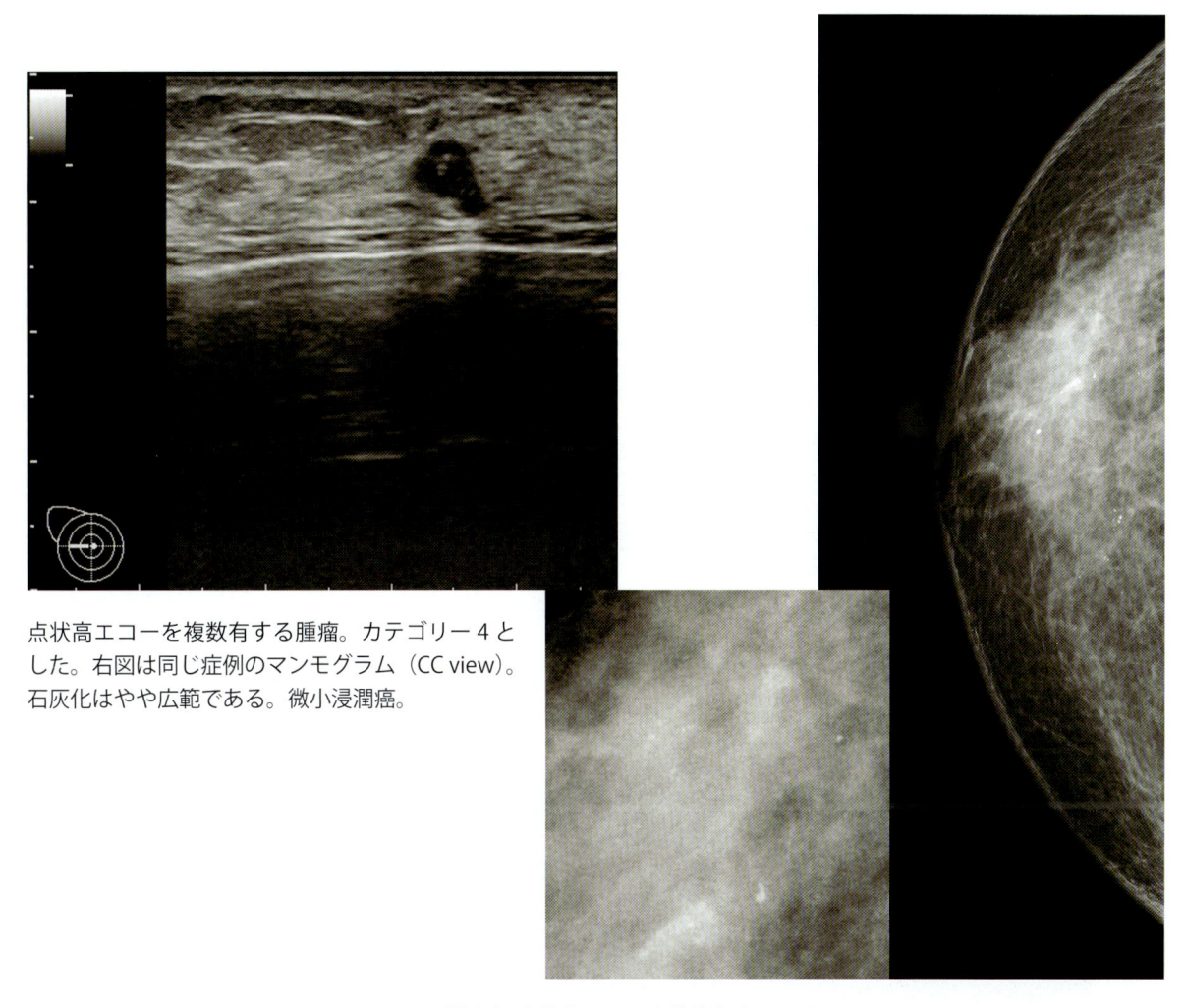

図6　（微細）点状高エコーを複数有するもの

⑤ **（微細）点状高エコーを複数有するもの：カテゴリー4, 5 → 図6**

カテゴリー判定には腫瘤の形状等も併せて評価するが，浸潤所見のあるものは上記①〜④で除かれているので，一般にはカテゴリー4を主に考えてよい。

⑥ **上記以外のもの：大きさと縦横比で判断する → 図7**

検診で見つかる異常はここに分類されることが多い。

B. 非腫瘤性病変

非腫瘤性病変を確実に拾い上げるには熟練が必要である。慣れないとむしろあちらこちらが病変に見えてくる。乳癌の多くは腫瘤像を呈すること，非腫瘤性病変は悪性としては非浸潤性乳癌を念頭に置いていることを考慮し，拾い上げ過ぎないようにすることが重要である。

要精査となる非腫瘤性病変には以下の①〜④のようなものがある。要精査とする場合にはカテゴリー3となることが多いが，より悪性を疑う所見がある場合にはカテゴリー4とする。単独ではなく，複数の所見を併せもったり，どちらに分類するか迷うものも多い。実際には検診の場では②以外の乳癌は稀であった。

① **局所性あるいは区域性の内部エコーを有する拡張乳管 → 図8**

1. 内部の充実性部分の立ち上がりが急峻な場合は乳管内乳頭腫を第一に考えてカテゴリー3（図8a），なだらかな場合や乳管内を充実性部分が這うように占拠している場合は非浸潤性乳管癌の可能性が高くなり，カテゴリー4とする（図8b）。

2. この所見のみで要精査とした症例は少なくないが，実際に乳癌であった症例は1例しかなかった。むしろ濃縮した分泌物が腫瘤状に見えた症例が多い（図8c）。分泌物内の物質（コレステリンなのか？）が点状高エコーに見える場合もあり，マンモグラフィでの確認が必要である。真の腫瘤との鑑別にはカラードプラが有用である。

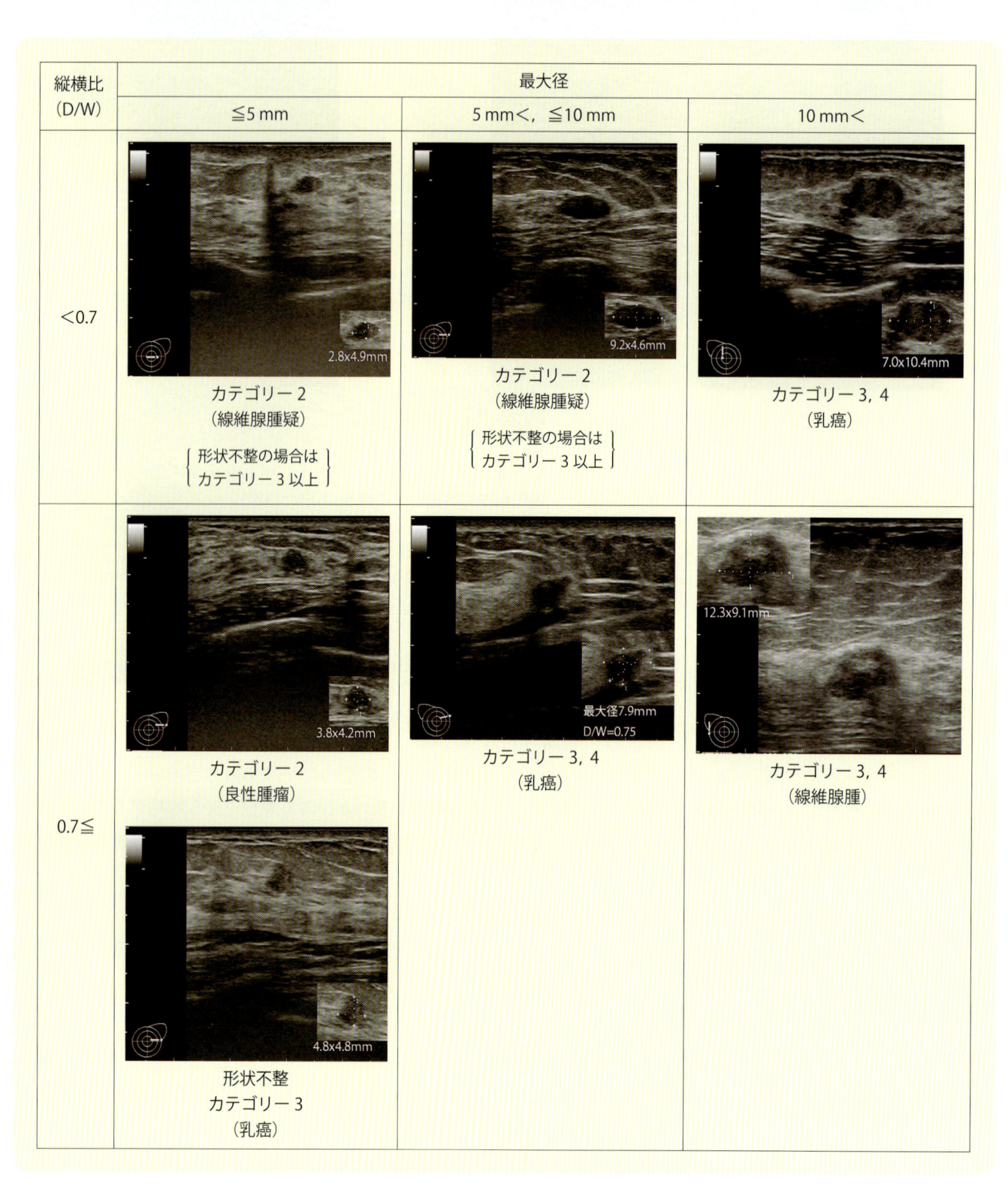

縦横比 (D/W)	最大径		
	≦5 mm	5 mm<, ≦10 mm	10 mm<
<0.7	カテゴリー2（線維腺腫疑） 2.8×4.9mm {形状不整の場合はカテゴリー3以上}	カテゴリー2（線維腺腫疑） 9.2×4.6mm {形状不整の場合はカテゴリー3以上}	カテゴリー3, 4（乳癌） 7.0×10.4mm
0.7≦	カテゴリー2（良性腫瘤） 3.8×4.2mm 形状不整 カテゴリー3（乳癌） 4.8×4.8mm	カテゴリー3, 4（乳癌） 最大径7.9mm D/W=0.75	カテゴリー3, 4（線維腺腫） 12.3×9.1mm

図7　腫瘤の最大径と縦横比による判定

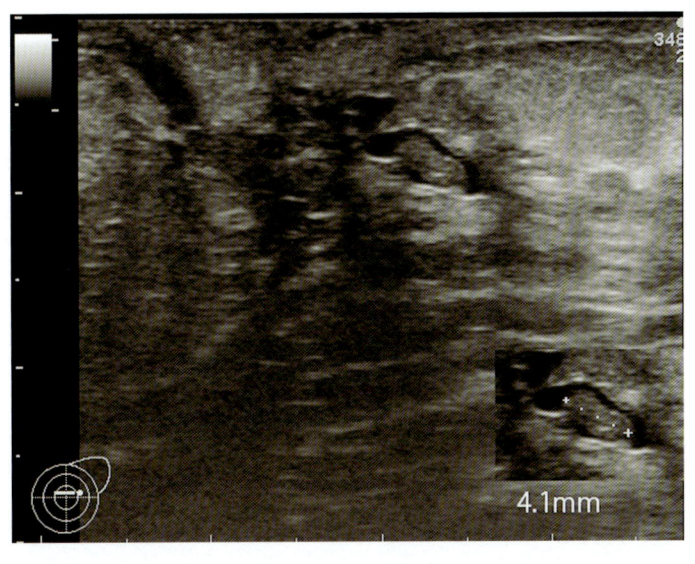

8a. 局所性の内部エコーを有する拡張乳管。充実性部分の立ち上がりは急峻である。カテゴリー3。

図8　局所性あるいは区域性の内部エコーを有する拡張乳管

2 局所性あるいは区域性に存在する乳腺内低エコー域 ➡図9

1. 基本的にはカテゴリー3。病変内に石灰化を示唆する（微細）点状高エコーを認める場合，より悪性を考慮する（局所性カテゴリー4，区域性カテゴリー4，5）。
2. 実際には低エコー域とするか，腫瘤とするか迷う場合がある。検診における低エコー域は乳癌であれば非浸潤癌や乳管内成分優位の浸潤癌を念頭においているが，実際には浸潤癌が低エコー域として捉えられていることもあり，初心者に多い。その多くは精密検査では腫瘤とされる。
3. 腫瘍か低エコー域かの判断に迷う場合，静止画では判定できないので，動画を記録することを勧める。まずは病変の広がりをよく見て，不整形，境界不明瞭な腫瘤と鑑別する。低エコー域はどちらかというと乳腺を置き換えるように存在し，どこからどこまでが病変か非常に分かりにくく，しかも通常は扁平に広がっている。そこで境界不明瞭であれば悪性を疑う，縦横比が小さければ良性を考えるという腫瘤の要精査基準が適応できない。
4. 乳腺内低エコー域は非常によく見られる。特に30歳代では頻度が高い。そのほとんどが良性であり，出来るだけ要精査にしないという姿勢で臨まないと偽陽性が増える。しっかりと区域性に認められれば要精査であるが，検診では稀である。両側乳房に多発しているときには病変としないが，1カ所のみの場合や他の低エコー域よりも明らかに目立つ場合には判断に迷う。最も疑わしい所見は点状高エコーの存在である。通常はカテゴリー4とするが（図9），実際にはびまん性に石灰化があって，低エコー部分にのみ目立つことがある。できればマンモグラフィを参照して欲しいが，それが出来ない場合には周囲乳腺に点状高エコーがないかどうかを注意して見る。
5. その他に注意すべき所見としては乳腺の肥厚である。また，血流増加が明らかにあれば増殖性変化を疑い，要精査としたい。エラストグラフィも行ったほうがよいが，つくばスコアは腫瘤に対するものであることを知っておく必要がある。スコア4以上であればもちろん要精査であるが，非浸潤性乳癌はスコア1，2であることもある。検診で検出したいのが生命予後に関わる浸潤癌であることを考えると，"もしかすると非浸潤癌があるかも"は要精査にしない，という態度でよい。

3 構築の乱れ

1. 乳腺内の1点または限局した範囲に乳腺構造が集まる（集中する）現象をいう。存在そのものを疑う場合にはカテゴリー3，存在は確かであるものはカテゴリー3または4とする。カテゴリー3にするか4にするかの超音波画像の所見に関するコンセンサスはまだ得られていない。

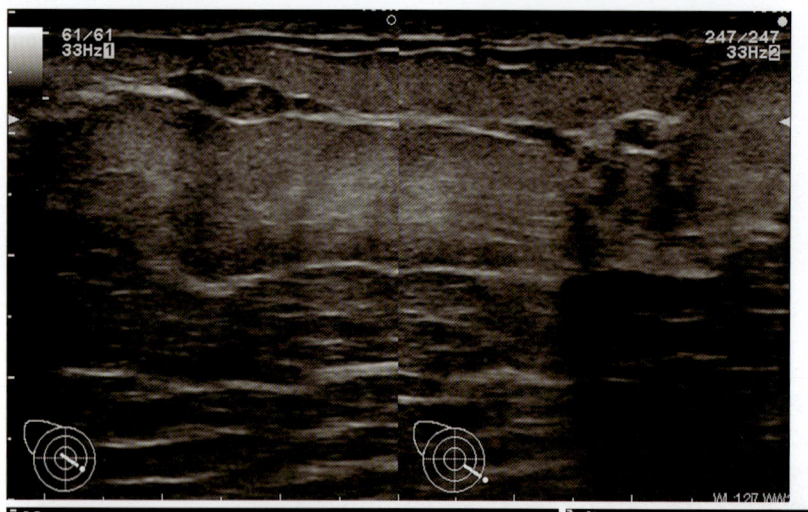

8b. 内部エコーを有する拡張乳管で，充実性に見える部分は乳管内を這うように存在し，一部で小結節状となっている。カラードプラでは充実性部分に明らかに血流がある。エラストグラフィではあまり硬くない（スコア 2-3 程度）。画像的には非浸潤性乳管癌であってもよいが，年齢が 30 歳代であったためにカテゴリー 3 と判定した。精密検査の結果は非浸潤性乳管癌とのことであった。

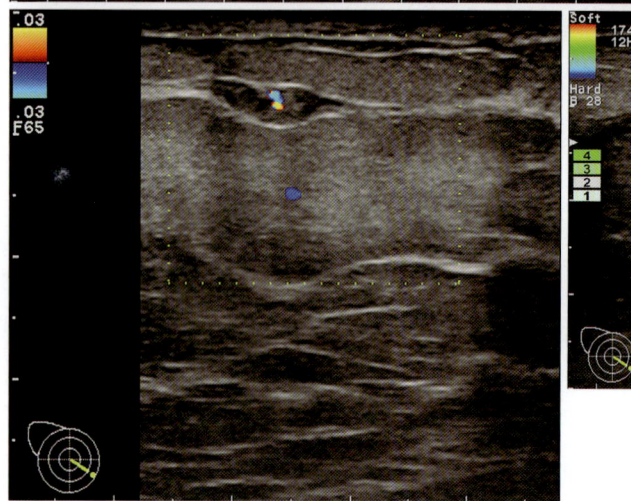

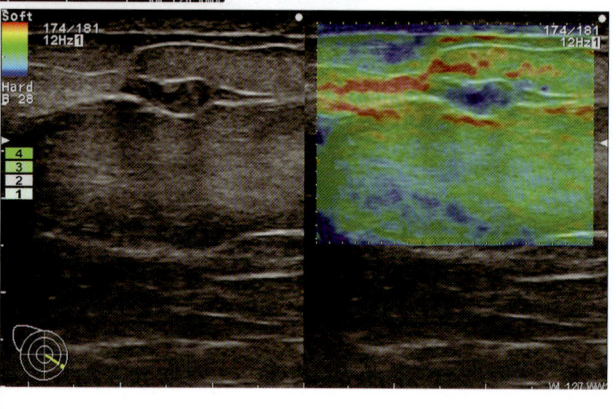

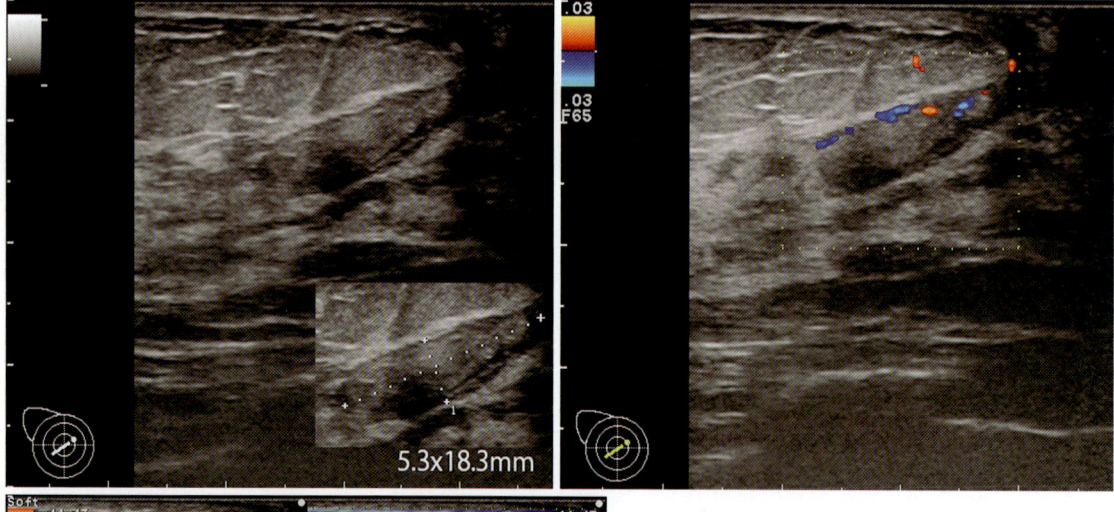

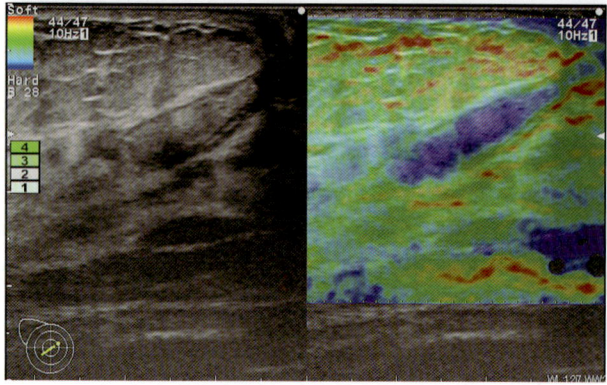

8c. 内部エコーを有する拡張乳管で，充実性に見える部分は乳管内を占めるように存在し，なだらかと判定される。しかしこの症例ではカラードプラで内部に血流がないことから濃縮した分泌物が腫瘤状に見えていると考えられ，カテゴリー 3 と判定した。細胞診では濃縮した内容物と診断された。

図 8　局所性あるいは区域性の内部エコーを有する拡張乳管（つづき）

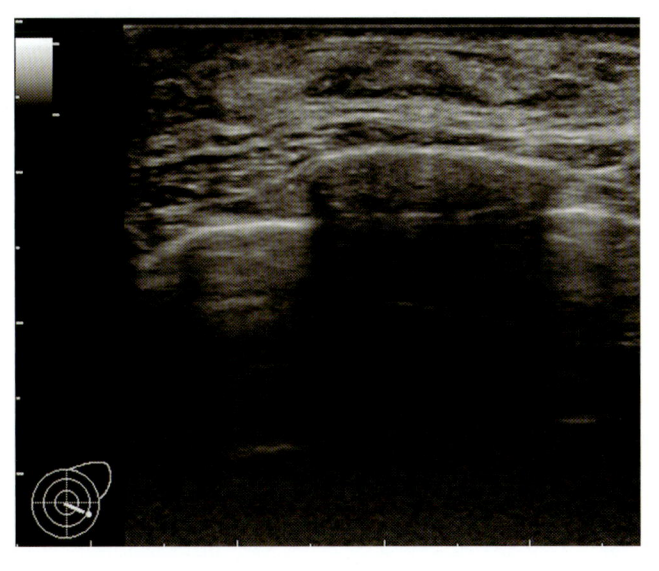

図9 点状高エコーを伴う低エコー域
カテゴリー4。針生検では非浸潤性乳管癌。

2. 検診ではこの所見のみで検出される乳癌は稀である。構築の乱れに気づき腫瘤が見つかる場合がある。構築の乱れは硬癌，浸潤性小葉癌，非浸潤性乳管癌の他に放射状瘢痕等の良性病変でも認められるが，明らかに存在する場合には要精査とする。

4 その他の非腫瘍性病変

1. 小囊胞集簇のみが認められる場合，「ガイドライン第2版（2008）」[4] では要精査であった。しかし悪性の頻度が低いこと，悪性であっても非常に早期のものであることが多いことから現在では要精査としない，となっている。以前に要精査とした症例もあるが我々の施設でも実際には乳癌であった例はない。

2. 点状高エコーのみが認められることはスクリーニングではまずないが，これもマンモグラフィの所見を優先することになっており，超音波の所見のみでは要精査としない。

文献

1) 日本乳腺甲状腺超音波医学会編：乳房超音波診断ガイドライン（改訂第3版）．南江堂，2014
2) 日本乳癌学会編：臨床・病理乳癌取扱い規約（第17版）．金原出版，2012
3) WHO Classification of Tumours of the Breast. International Agency for Research on Cancer, Lyon, 2012.
4) 日本乳腺甲状腺超音波診断会議編：乳房超音波診断ガイドライン（改訂第2版）．南江堂，2008

4章 検診で遭遇する主な乳腺疾患

A. 非浸潤性乳管癌（DCIS）
B. 浸潤性乳癌
C. 線維腺腫
D. 葉状腫瘍
E. 乳管内乳頭腫
F. 乳腺症
G. その他の乳腺症
H. 脂肪腫
I. 過誤腫
J. 血管脂肪腫，脂肪織炎，または脂肪壊死
K. 粉瘤
L. 乳房内リンパ節
M. 豊胸術後の変化
N. 乳房温存療法後の変化

- ここでは検診で遭遇する主な疾患の病理学的な特徴とその超音波画像について解説します。
- すべての乳腺疾患を網羅したものではありませんので，ここに記載されていないもの関しては成書を参考にしてください。ここでは以下に関して解説します。

乳癌
　非浸潤性乳管癌
　浸潤性乳癌
　　浸潤性乳癌非特殊型：硬癌，乳頭腺管癌，充実腺管癌
　　　　　　特殊型：粘液癌，浸潤性小葉癌

良性病変
　線維腺腫，葉状腫瘍，乳管内乳頭腫，乳腺症（囊胞を含む），
　脂肪腫，過誤腫，血管脂肪腫，粉瘤，乳房内リンパ節

その他
　豊胸術後，乳房温存療法後

- 病理組織分類にはWHO[1]のものと乳癌取扱い規約[2]によるものがあります。ここでは乳癌取扱い規約分類を基本とし，分類が難しい場合にはWHO分類を用いています。

WHO分類（2012年版）	乳癌取り扱い規約（第17版）
Invasive carcinoma of no special type（浸潤性乳癌非特殊型） **Special subtypes**（特殊型） 　Invasive lobular carcinoma（浸潤性小葉癌） 　⋮ 　Mucinous carcinoma and carcinoma with signet-ring-cell differentiation（粘液癌と印環細胞への分化を示す癌） 　⋮ **Lobular neoplasia**（小葉新生物） **Intraductal proliferative lesions**（乳管内増殖性病変） 　Usual ductal hyperplasia（通常型乳管過形成） 　⋮ 　Ductal carcinoma in situ（非浸潤性乳管癌） **Microinvasive carcinoma**（微小浸潤癌） **Intraductal papillary lesions**（乳管内乳頭状病変） 　Intraductal papilloma（乳管内乳頭腫） 　Intraductal papillary carcinoma（乳管内乳頭癌） 　⋮ **Benign epithelial proliferations**（良性上皮増殖性病変） 　Adenosis, sclerosing adenosis and apocrine adenosis（腺症，硬化性腺症とアポクリン腺症） 　⋮ **Fibroepithelial tumours**（線維上皮性腫瘍） 　Fibroadenoma（線維腺腫） 　Phyllodes tumor（葉状腫瘍） 　Hamartoma（過誤腫） **Tumours of the nipple**（乳頭の腫瘍） 　Paget disease（パジェット病）	Ⅰ．上皮性腫瘍 　A．良性腫瘍 　　1．乳管内乳頭腫 　　　⋮ 　B．悪性腫瘍（癌腫） 　　1．非浸潤癌 　　　a．非浸潤性乳管癌 　　　　⋮ 　　2．浸潤癌 　　　a．浸潤性乳管癌 　　　　a1．乳頭腺管癌 　　　　a2．充実腺管癌 　　　　a3．硬癌 　　　b．特殊型 　　　　b1．粘液癌 　　　　　⋮ 　　　　b3．浸潤性小葉癌 　　3．Paget病 Ⅱ．結合織性および上皮性混合腫瘍 　A．線維腺腫 　B．葉状腫瘍 　　⋮ Ⅲ．非上皮性腫瘍 　⋮ Ⅳ．分類不能腫瘍 Ⅴ．乳腺症 　乳管過形成，小葉過形成，腺症，線維症，囊胞（アポクリン化生），線維腺腫性過形成 Ⅵ．腫瘍様病変 　C．過誤腫

乳癌のほとんどはWHO分類の浸潤性乳癌非特殊型であり，乳癌取り扱い規約の浸潤性乳管癌である。乳癌取り扱い規約では浸潤性乳管癌を乳頭腺管癌，充実腺管癌，硬癌の3つに亜分類している。

表1　WHO分類と乳癌取り扱い規約（日本乳癌学会）の乳腺腫瘍の組織学分類の比較
（文献1，2より抜粋）

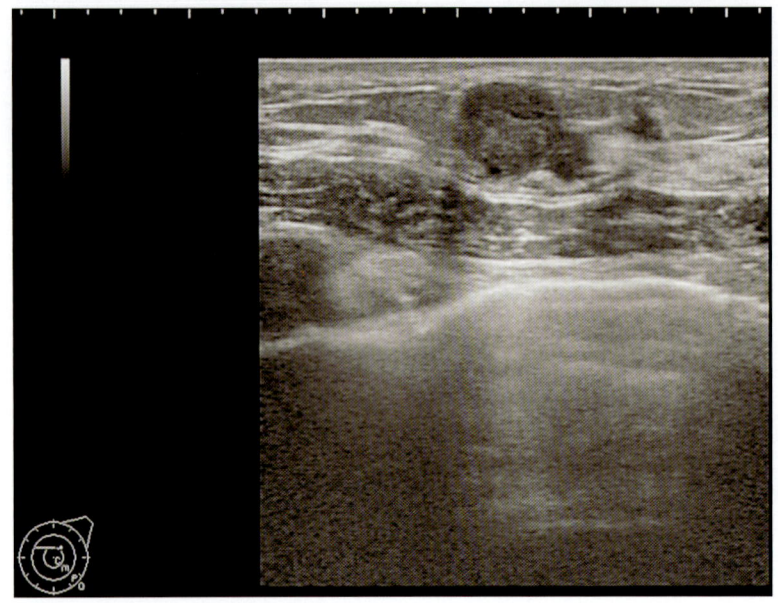

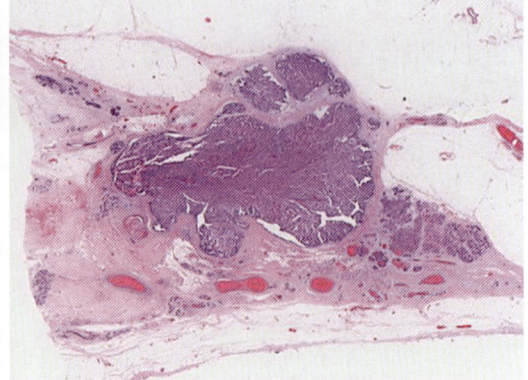

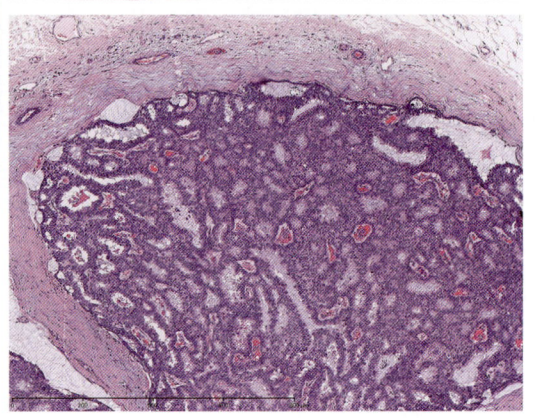

比較的境界明瞭な小腫瘤が区域性に多発していた。病理学的にも複数の非浸潤性乳管癌が見られた。異型細胞が二相性を欠いた乳頭状構造を示しながら乳管内で増殖している。

図1　非浸潤性乳管癌（腫瘤を形成するもの）：検診例

A. 非浸潤性乳管癌 (DCIS：ductal carcinoma *in situ*)（図1）

病理学的特徴：癌細胞の増殖が乳管内にとどまり，基底膜を破っていないもの。理論的には転移の可能性はないのでTNM分類のTはTis，病期（Stage）は0となる。しかし微小浸潤部が病理学的に証明されない場合もあり，統計学的には生存率は100％ではない。

　症状としては腫瘤や硬結の触知，血性乳頭分泌等がある。最近では画像検診検出の無症状症例が増えている。マンモグラフィの石灰化で見つかる乳癌には非浸潤性乳管癌が多い。

超音波画像：超音波所見は多彩で，
- 腫瘤（嚢胞内腫瘤を含む）➡図1
- 乳管の異常➡第3章図8b参照
- 低エコー域➡第3章図9参照
- 構築の乱れ

として認められる。乳管に沿って広がるので，無症状でも病変が広範に広がっていることがある。腺葉の分布に一致して小腫瘤が多発することもある。構築の乱れを呈する場合，構築の乱れの原因は併存する硬化性腺症のような良性病変で，それに非浸潤性乳管癌が混在していることが多いとされている。

＊WHOの病理分類[1]では乳管内増殖性病変の中に「通常型乳管上皮過形成」，「円柱状病変」，「異型上皮過形成」，「非浸潤性乳管癌」を含めている。言い方を換えれば非浸潤性乳管癌は癌とは考えていないということになる。日本乳癌学会分類[2]では通常型乳管上皮過形成は乳腺症の1つに分類される。

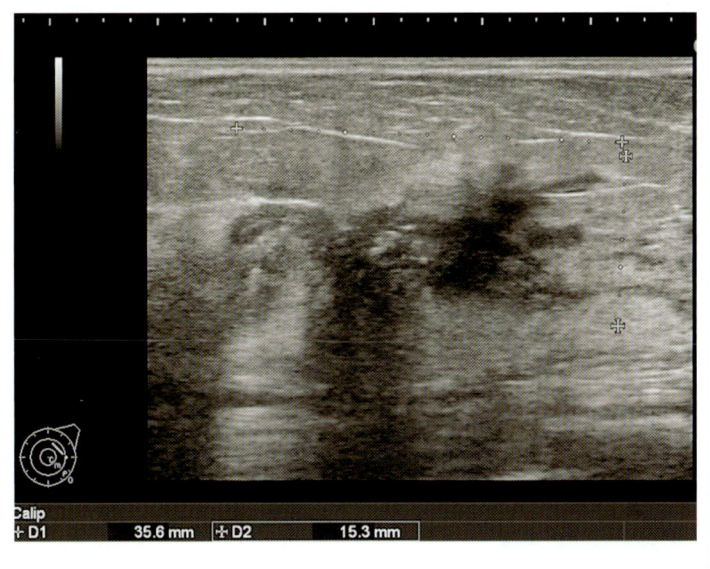

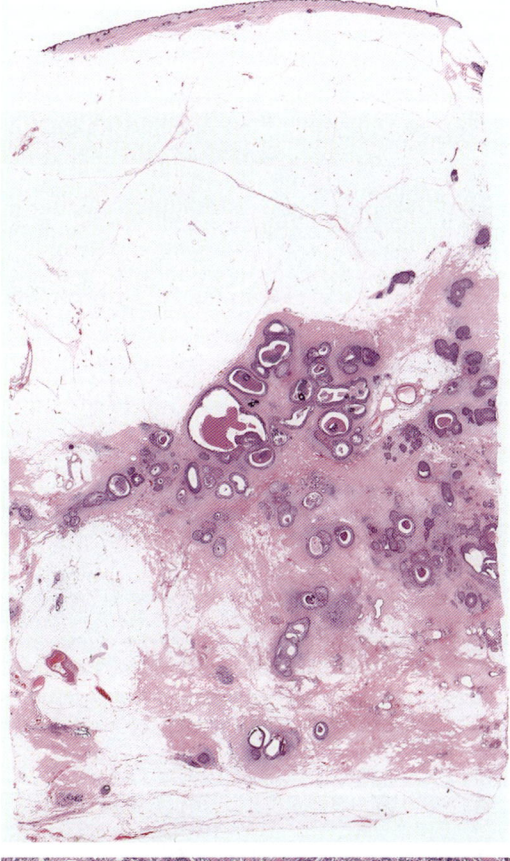

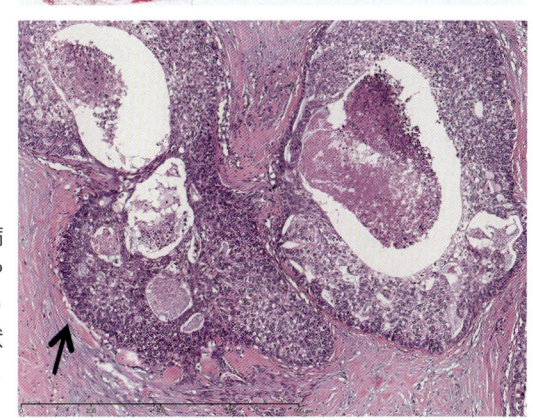

2a. 乳頭腺管癌（臨床例）
比較的横長の不整形腫瘤で，内部に点状高エコーが多数見られる。病理学的には異型が高度な腫瘍細胞が，大小の乳管内で充実性やcomedo壊死状，乳頭腺管状，癒合腺管状，さらに平坦な腺管状となって増殖する非浸潤性乳管癌が大部分であるが，一部において小胞巣状となって浸潤する像が小範囲ながら多数散在性に認められる（矢印）。浸潤巣の一部は脂肪織に及んでいる。

図2　浸潤性乳癌 NST（no special type：非特殊型）

B. 浸潤性乳癌（invasive carcinoma）（図2）

WHO分類[1]ではinvasive carcinoma of no special type；NST（浸潤性乳癌非特殊型）が乳癌のほとんどを占める。その他に特殊型がある。日本乳癌学会分類[2]では浸潤性乳癌非特殊型にほぼ相当する浸潤性乳管癌を乳頭腺管癌，充実腺管癌，硬癌に亜分類している。日本の亜分類のよいところはそれぞれの典型例は異なった超音波画像を呈するので，乳癌の超音波画像の違いを理解するのに役立つことである。近年治療法の選択で重視されているintrinsic subtype（ホルモン受容体，HER2，Ki-67）の発現状況もこの亜分類である程度の傾向がある。しかし，組織学的に複数の亜分類が混在していることもあり，また超音波画像にもオーバーラップがある。さらに検診で検出される小さな乳癌はあまり亜分類の特徴を示していないことが多い。そこで，ここでは典型例について解説するが，第5章，第6章では浸潤性乳癌NSTと記載し，亜分類が可能な場合は（　）内に亜分類を記載することにする。

1 浸潤性乳癌NST（乳頭腺管癌：papillotubular carcinoma）→図2a

病理学的特徴：浸潤癌胞巣が乳頭状増殖および管腔形成を示す癌。乳管内成分優位の浸潤性乳管癌（ほと

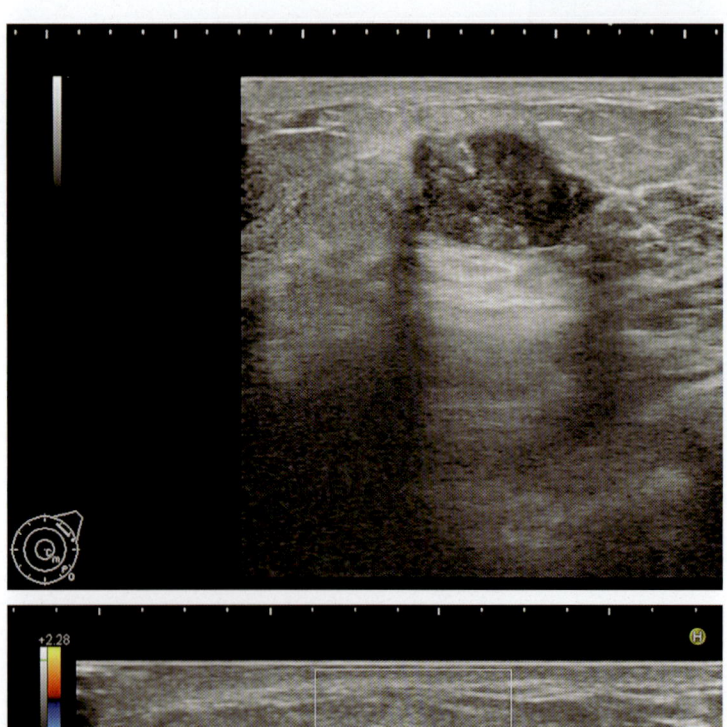

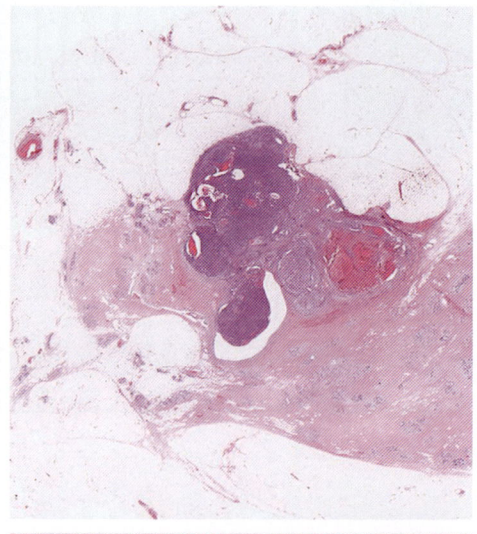

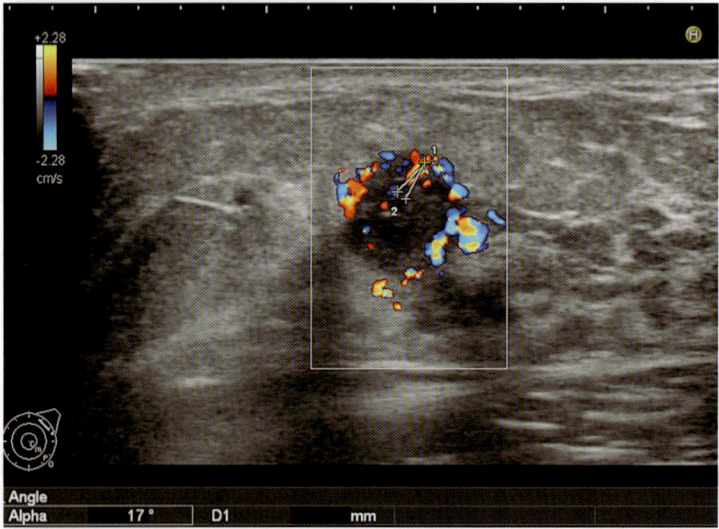

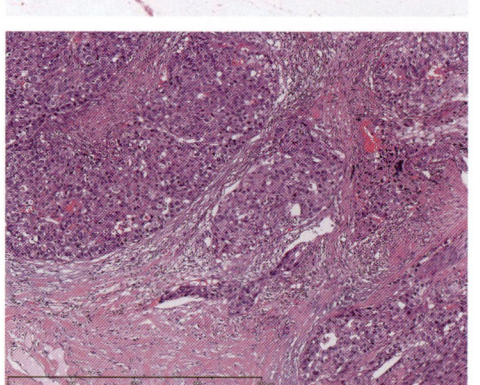

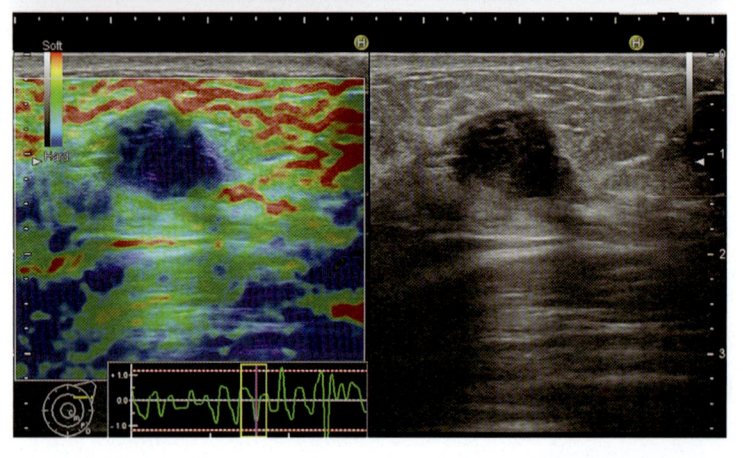

2b. 充実腺管癌（臨床例）
比較的境界の明瞭な圧排性発育をする分葉形腫瘤で，内部エコーは低く，不均質である。後方エコーは増強している。病理学的には異型の高度な腫瘍細胞が充実胞巣状となって浸潤増殖している。腫瘍内では出血や壊死が部分的に認められ，石灰化も散見される。脂肪織への浸潤は明らかでない。

図2　浸潤性乳癌 NST（つづき）

2c. 硬癌（臨床例）
haloを有し，後方エコーの減弱を伴う不整形腫瘤で，前方境界線の断裂がある。病理学的には小型から中型の異型細胞が小胞巣状や索状，小腺管状となって浸潤増殖している。ピンクの部分が膠原線維でその部分は低エコーとなり，また後方エコーの減弱の原因となる。腫瘍は脂肪織に及んでいる。そこでは癌細胞を含む細長い間質，脂肪織，そして脂肪織内に存在する癌細胞が認められる（拡大）。この混在部分が超音波画像のhaloに相当する。

図2　浸潤性乳癌 NST（つづき）

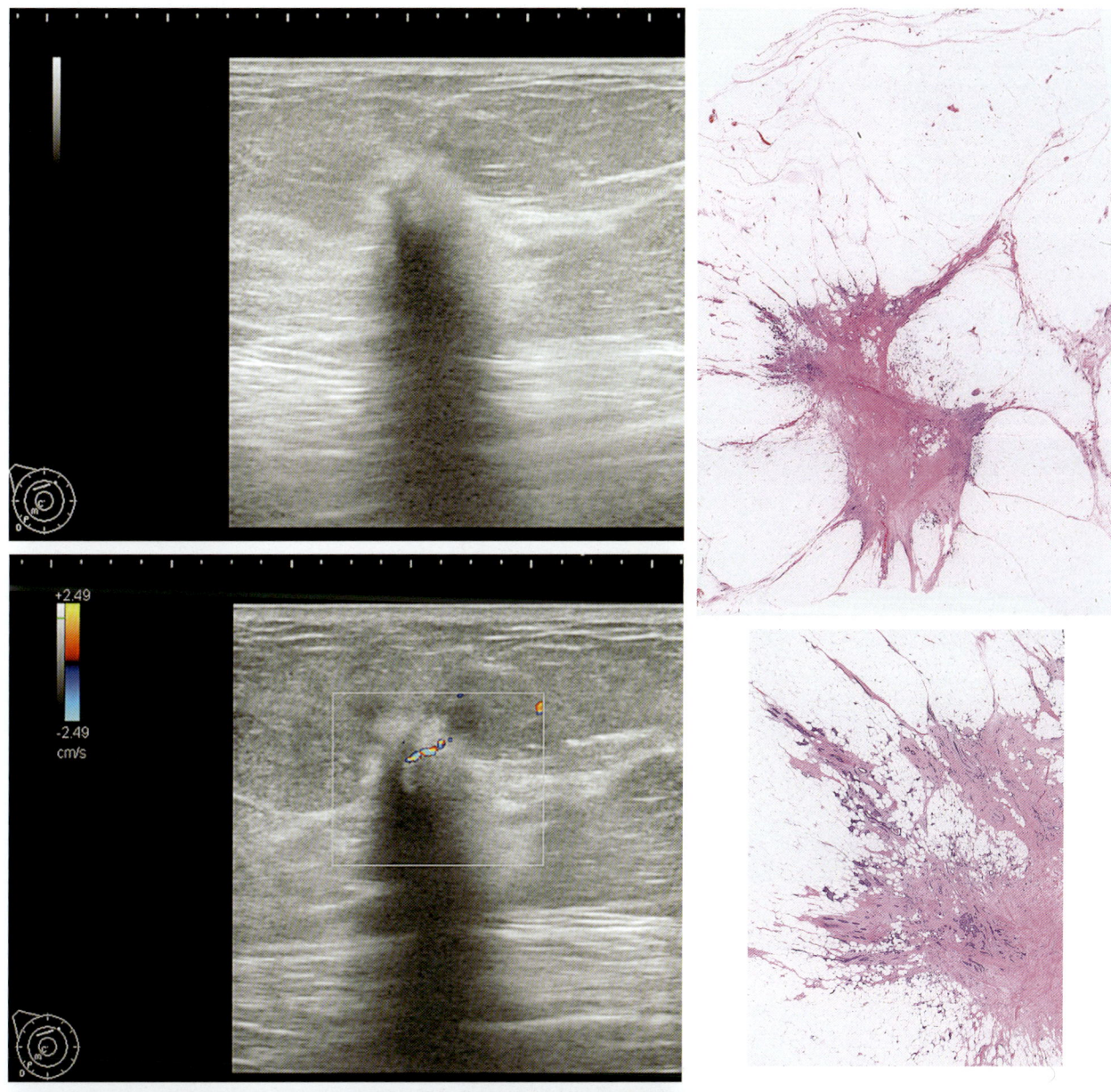

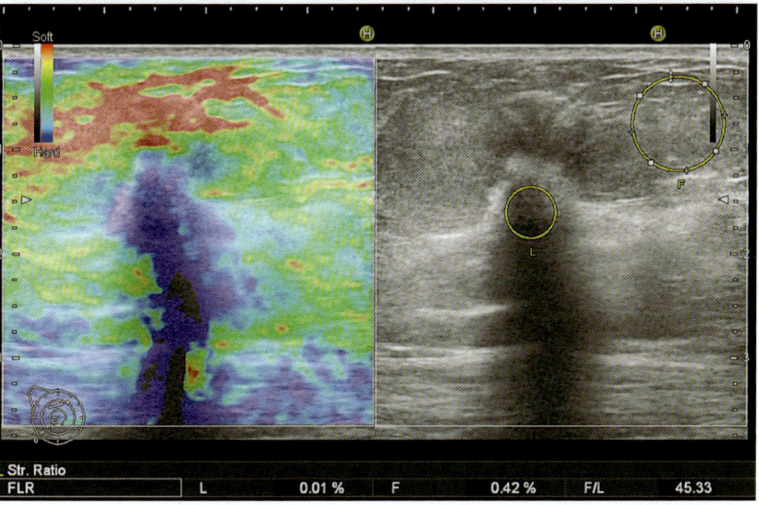

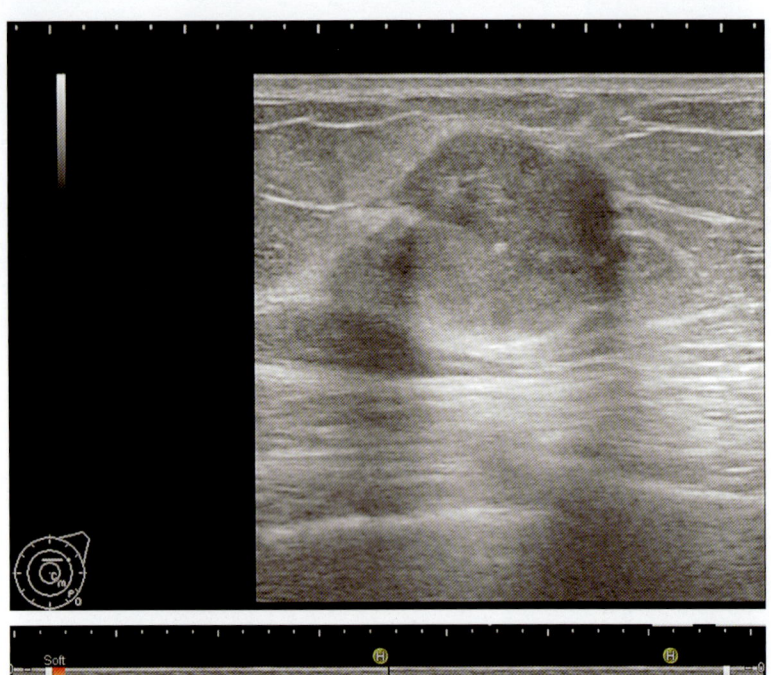

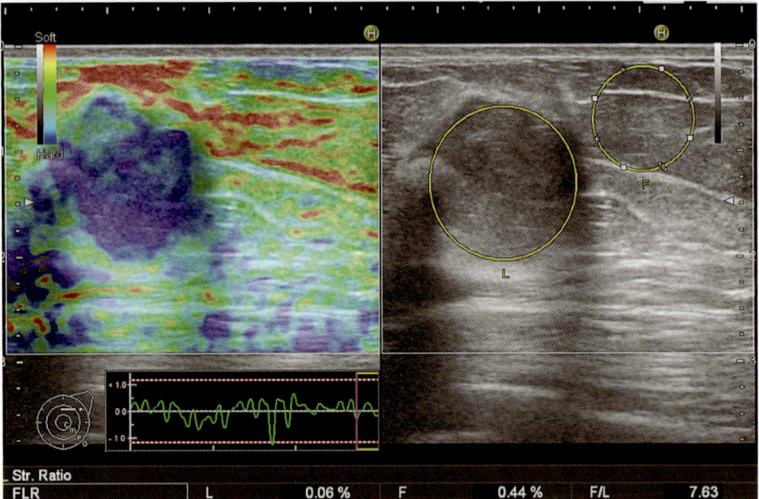

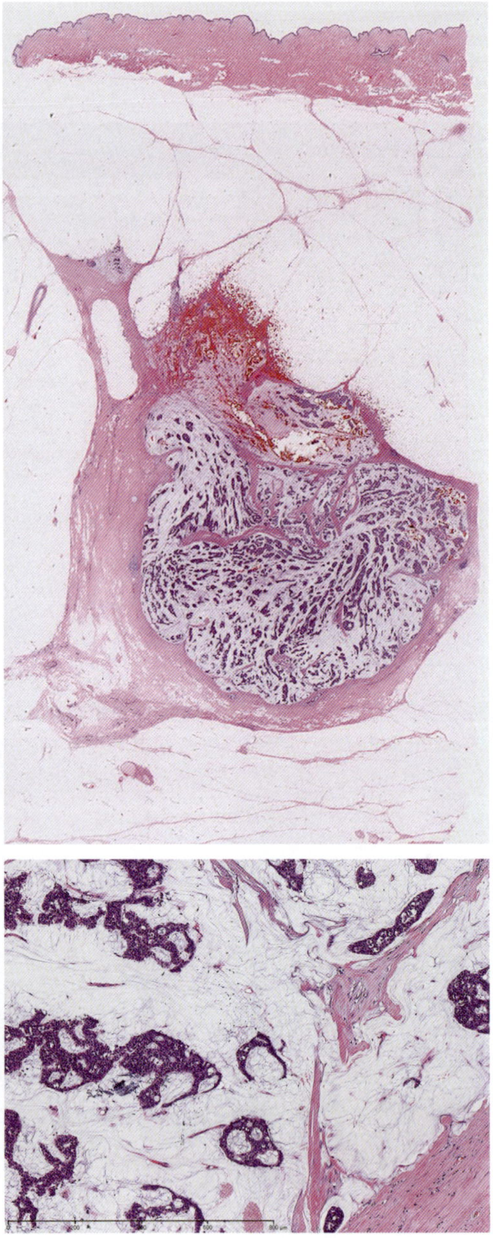

3a. 粘液癌（臨床例）
圧排性発育をする比較的境界明瞭な腫瘤であるが，縦横比は大きい。脂肪と等エコーに近い内部エコーと，後方エコーの増強が特徴的である。エラストグラフィはスコア4で硬い。病理学的には豊富な粘液中に，中小型の異型細胞が小胞巣を形成する像が見られる。

図3　浸潤性乳癌特殊型

んどが非浸潤性乳管癌で一部浸潤を伴うもの）も含まれる。

超音波画像：比較的横長の不整形腫瘤で，石灰化による点状高エコーを伴うことが多い。乳管内成分優位の浸潤性乳管癌は浸潤部の量にもよるが，顕微鏡的で微小な場合には非浸潤性乳管癌と同様の所見を呈する。

2 浸潤性乳癌 NST（充実腺管癌：solid-tubular carcinoma）➡図2b

病理学的特徴：癌巣は髄様ないし腺管が不明瞭な小腺管を形成して充実性に増殖する。周囲組織に対して圧排性ないし膨張性発育をする。中心部が壊死ないし線維化を示すことがある。

超音波画像：比較的境界明瞭な腫瘤で，内部エコーは低く，後方エコーは増強する。縦横比は良性腫瘤に

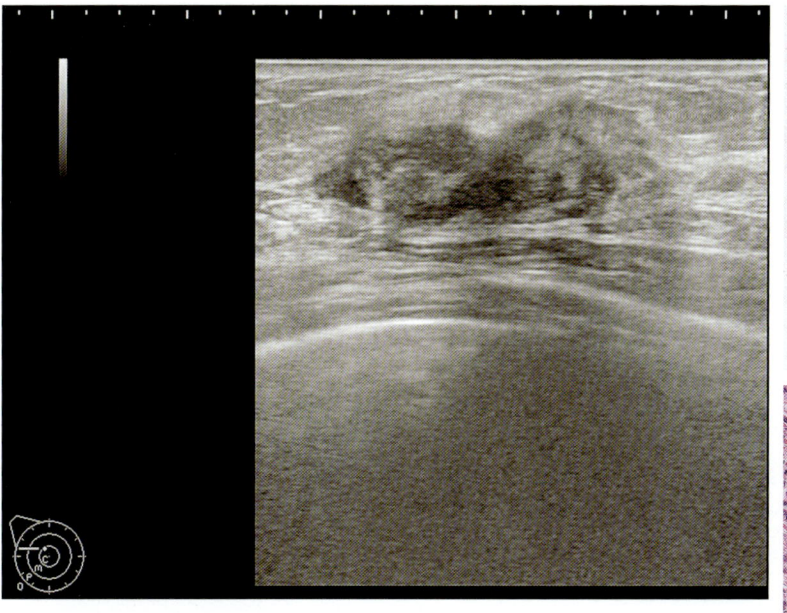

3b. 浸潤性小葉癌（臨床例）
腫瘤は横長で，不整形である。内部は不均質。この画像では明らかではないが，構築の乱れもみられた。病理学的には比較的小型の異型細胞が線状，索状，散在性に浸潤増殖している。細胞間結合は弱い。免疫組織化学的に E-cadherin 陰性であった。E-cadherin は接着因子で，浸潤性小葉癌では陰性となる。接着性の乏しい細胞が既存組織にばらばらと広がっていくのが横長である原因とされている。

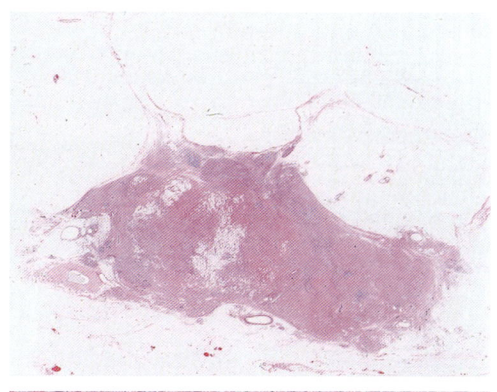

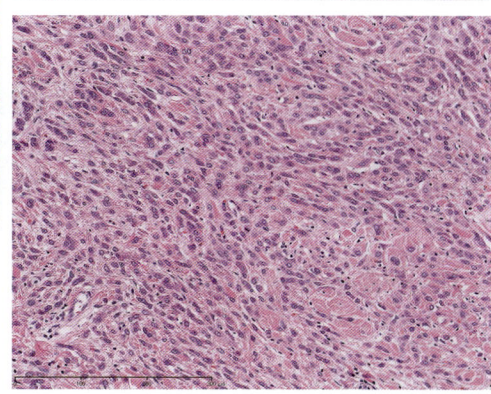

図3 浸潤性乳癌特殊型（つづき）

比して大きく，不整形である。中心壊死をきたすと，内部に液体を認めることがある。

③ 浸潤性乳癌 NST（硬癌：scirrhous carcinoma）
➡図2c

病理学的特徴：間質結合織が増生し，癌細胞がばらばらに，あるいは小塊状となってその間に認められる。

超音波画像：内部エコーのかなり低い腫瘤で，halo を伴い，後方エコーが減弱する。最近の装置では後方エコーの減弱はあまり目立たないことが多い。

以下は特殊型で頻度の高いもののみを記載する。

④ 粘液癌（mucinous carcinoma）➡図3a

病理学的特徴：粘液産生を特徴とし，ほぼ腫瘍全体が粘液状の癌巣で占められるものという。

超音波画像：比較的内部エコーが高く（脂肪と等～高エコーのことがある），圧排性発育をし，後方エコーが増強する。

⑤ 浸潤性小葉癌（invasive lobular carcinoma）
➡図3b

病理学的特徴：癌細胞は均一小型で極性がなく，1列に並んで，または散在性に浸潤し，間質結合織が多い。癌細胞の粘着性が弱く，E-cadherin（カドヘリン）で染色すると，陰性である。

超音波画像：腫瘤を形成する場合には硬癌と類似の画像を示すことが多いが，硬癌に比して，横長であることが多いとされている。腫瘤を形成しない場合には境界不明瞭な低エコー域や乳腺構築の乱れとしてみられる。病変が多発することも多いとされている。

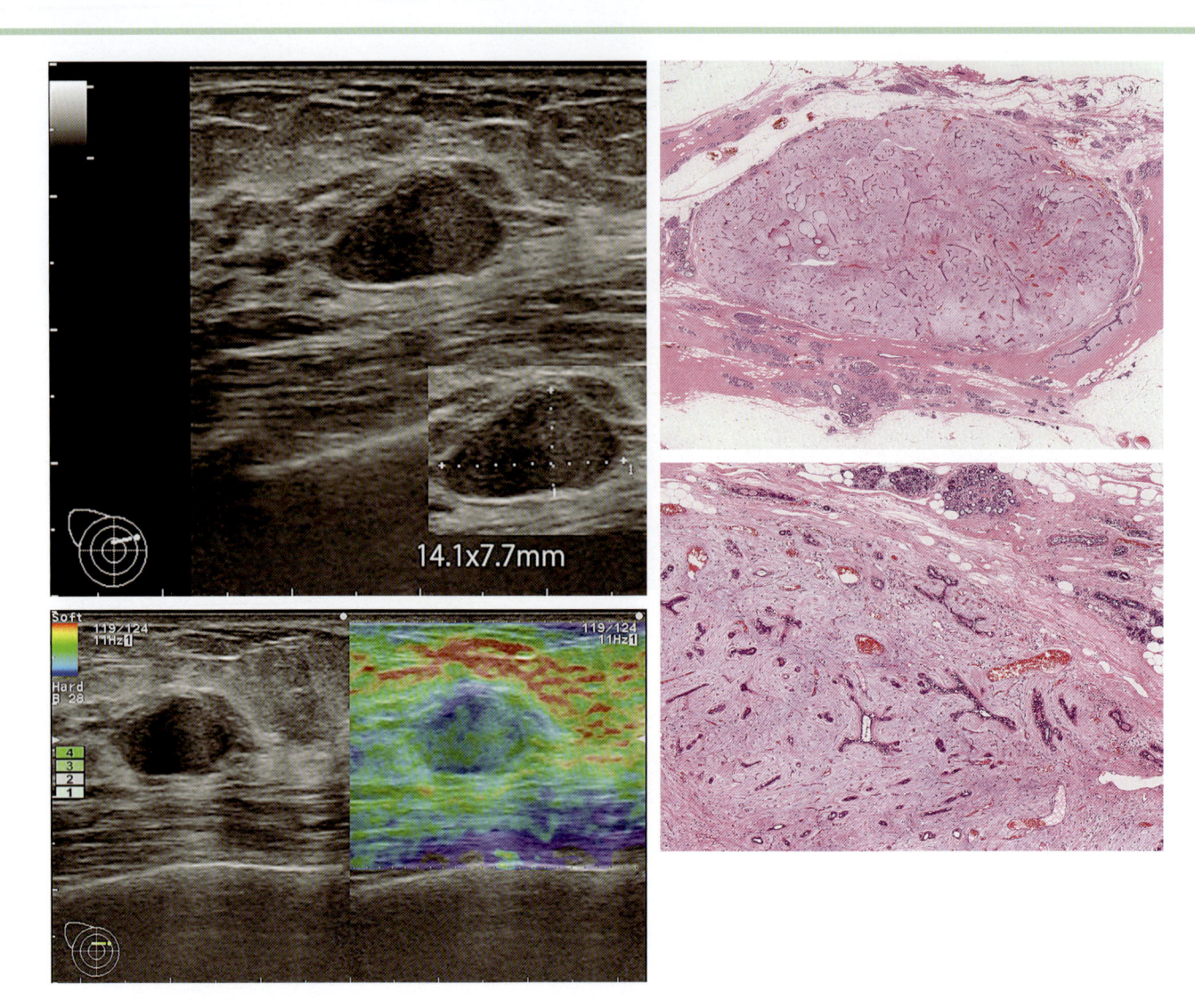

4a. 典型的な線維腺腫（検診例）
境界明瞭な楕円形の腫瘤で，画像上は典型的な線維腺腫である．10 mm を超え，縦横比は 0.55 で十分小さいとするかどうか微妙な症例で，初回はカテゴリー 3 で要精査となった．そのときはエラストグラフィはなかった．エラストグラフィではスコア 2 であり，この所見を加味すると，初回からカテゴリー 2 にできるかもしれない．同側乳房に乳癌が発生し同時に切除された．

図4　線維腺腫

C. 線維腺腫（fibroadenoma）（図4）

　若年者（10〜20歳代）にみられることが多いとされてきたが，無症状の線維腺腫が検診超音波検査で見つかることもあり，何歳でもみられるといってよい．多発することも多い．中年以降に新しく出現したものは線維腺腫のように見えても乳癌のことがあり，注意を要する．増大するものももちろん注意が必要であるが，40 歳代でもときに増大するのが観察されることがある．妊娠に伴って増大することがある．比較的急速に増大する場合には形態が線維腺腫であっても葉状腫瘍の可能性がある．閉経後は自然退縮することがある．

病理学的特徴：組織学的には乳管上皮と間質の両方の増殖からなっている．病理学的には管内型，管周囲型，類臓器型，乳腺症型に分類されるが，超音波ではこれらの鑑別は困難である．悪性を疑うような腫瘤は乳腺症型のことが多く，また内部に囊胞を有する線維腺腫も乳腺症型であるといわれている．

超音波画像：典型的には楕円形あるいは軽度分葉形の境界明瞭な腫瘤で軟らかい．➡図4a

　陳旧化すると後方エコーが減弱したり，粗大な石灰化を生じる．➡図4b

　非典型的な場合はカテゴリー 3 以上として，精査が必要である．➡図4c

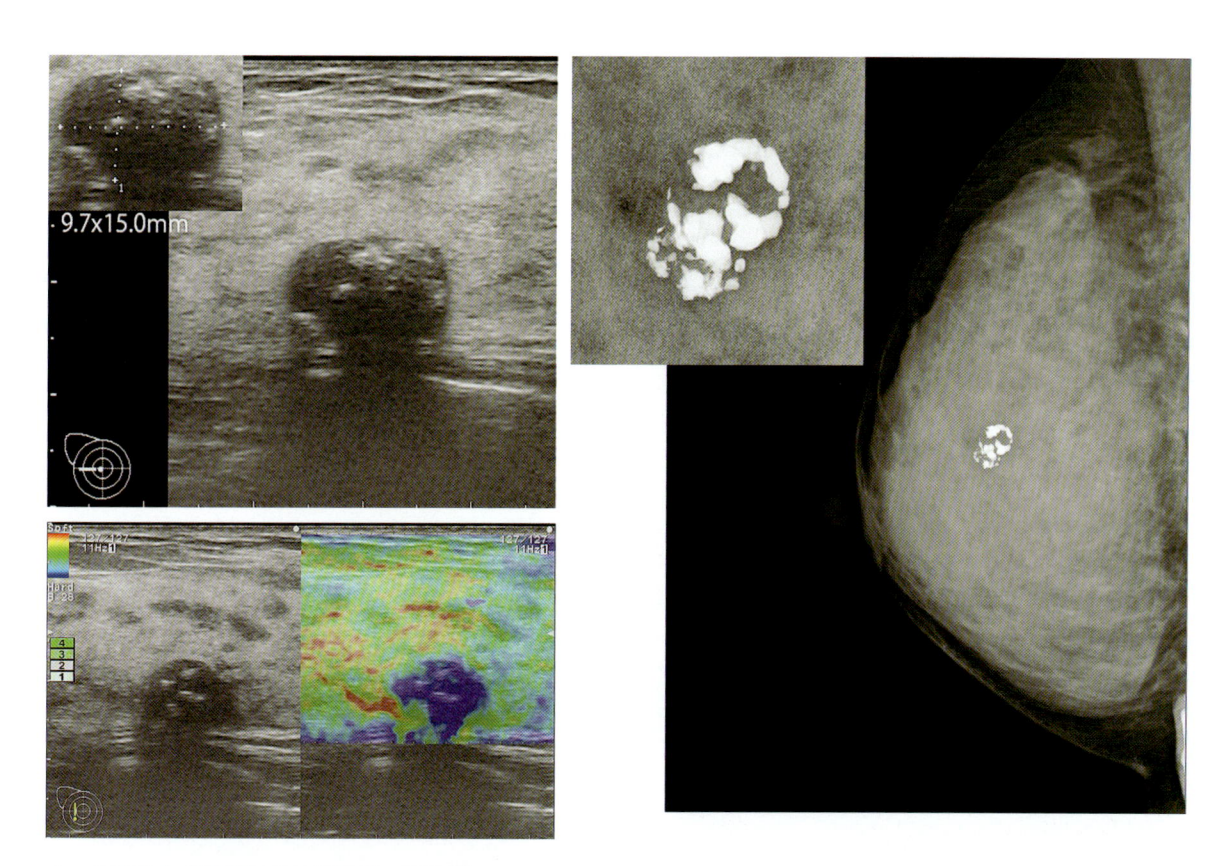

4b. 石灰化を伴う陳旧性線維腺腫（検診例）
最大径 15 mm，縦横比 0.65，ES＝3～4 であるが，粗大石灰化を伴う境界明瞭な腫瘤であり，陳旧性線維腺腫，カテゴリー 2 と判定する。陳旧性線維腺腫は硬いことが多いので，エラストグラフィの所見は悪性を疑う根拠とはならない。

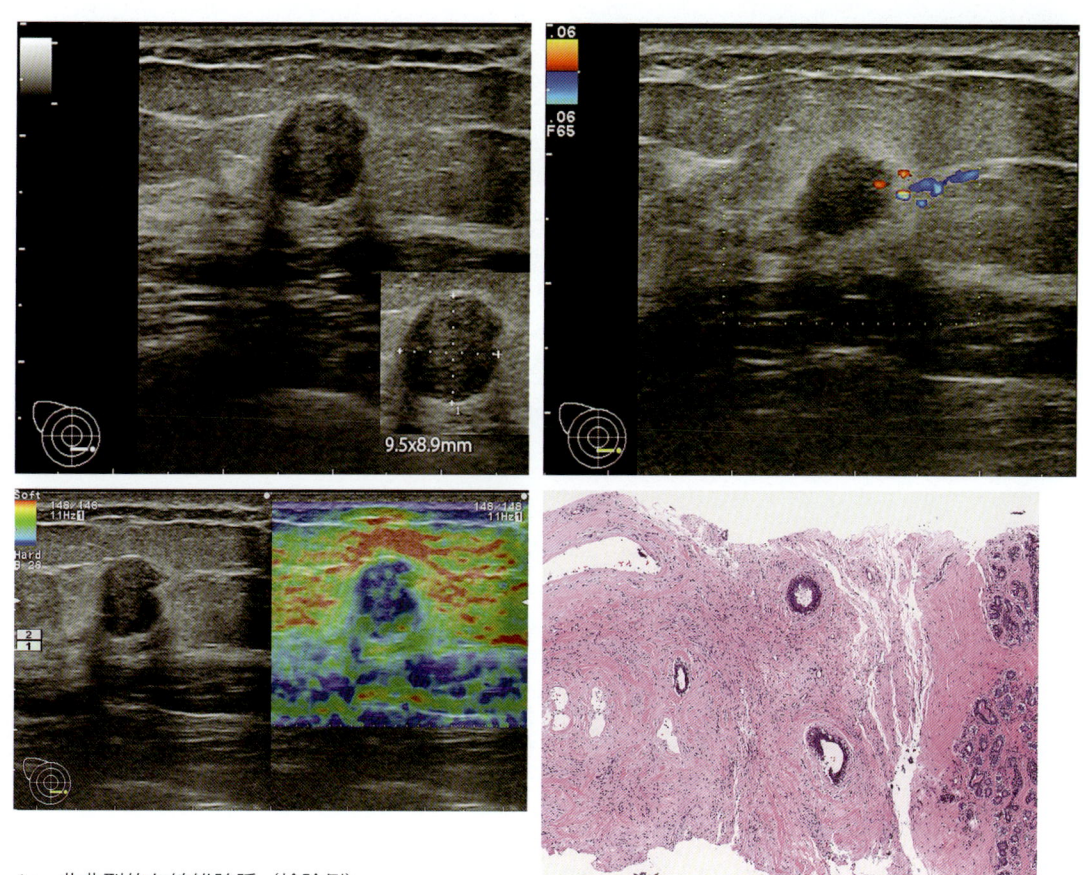

4c. 非典型的な線維腺腫（検診例）
初回受診である。最大径 9.5 mm，縦横比 1.1，多角形で境界は明瞭粗ぞうである。血流はわずか，ES＝3～4。前方境界線の断裂があり，カテゴリー 4 で要精査とした。外来で針生検が施行され，線維化した間質に異型のみられない乳管が散見され，線維腺腫でよい，ということで経過観察となった。2 年後の超音波検診では大きさ，性状に変化なし。

図 4　線維腺腫（つづき）

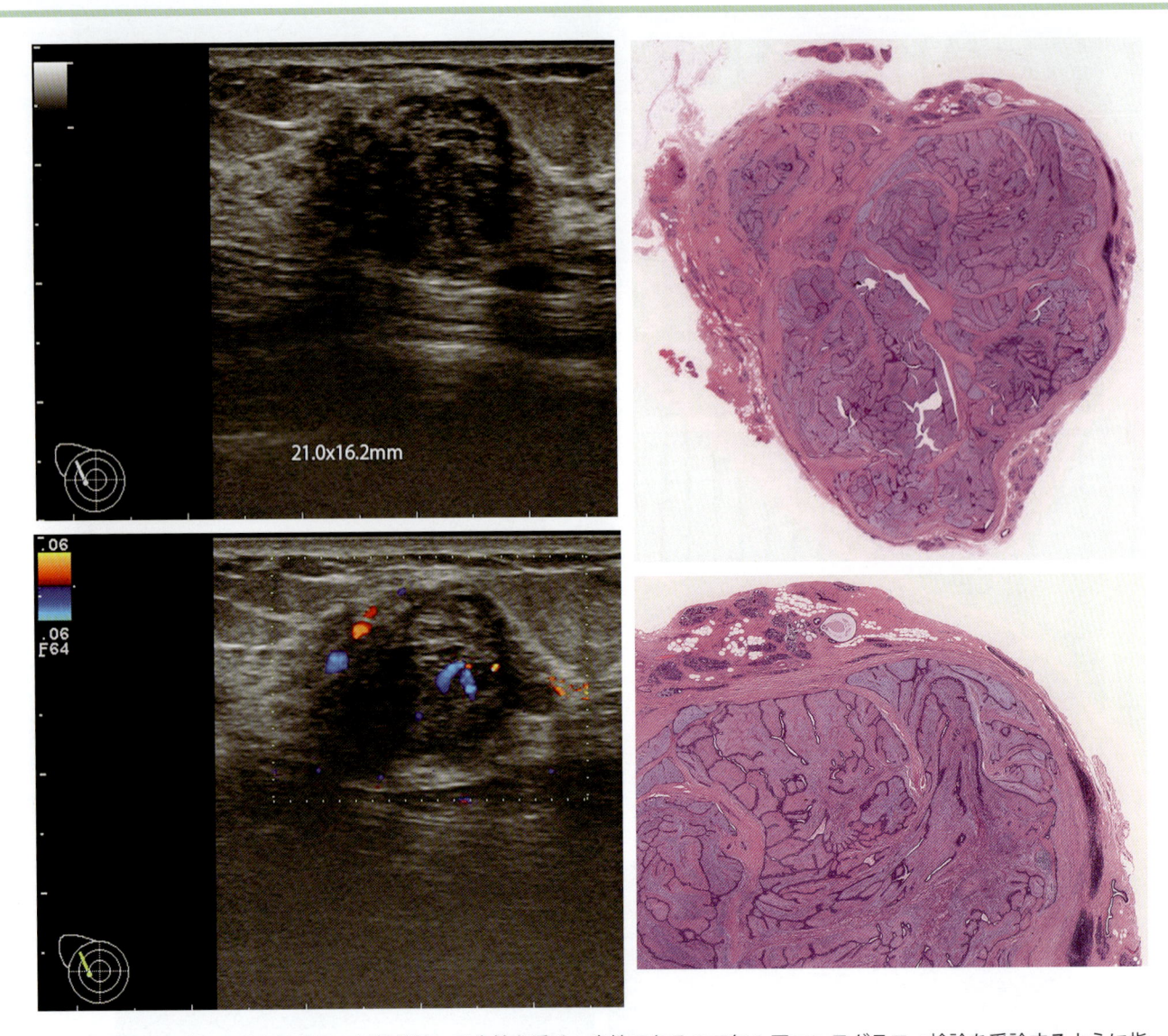

初回受診であるがしこりを触れる。以前他院にて生検を受け，良性であるので年1回マンモグラフィ検診を受診するように指示された。超音波では最大径21 mm，縦横比0.8の後方エコーの増強する腫瘤である。分葉形で境界はほぼ明瞭であるが，一部不明瞭，血流豊富である。以前のものと同一であるか，大きさが同じかが分からないので，画像や詳細な情報がない場合には要精査となる。カテゴリー3で精密検査となり，精密検査施設で摘出された。病理学的には上皮成分および間質成分の増生がみられ，間質の細胞密度は低く，異型は乏しく，核分裂像は見られない。良性葉状腫瘍と診断された。

図5　良性葉状腫瘍（検診例）

D. 葉状腫瘍（phyllodes tumour）
（図5）

　線維腺腫と同様，乳管上皮と間質からなる腫瘍であるが，線維腺腫よりはやや高齢（30～40歳代）にみられる。増大速度が速いので，検診で検出することは稀である。病理学的には良性・境界病変・悪性があるが，悪性の頻度は低い。悪性葉状腫瘍は発育速度が速く，検診では経験がない。

超音波画像：小さいものは線維腺腫との鑑別は困難である。線維腺腫よりも分葉が強い傾向がある。内部に病理学的な葉状構造に相当するスリット状の無エコーが見られるのが特徴的であるといわれているが，実際には図5のように内部に線状構造を有することのほうが多い。一見不均質に見えるが全体として同じパターンなので，均質と判定する。

●乳管の異常として認められる場合

　　　　　　乳管
　　　腫瘤

拡張乳管のみ
このタイプは要精査としない
（血性乳頭分泌に伴う場合を除く）

乳管内腫瘤

拡張乳管と連続する腫瘤

●嚢胞内腫瘤として認められる場合

嚢胞内腫瘤のみ
（乳管は実際には超音波では確認できない）

嚢胞内腫瘤＋拡張乳管

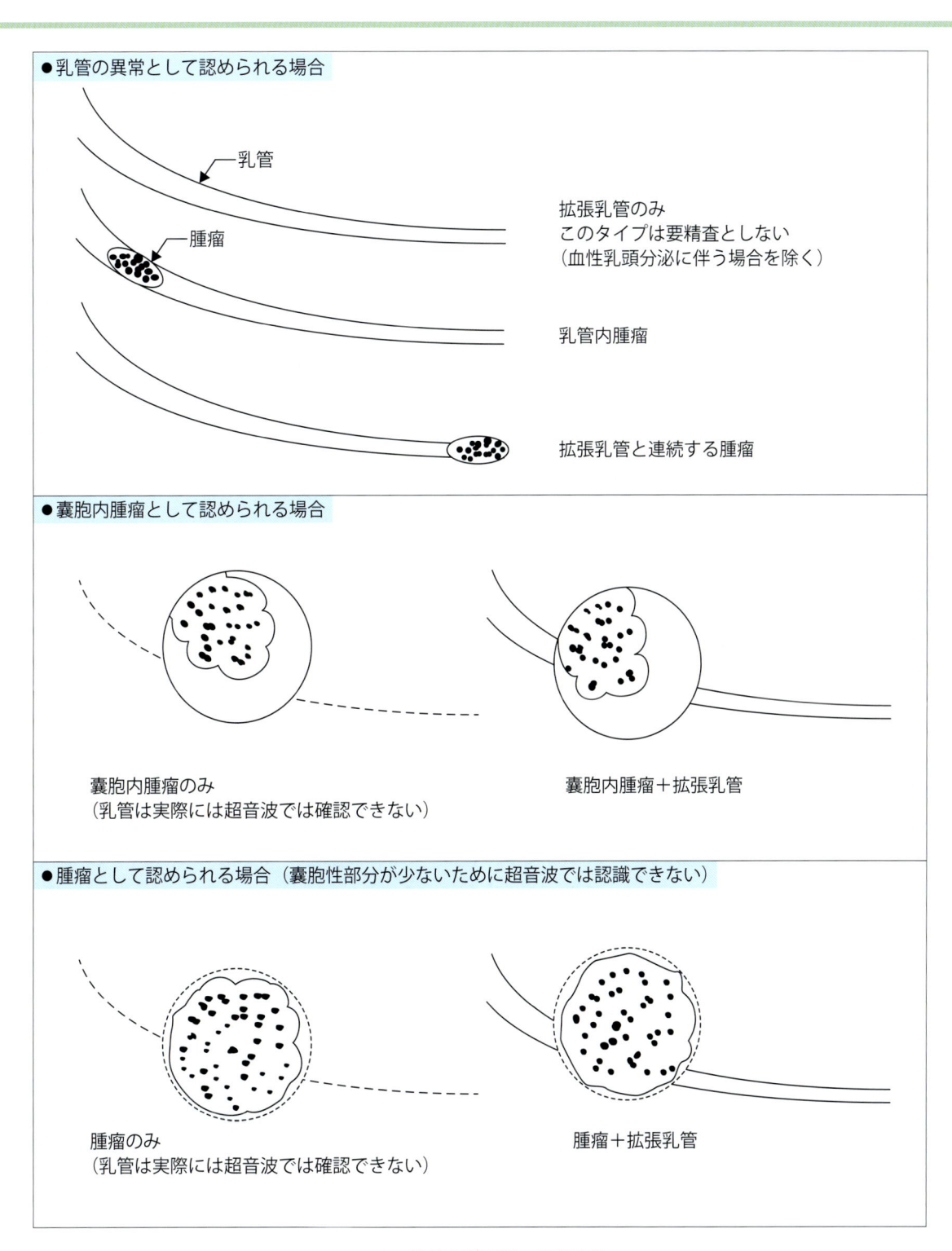

●腫瘤として認められる場合（嚢胞性部分が少ないために超音波では認識できない）

腫瘤のみ
（乳管は実際には超音波では確認できない）

腫瘤＋拡張乳管

図6　乳管内乳頭腫の超音波像

E. 乳管内乳頭腫（intraductal papilloma）（図6, 7）

　乳管内に発生する乳頭状の良性の腫瘍である。臨床症状としては乳頭異常分泌や腫瘤触知であるが，超音波検診を行うと頻繁に検出される。

　孤立性の場合と，多発性の場合がある。末梢性，多発性の場合には非浸潤性乳管癌との鑑別が非常に難しい。しかもそのような病変は乳癌のハイリスクである。

病理学的特徴：病理組織学的には円柱ないし立方状の乳管上皮と筋上皮が2層をなして乳頭状ないし樹枝状に配列し，間質に富む。

超音波画像：腫瘤の大きさと乳管の拡張の仕方から図6のように分類される。乳管が嚢胞状に拡張したものを嚢胞内乳頭腫と呼ぶことがあるが，組織診断名としては乳管内乳頭腫としたほうがよい。小さな腫瘤が多いが，血流に富み，硬いことが多いので，検診では要精査となることが多い。

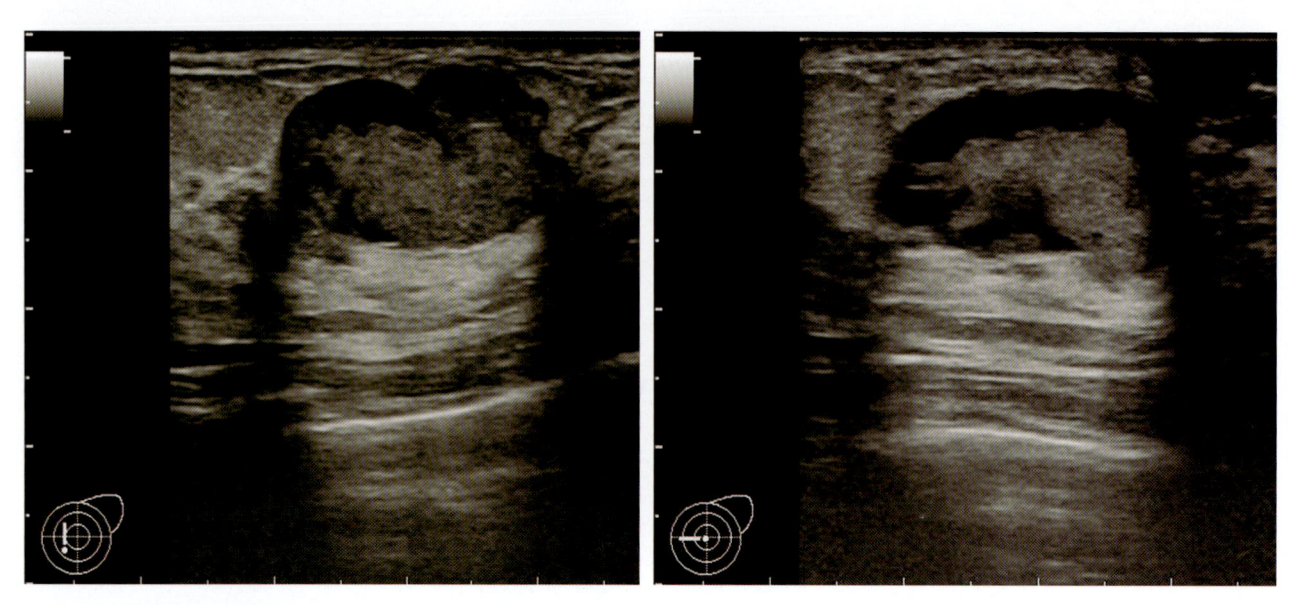

7a. 乳管内乳頭腫（検診例）
乳頭に近い嚢胞内腫瘤のタイプである。充実性部分の立ち上がりは急峻である。カテゴリー3で要精査となり，他院にて摘出生検が行われ，乳管内乳頭腫の診断であった。

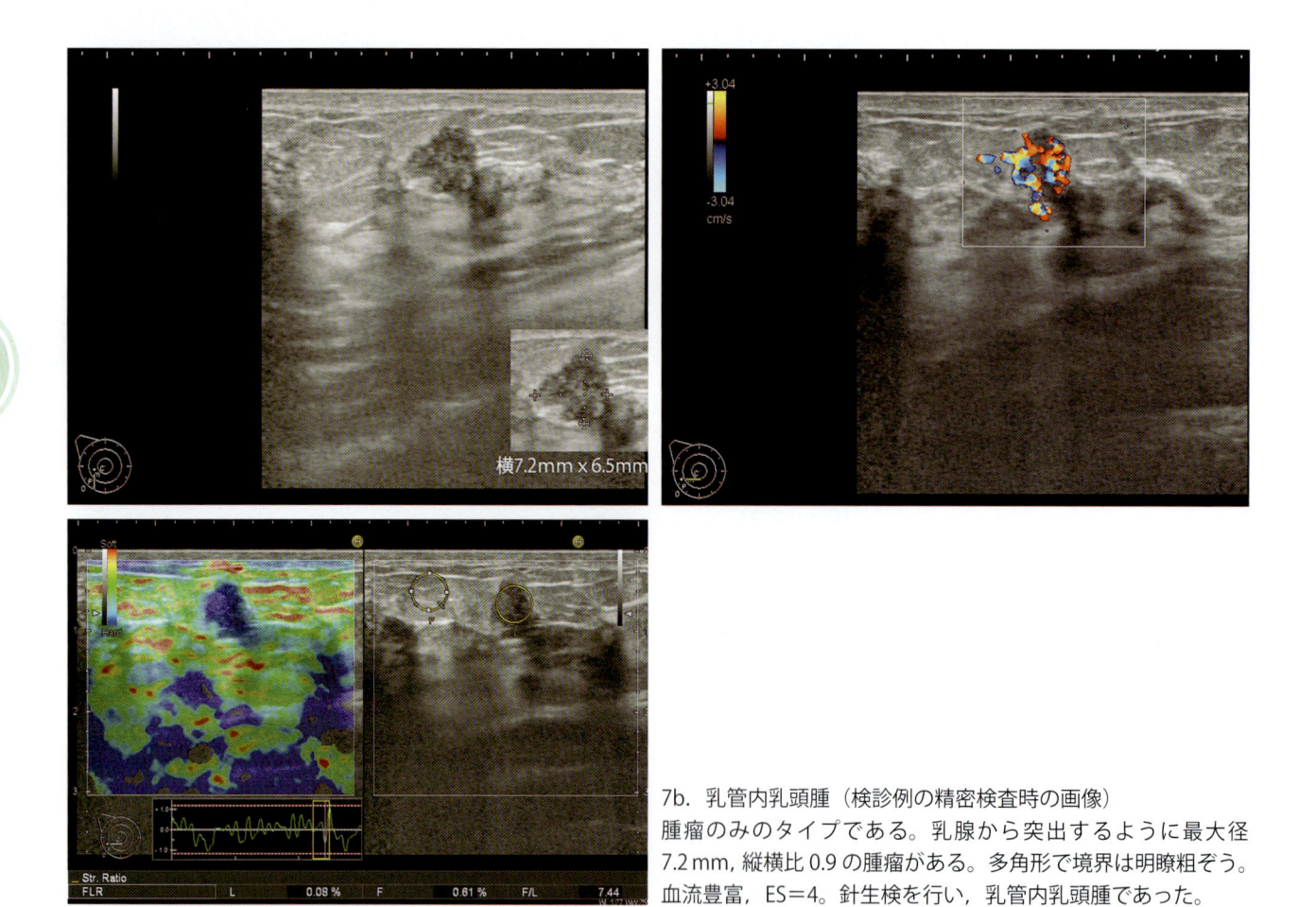

7b. 乳管内乳頭腫（検診例の精密検査時の画像）
腫瘤のみのタイプである。乳腺から突出するように最大径7.2 mm，縦横比0.9の腫瘤がある。多角形で境界は明瞭粗ぞう。血流豊富，ES＝4。針生検を行い，乳管内乳頭腫であった。

図7　乳管内乳頭腫

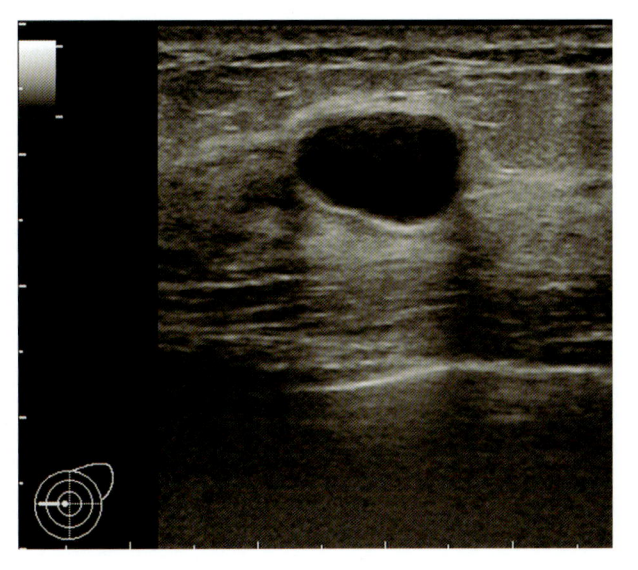

8a. 典型的な嚢胞
内部は無エコーで，後方エコーの増強，側方陰影を認める。カテゴリー2。

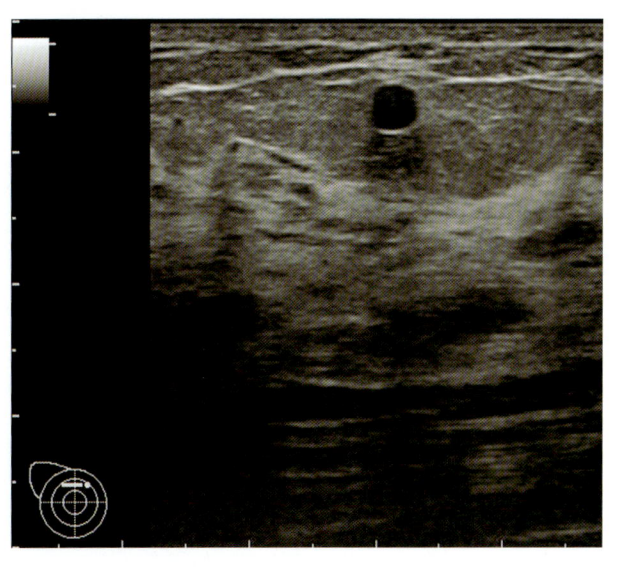

8b. 脂肪織内の嚢胞
脂肪織内にあるが，内部は無エコーで嚢胞と判定される。おそらく脂肪壊死によるもの（oil cyst）で後方エコーはやや減弱している。カテゴリー2。

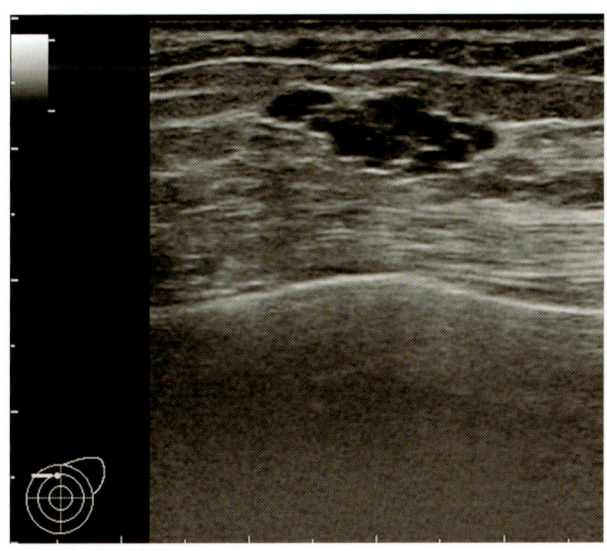

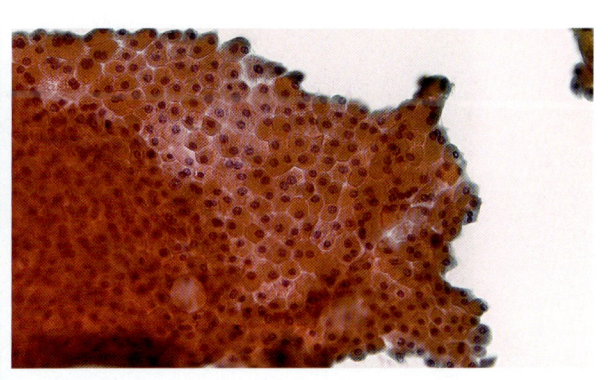

8c. 小嚢胞集簇（検診例）
背景乳腺には嚢胞が多発していた。この小嚢胞集簇像は前回指摘がなかった。この検査の時点のガイドラインでは小嚢胞集簇像はカテゴリー3であった。要精密検査となり外来で細胞診を施行した。アポクリン化生細胞がシート状集塊や小集塊で認められ，悪性を示唆する所見はなしとのことであった。1年後の検診超音波では病変は縮小していた。乳腺嚢胞では細胞診でアポクリン化生細胞が認められることが多い。

図8 嚢胞

F. 乳腺症（mastopathy）

　この語は日本でしか用いられていないので注意が必要である。アメリカではfibrocystic diseaseと呼ばれているが病気（疾患）ではないという考え方が多い。ANDI（aberrations of normal development and involution，正常の発達と退縮からの逸脱）という語はウェールズのHughesが提唱した語であるが，内容をよく示しており，また病気ではないという考え方も現れている。臨床的な乳腺症は非癌，非腫瘍性の乳房の硬結・腫瘤や乳房痛で，このような症状に対して（保険）診療上の疾患名として用いられることが多い。しばしば両側性である。

病理学的特徴：病理学的には乳癌取扱い規約では乳管上皮の変化としては乳管過形成，小葉過形成，腺症（閉塞性腺症，開花期腺症，硬化性腺症を含む），間質の変化としては線維症，その他嚢胞，線維腺腫様過形成を含むとされている。

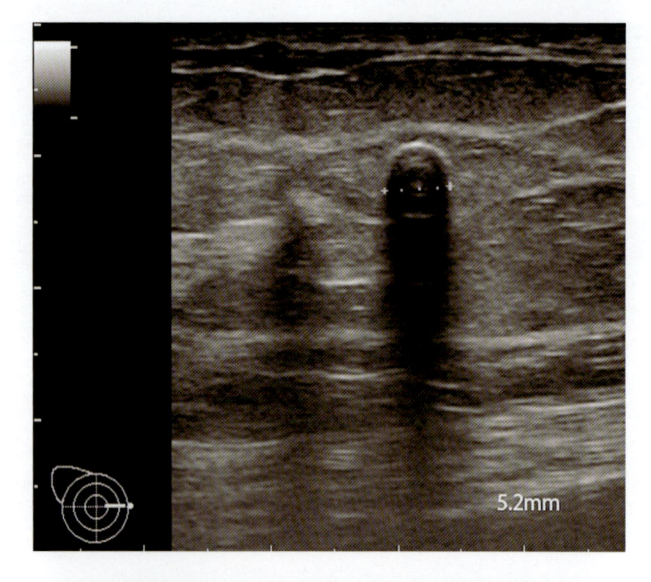

8d. 典型的な濃縮嚢胞
境界明瞭な腫瘤で，前面に円弧状の高エコーがあり後方エコーは減弱している。この症例では壁に石灰化している。カテゴリー2。

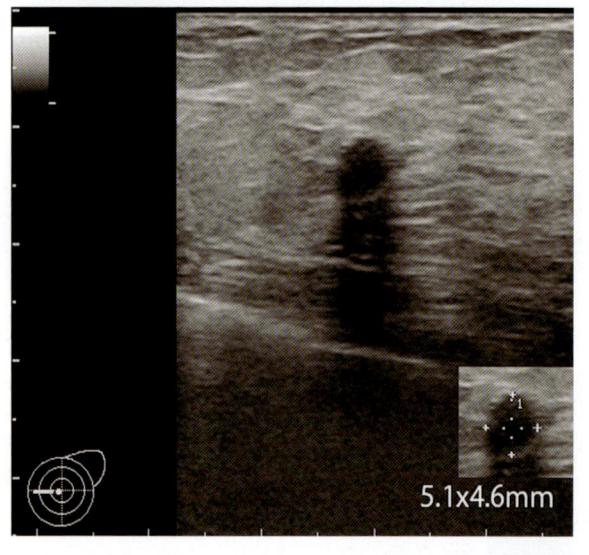

8e. 典型的な濃縮嚢胞
境界明瞭な腫瘤で後方エコーは減弱している。この症例では大きさからでも要精査とはならない。濃縮嚢胞はこのように比較的小さなものが多い。カテゴリー2。

図8　嚢胞（つづき）

　これらの多くは顕微鏡的変化であり，また複数の変化が同時に認められることが多く，超音波画像との一対一対応は難しい。検診超音波は乳癌を検出することが目的であるので，ここでは非常に頻度の高い嚢胞についてまず解説し，その後に組織診断の結果，乳腺症であった症例の画像を示す。

1 嚢胞（図8）

成因

① 乳管の部分的拡張によるもの：乳管上皮にはアポクリン化生を認めることが多い。

② 乳瘤（galactocele）：ミルクの貯留したもの。全く無エコーのものから，内部に弱いエコーを認めるもの，上部にエコーを有する液面形成（脂が浮いている）のあるもの，充実性に見えるもの（ミルクが濃縮してチーズ状になったもの）などがある。

③ 脂肪壊死によるもの：皮下脂肪織内に起こる。脂肪は外傷（軽微なもので気づかないことも多い）等で壊死すると液体となり（oil），それが貯留したもので oil cyst と呼ばれることがある。この oil は組織障害性があるので，被膜を形成したり，被膜に石灰化をきたしやすい。

超音波画像：典型的には無エコーで，壁は薄く，後方エコーは増強する（図8a）。このようなものを単純性嚢胞（simple cyst）と呼ぶこともある。単純性嚢胞は大きくても，いくつあっても，前方境界線を断裂しているように見えても（クーパー靭帯内の嚢胞等で起こる），脂肪織内にあっても（図8b），縦横比が大きくても，カテゴリー2と判定する。

　バリエーションとして隔壁を有するもの，壁に点状高エコーを有するもの（第3章図2参照）等がある。嚢胞壁に付着する点状高エコーはPAM（papillaly apocrine metaplasia）であるとされている。小嚢胞

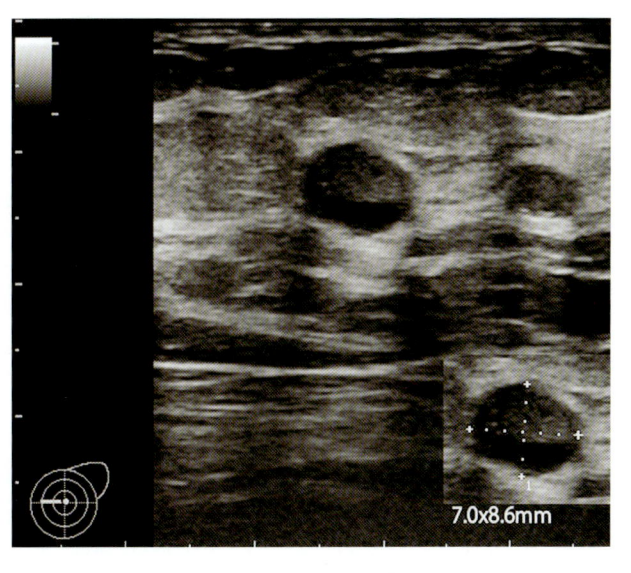

8f. 液面形成（高エコーが浮遊）
囊胞の上層にエコーが見られ，液面形成をしている。浮いているのは油（oil）と考えられ，乳瘤や脂肪壊死でみられる。カテゴリー 2 と判定する。

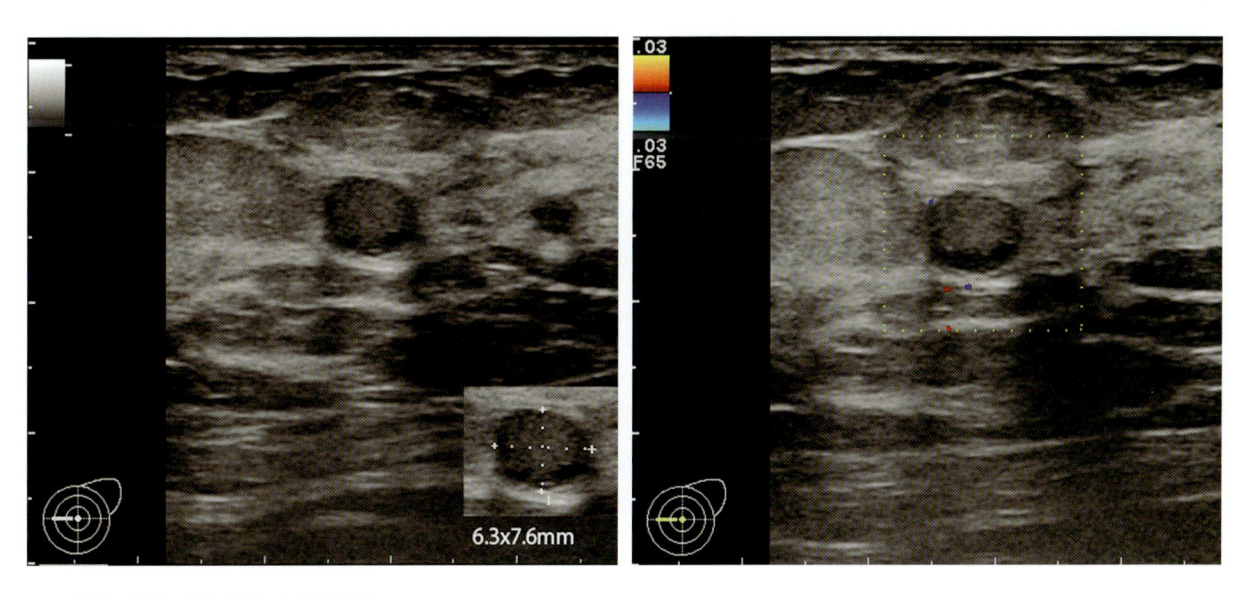

8g. 囊胞内腫瘤状に見える濃縮囊胞
囊胞内の内容物が固まって，囊胞内腫瘤状に見える場合がある。B モードでは真の腫瘤に比して内部エコーが弱いことが多い。カラードプラでは血流はない。この症例は図 8f の 1 年後である。病変の大きさは縮小している。

図 8　囊胞（つづき）

集簇は数 mm 以下の囊胞が区域性あるいは局所性に認められるもので，以前のガイドライン[3]ではカテゴリー 3 であったが，現在ではカテゴリー 2 とされている。これは多くの場合は良性の囊胞で（図 8c），たとえ癌があっても low grade の DCIS のような非常に早期のもので，ただちに生命予後に関わるものとは考えにくいという理由である。

囊胞内の内容物が濃縮して充実性に見えるものを濃縮囊胞（complicated cyst）と呼ぶ。典型的な濃縮囊胞（円形で表面に円弧状の高エコーがあり，後方エコーは減弱）はカテゴリー 2 とできるが（図 8d，e），そうでないものは充実性腫瘤に準じて診断する。濃縮囊胞は硬いことが多く，エラストグラフィではスコア 4 を呈することがしばしばある。乳瘤や脂肪壊死では液面形成を呈することがある。その場合には表面にエコーがあり（oil），良性カテゴリー 2 と判断できる（図 8f）。濃縮物が固まって，囊胞内腫瘤状に見えることがある。その場合，真の囊胞内腫瘤との区別にはカラードプラが役立つ（図 8g）。最近得られた知見であるが，脂肪の浮いた液面形成がそのまま固まってしまったと思われる症例によく出くわす。立位の状態で固まることが多いようで，縦

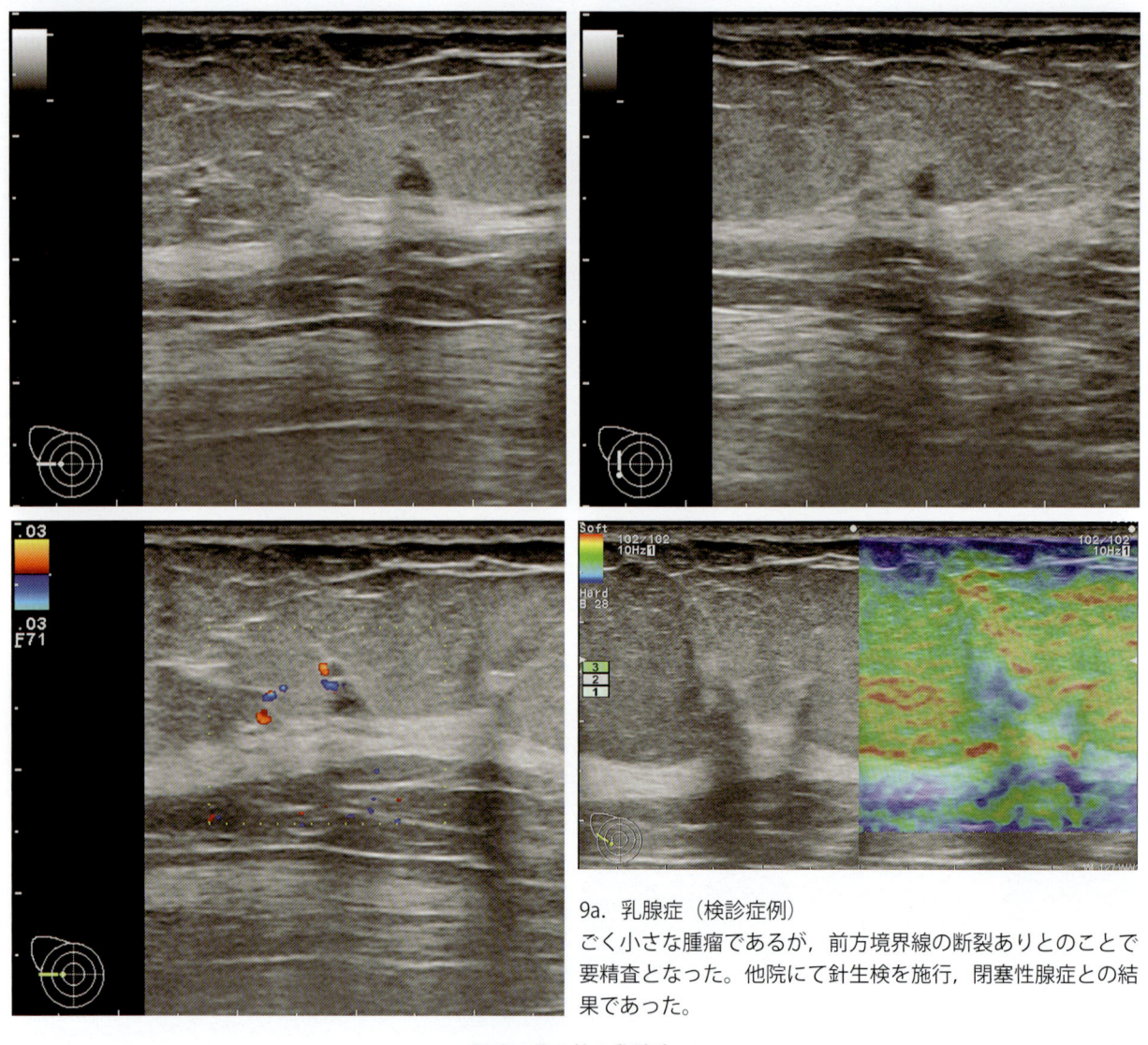

9a. 乳腺症（検診症例）
ごく小さな腫瘤であるが，前方境界線の断裂ありとのことで要精査となった。他院にて針生検を施行，閉塞性腺症との結果であった。

図9　その他の乳腺症

断像で左側にエコーがあり，右側は無エコーとなる（ワンポイント"濃縮嚢胞の法則"参照，p171）。境界が奇妙に直線的なのが真の嚢胞内腫瘤との鑑別点である。体位による移動はみられない。エコーのある部分にはもちろん血流はない。

G. その他の乳腺症（図9）

通常は腫瘤を形成せず，乳腺内に多発する低エコー域としてみられことが多い。腫瘤としてみられる場合には比較的小さなことが多く，通常はあまり問題とはならないが，なかには不整形で，境界明瞭粗ぞうで縦横比も大きな腫瘤を形成することがある。これらを生検すると，腺症，硬化性腺症，閉塞性腺症，乳管過形成等の乳腺症の組織学的診断が得られることがある。特徴としては乳腺内に存在することが多く，haloを有することはない。

我々の施設では癌ではないものに対しては出来るだけ侵襲的な検査をしないという方針であるので，乳腺症による変化を第一に考える場合，経過観察のみ，あるいは細胞診と経過観察のみで良性と判定し，その後は検診で経過をみている症例が多い。そこで，乳腺症の組織診断の得られている症例は多くなく，特に疑わしいもののみに組織診断が行われていることに留意すべきである。さらに行われていても針生検のみであり，画像との一対一対応は難しい。ここで提示した画像は必ずしも典型ではないと考えてほしい。

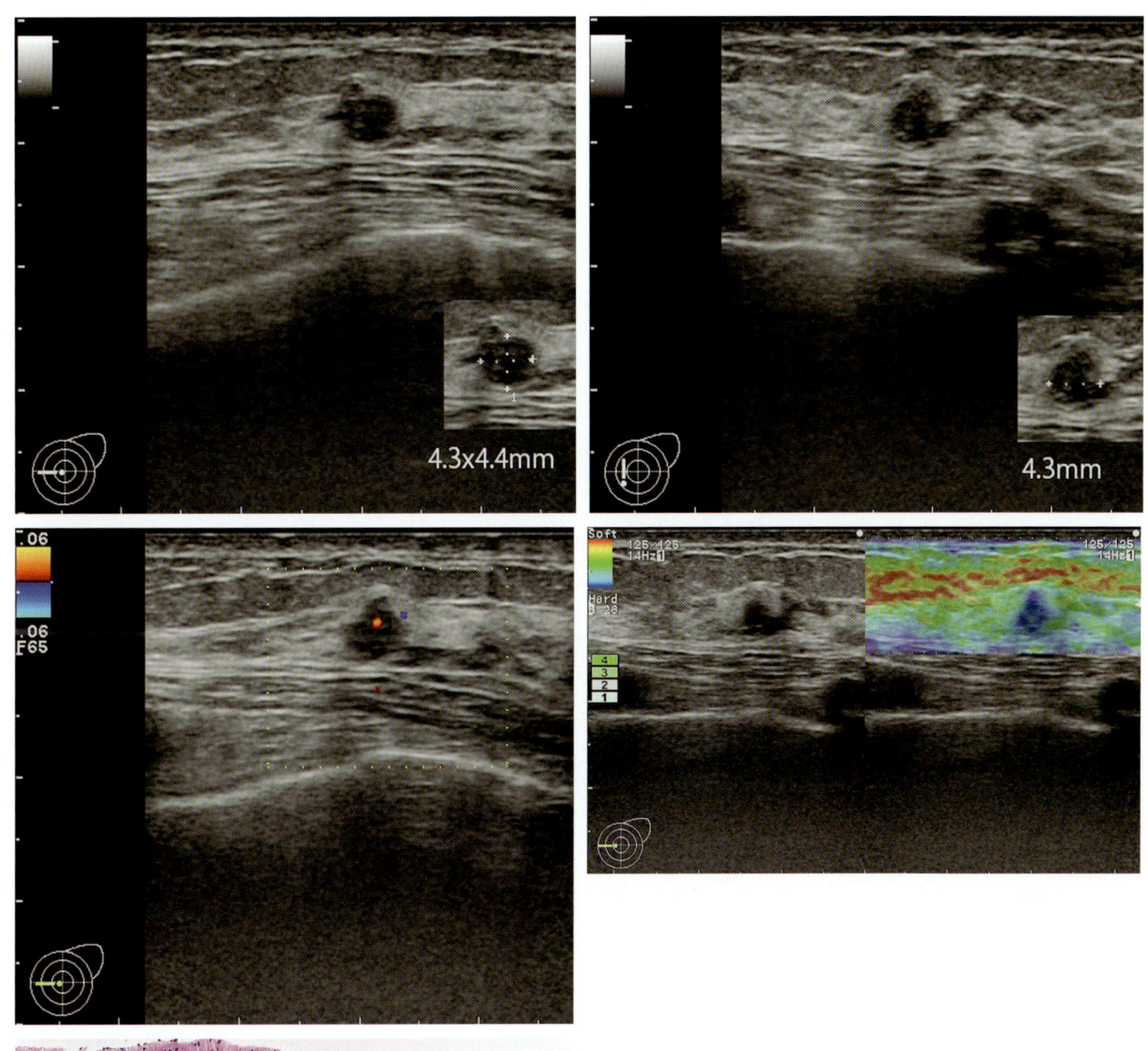

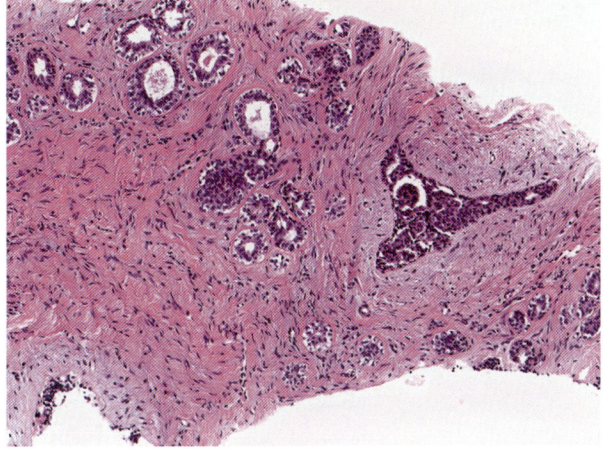

9b. 乳腺症（検診症例）
最大径は5mm以下であるが，形状の不整があり，血流があり，エラストグラフィでもスコア3ということで，要精査となった。外来細胞診で判定鑑別困難（クラスⅢ）であったために針生検を施行。病理診断は腺症や乳管過形成相当の病変とのことであった。

図9 その他の乳腺症（つづき）

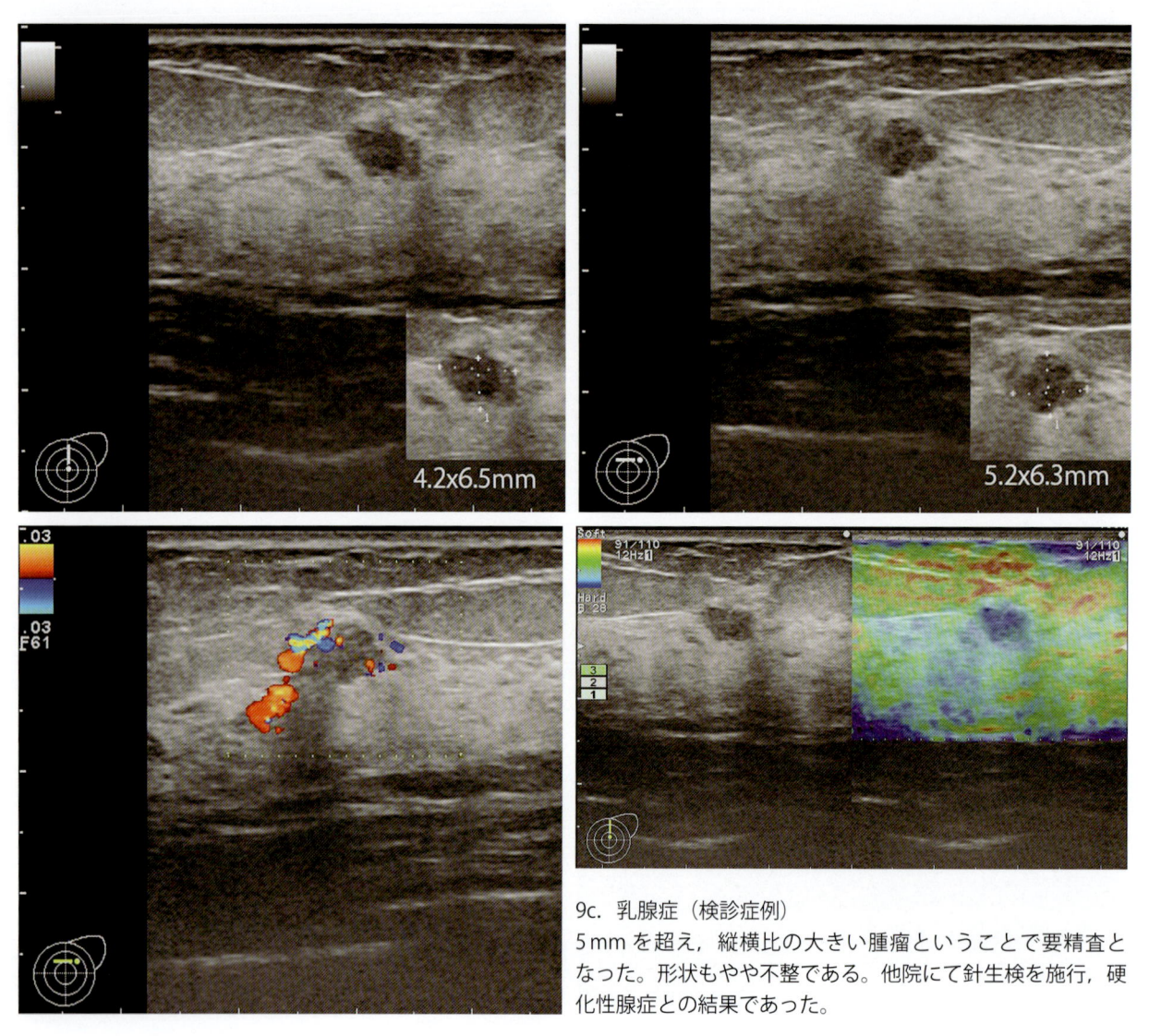

9c. 乳腺症（検診症例）
5 mm を超え，縦横比の大きい腫瘤ということで要精査となった。形状もやや不整である。他院にて針生検を施行，硬化性腺症との結果であった。

図9　その他の乳腺症（つづき）

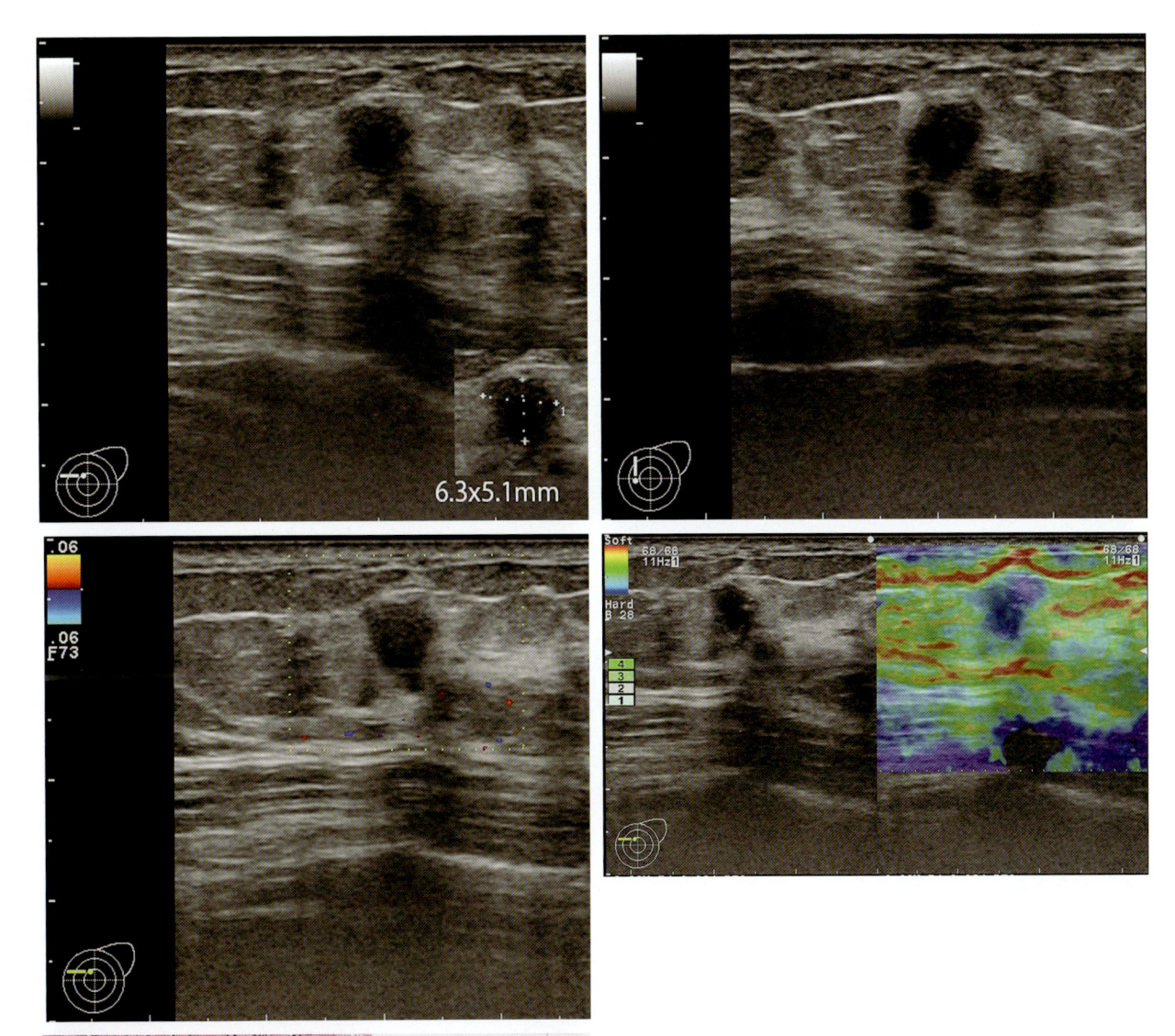

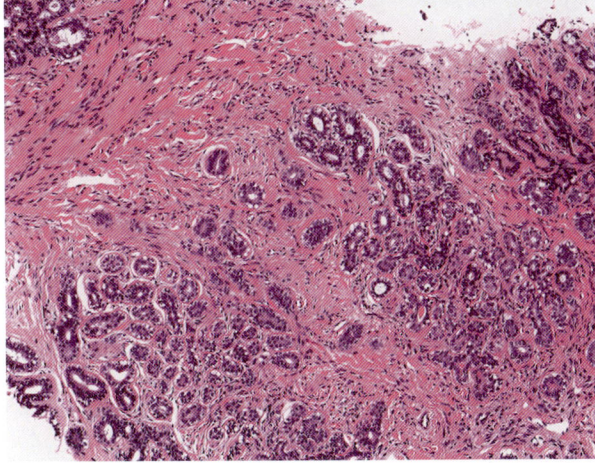

9d. 乳腺症（検診症例）
5 mm を超え，縦横比の大きい腫瘤，形状も不整である。前方境界線の断裂もあるように見える。血流はないが，ES＝4〜5。針生検の結果は線維化を伴う腺症とのことであった。

図9 その他の乳腺症（つづき）

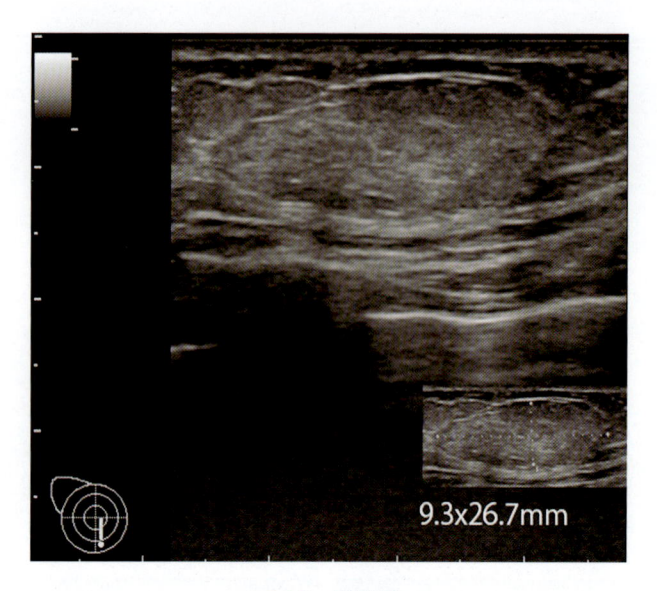

図 10　脂肪腫
レンズ形の境界明瞭な腫瘤で，縦横比は小さい。内部エコーは周囲の脂肪よりもやや高い。内部には脂肪織内に存在するのと同様の線状の高エコーが見られる。脂肪腫の典型であり，カテゴリー 2 とする。

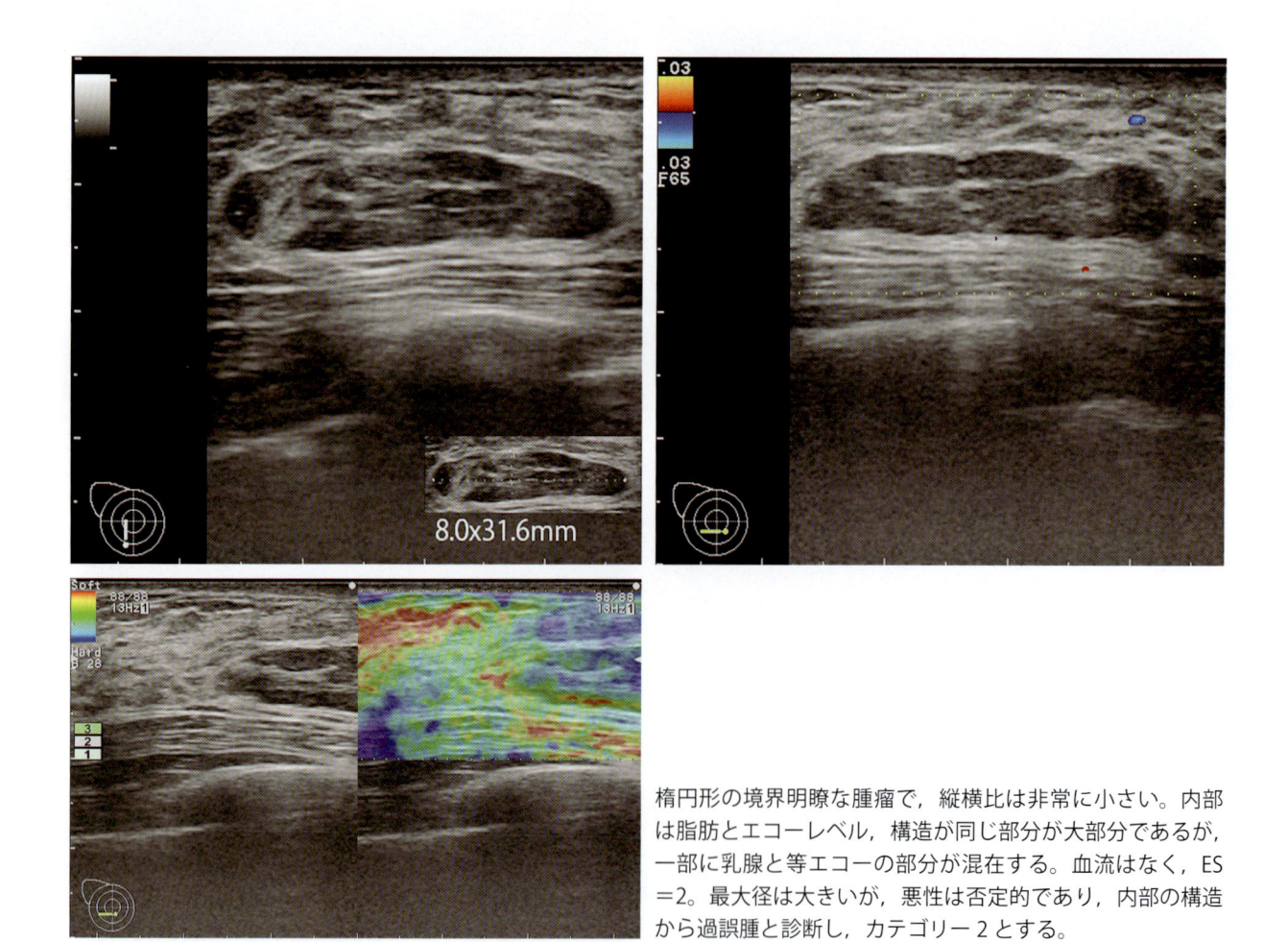

楕円形の境界明瞭な腫瘤で，縦横比は非常に小さい。内部は脂肪とエコーレベル，構造が同じ部分が大部分であるが，一部に乳腺と等エコーの部分が混在する。血流はなく，ES＝2。最大径は大きいが，悪性は否定的であり，内部の構造から過誤腫と診断し，カテゴリー 2 とする。

図 11　過誤腫

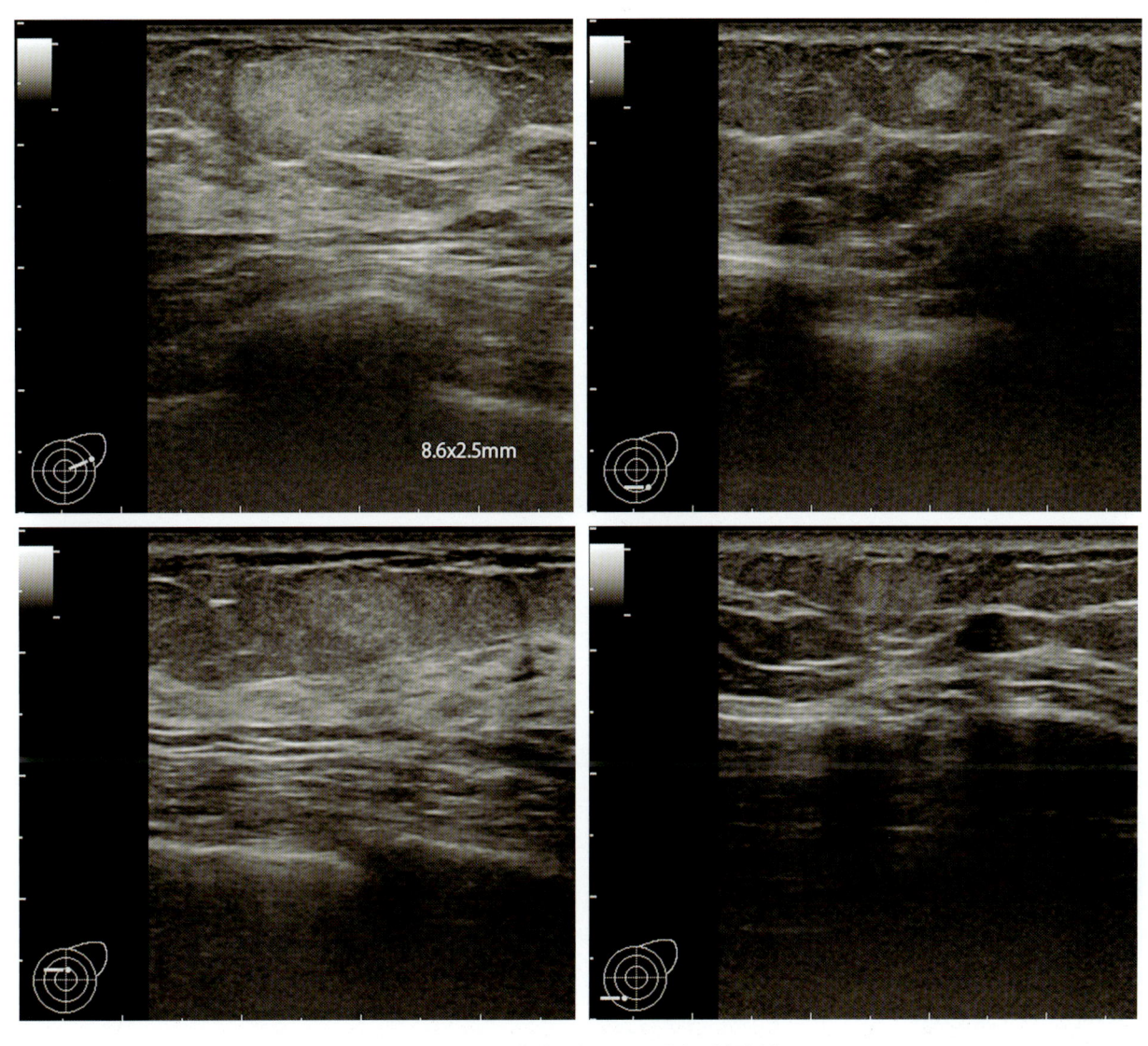

図12　皮下脂肪織内高エコー腫瘤（検診例）
同一人の検診乳房超音波画像である。皮下脂肪織内に高エコーが多発している。比較的よくある所見である。良性で病理検査がなされることはほとんどないため，診断は難しいが，血管脂肪腫，脂肪織炎または脂肪壊死，脂肪腫などが鑑別にあがる。同様の所見は対側乳房にも認められた。孤立性の場合もある。カテゴリー2。

H. 脂肪腫（lipoma）（図10）

　乳房に限らず皮下脂肪織内に認められる良性の腫瘤で頻度は高い。乳房そのものに脂肪が多いので，小さなものは認識することが難しく，また良性病変であり，認識する必要もない。明らかなもののみ指摘し，記載する。

超音波画像：よく被包化された楕円形（レンズ形）の腫瘤で内部の構造は皮下脂肪織と同じである。やや高エコーに見えることもある。典型的なものはカテゴリー2とする。

　内部が脂肪であるという診断はマンモグラフィのほうが確実である。できればマンモグラフィを参照してほしい。

I. 過誤腫（hamartoma）（図11）

同義語：線維腺脂肪腫（fibroadenolipoma）

　乳房内に認められる乳腺組織・脂肪・結合組織から構成され，被膜に包まれた腫瘤で，それぞれの組織の比率はいろいろである。典型的な場合は治療の必要がない。

超音波画像：脂肪と等エコーの部分と乳腺と等エコーの部分が混在する，境界明瞭な腫瘤。通常軟らかく，縦横比は小さい。

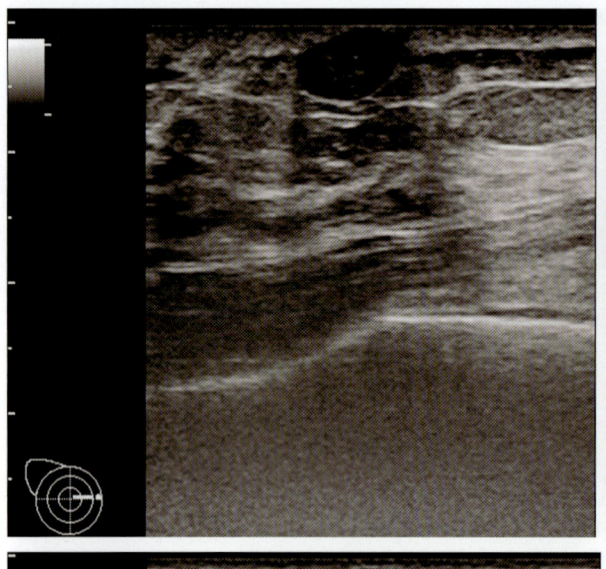

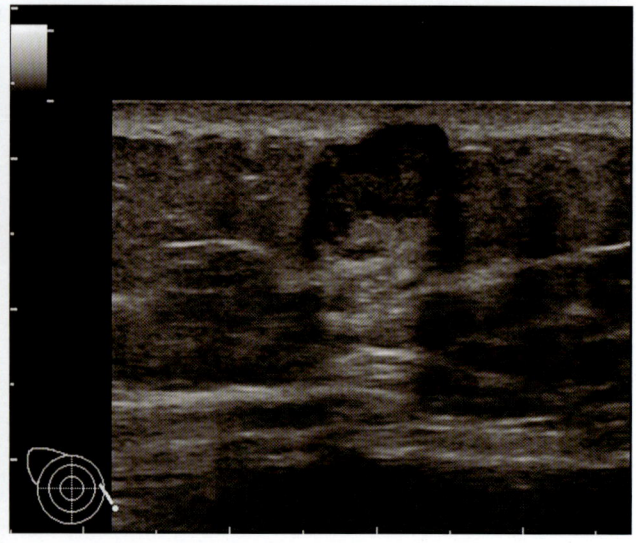

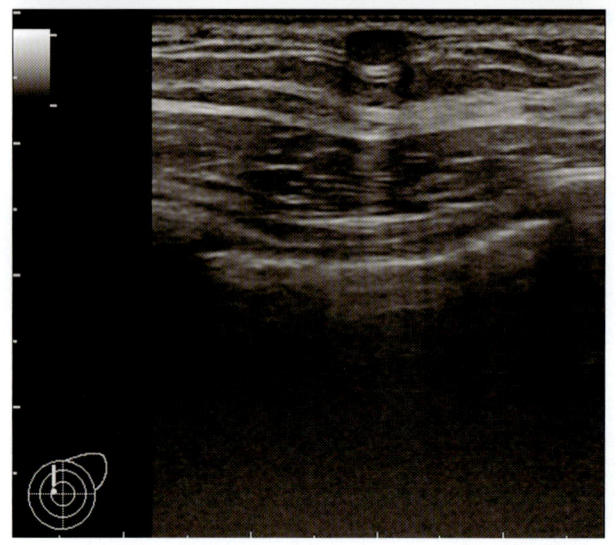

皮膚直下に認められる境界明瞭な腫瘤で，浅在筋膜浅層を下へ圧排し，皮膚に少し埋没して存在することが多い。皮膚に開口部があれば診断は確実である。内部エコーはいろいろであるが，低いことが多い。後方エコーは増強することが多い。すべてカテゴリー2。

図13 粉瘤（検診例，すべて別の症例）

J. 血管脂肪腫（angiolipoma），脂肪織炎（panniculitis），または脂肪壊死（fat necrosis）（図12）

　皮下脂肪織内の高エコー腫瘤は比較的よくある所見である。多発していることも多い。良性であるので，組織診断がなされないことが多い。文献4では血管脂肪腫がこのように見えるとされているが，組織診断がなされた症例のみであり，有痛性と記載されている。検診で検出される症例はほとんどが無症状であり，脂肪織炎または脂肪壊死（脂肪壊死が原因で脂肪織炎が起こることあり，これらは類縁疾患であり，区別ができない）の可能性もある。外傷の既往があるときはより脂肪織炎，脂肪壊死の可能性が高い。

超音波画像：皮下脂肪織内の比較的小さな高エコー腫瘤である。後方エコーは不変である。典型例はカテゴリー2とする。不整形，境界不明瞭で後方エコーが減弱する場合には悪性（haloのみが目立つ浸潤性乳癌）の可能性がある。

K. 粉瘤（atheroma）（図13）

同義語：表皮囊腫（epidermal cyst）

　毛根部に皮膚があり（通常はない）その剥がれ落ちたものが貯留したもの。皮膚表面に開口部をもつことが多い。ただし，この開口部は固化した老廃物などによってふさがれている。重層扁平上皮が薄く老廃物を取り囲む。感染することがある。

超音波画像：皮膚直下に認められる境界明瞭な腫瘤で，浅在筋膜浅層を下へ圧排し，皮膚に少し埋没して存在することが多い。皮膚に開口部があれば診断は確実である。内部エコーはいろいろであるが，低いことが多い。後方エコーは増強することが多い。血流はない。

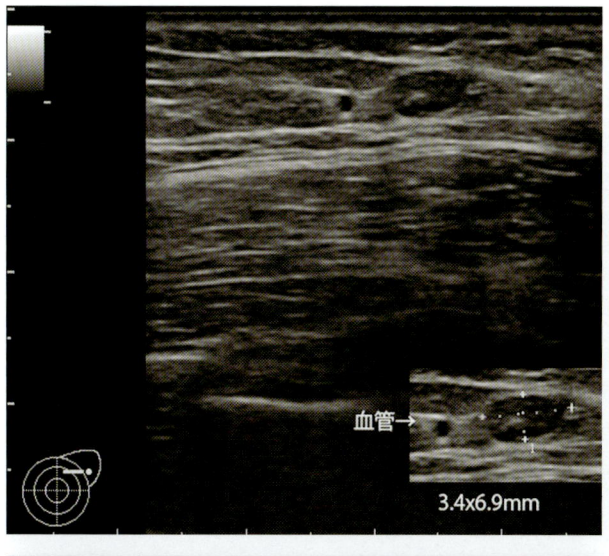

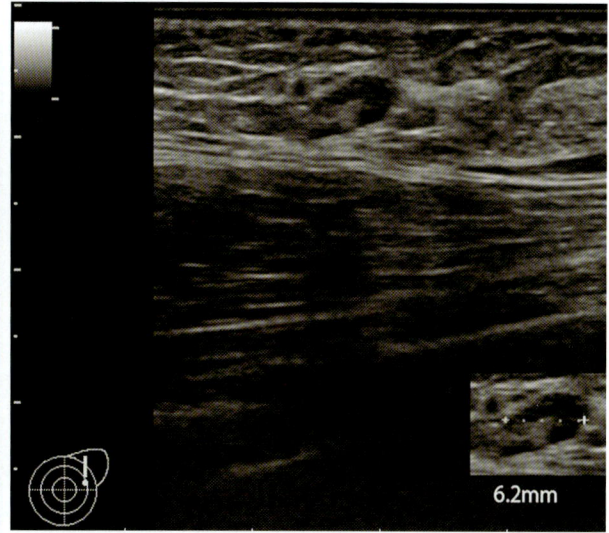

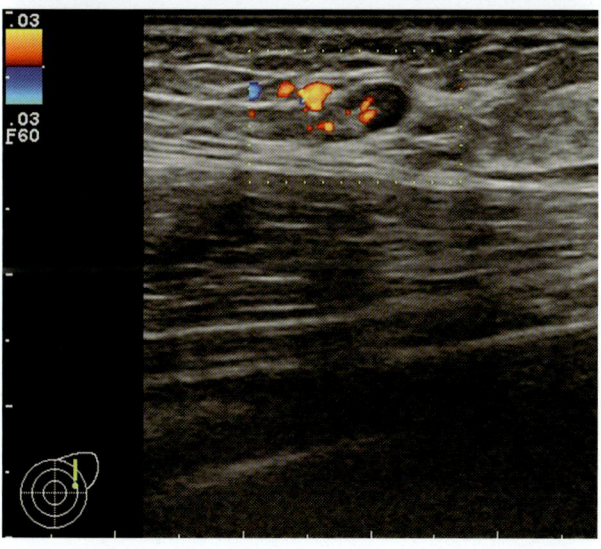

左乳房2時Pの血管の近傍に楕円形の境界明瞭な腫瘤がある。内部に高エコー部分があり，そこから低エコー部分に広がるような血流を認める。カテゴリー2。

図14　乳房内リンパ節（検診例）

L. 乳房内リンパ節 (intramammary lymph node)（図14）

乳房内のどの領域にも認め得るが外側に多い。血管の近くに認められることも多い。

超音波画像：楕円形の境界明瞭な腫瘤で内部に高エコー部分を有する（幅が狭い場合には線状に見える）。これはリンパ節門を表しており，リンパ節に特徴的な所見である。血流が見られることが多く，豊富なこともあるが，リンパ節門から広がるような走行をする。

M. 豊胸術後の変化（図15）

豊胸術には以下のようなものがある。美容目的の場合には両側に入れる。豊胸術による変化ということが明らかであれば良性所見で精密検査は不要であるので，すべてカテゴリー2となる。

①インプラント
・シリコンバッグ
・生理食塩水の入ったシリコンバッグ

②注入法
・シリコン注入：日本では禁止されている
・パラフィン注入：日本では禁止されている
・ヒアルロン酸注入
・脂肪注入

1 シリコンバッグ ➡図15a

シリコンバッグは大胸筋表面に挿入されるので，乳腺の異常を検出するのには支障はない。シリコンは音速が遅いために（約1,000 m/sec），厚みが実際よりも厚く見え（音速によるアーチファクト），バッグの底面が描出されることはほとんどない。

2 シリコン注入

日本では現在この方法は禁止されており，最近では

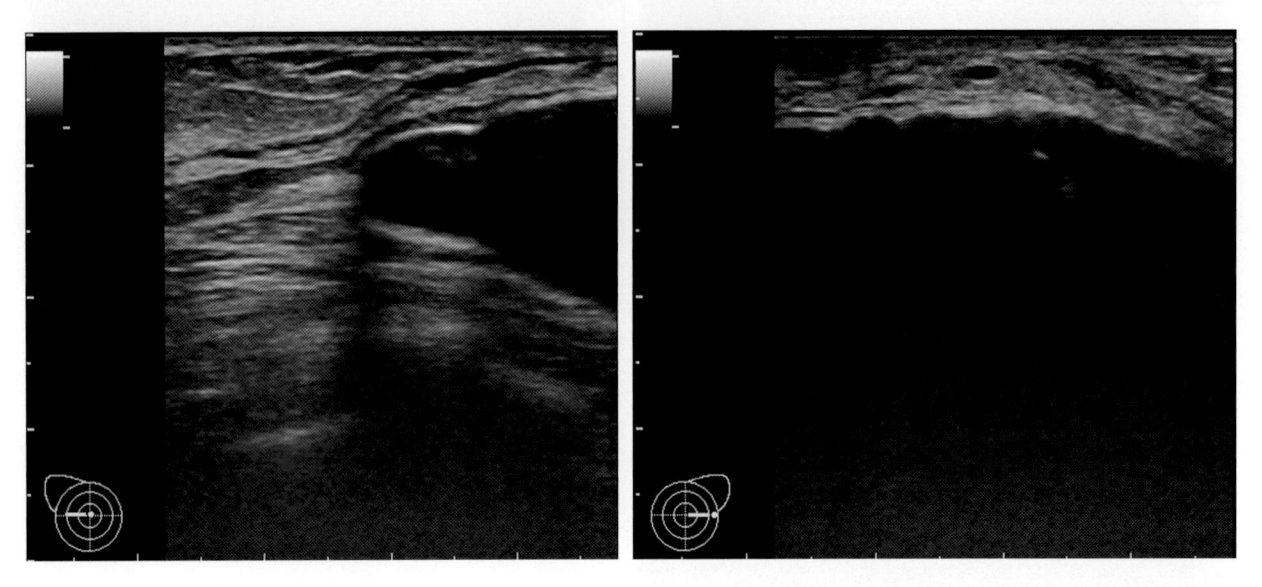

15a. シリコンバッグ挿入後
豊胸術のためのシリコンバッグ挿入後である。シリコンバッグは無エコーであるが，音速が遅いので，実際の厚みよりも厚く描出される。よって中央部ではシリコンバッグの後面が描出されることはほとんどない。シリコンバッグは大胸筋表面に挿入されるので，検査に支障はない。フォーカスを乳腺に合わせて検査することが必要である。シリコンバッグ挿入後はカテゴリー 2 とする。この症例では乳腺内に小さな囊胞がある。これもカテゴリー 2 である。

15b. ヒアルロン酸注入後
豊胸術のためのヒアルロン酸注入後である。ヒアルロン酸は無エコーで，シリコンとは異なり，音速のアーチファクトはない。囊胞と同様の所見である。この症例では乳腺の深部に入っている。この症例の液体貯留は比較的大きいが，もっと小さいことのほうが多い。カテゴリー 2。

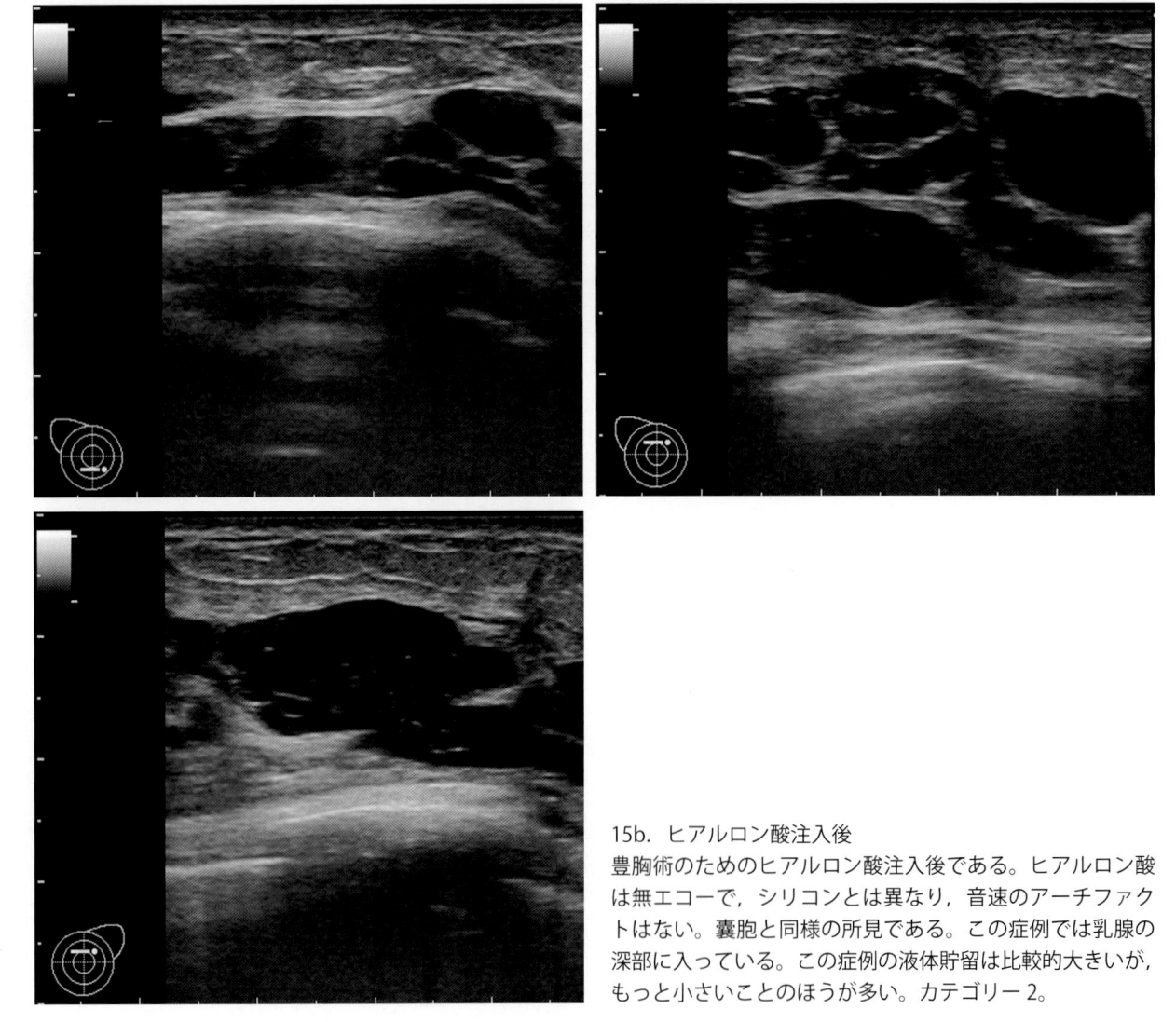

図 15　豊胸術後の変化

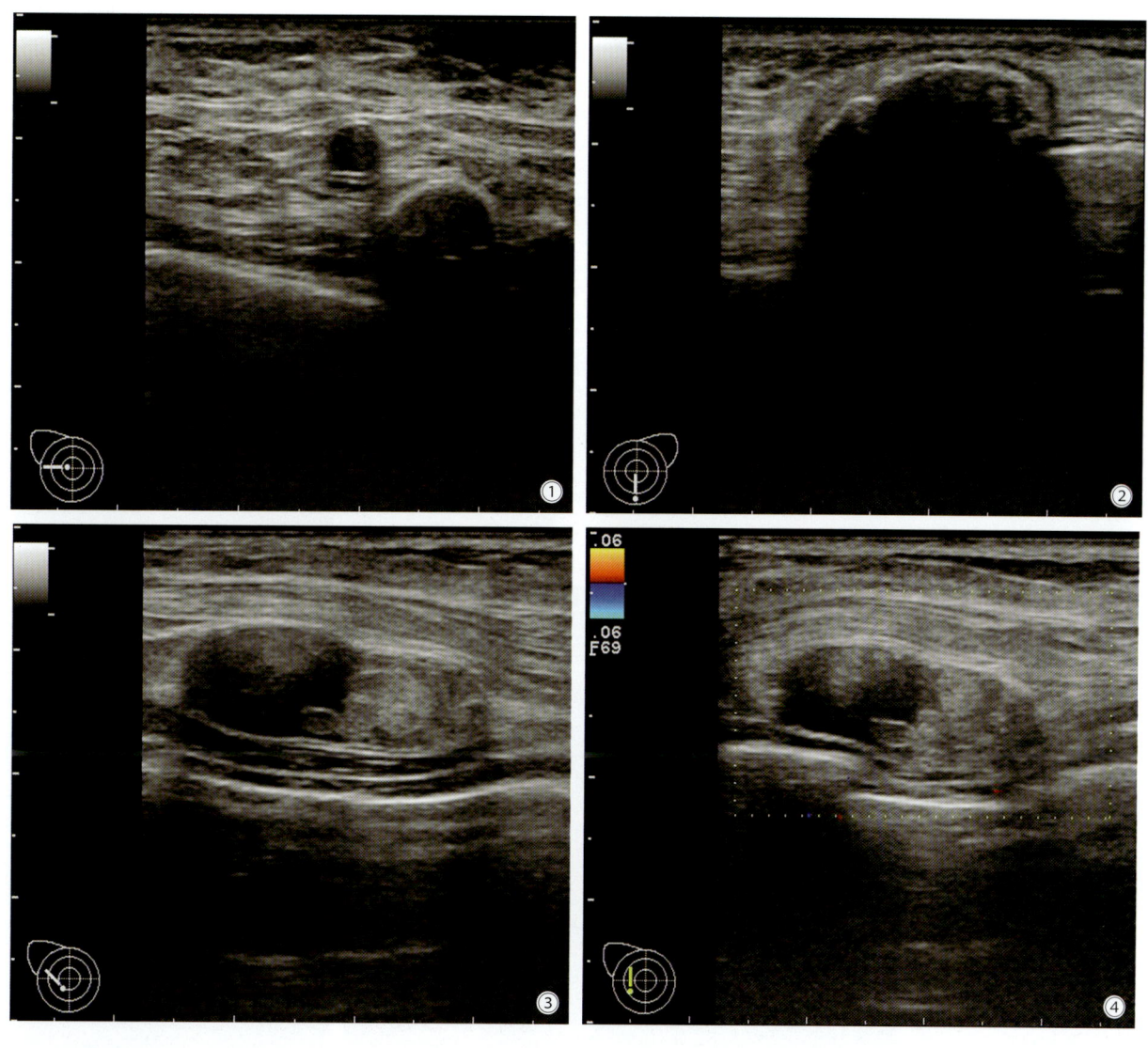

15c. 脂肪注入後
豊胸術のための脂肪注入後である。この症例では筋肉深部に注入されている。脂肪は液体（oil）となっていることが多く，基本は無エコーである（①）。②では石灰化している。③では囊胞内腫瘤状に見える。腫瘤状部分には血流はない（④）。この症例では既往と，部位（乳腺内ではない）から注入された脂肪であると判断できるのでカテゴリー2となるが，③のようなものが乳腺内に存在する場合には囊胞内腫瘍との鑑別は難しい。

図15　豊胸術後の変化（つづき）

ほとんど見なくなった。
超音波画像：シリコンバックは無エコーであるが，注入されたものは小さな滴となり，正常構造との音速の差から強い後方散乱をきたし，高エコーとなる（snowstorm pattern）[5]。深部減衰が強いのも特徴である。シリコンのみが塊となると無エコーに見える。腋窩リンパ節に運ばれたシリコンが同様の所見を呈することがある。

③ ヒアルロン酸注入　➡図15b

ヒアルロン酸を注射器で注入するものである。ヒアルロン酸の音速は水とほぼ同じで，音速アーチファクトはない（囊胞に見える）。注入のため皮膚に傷はなく，また本人はヒアルロン酸注入を言わないこともある。
超音波画像：無エコーの液体が両側に多数，いろいろな部位（皮下脂肪織内・乳腺内・乳腺後隙，大胸筋内）に認められる。

④ 脂肪注入　➡図15c

自分の脂肪をどろどろの液状にして注射器で注入するものである。囊胞や濃縮囊胞の所見を呈することが多いが，液体に見える部分と充実性に見える部分が混在し，囊胞内腫瘤状に見えることもある。この場合，腫瘤に見える部分に血流はない。注入された脂肪の周

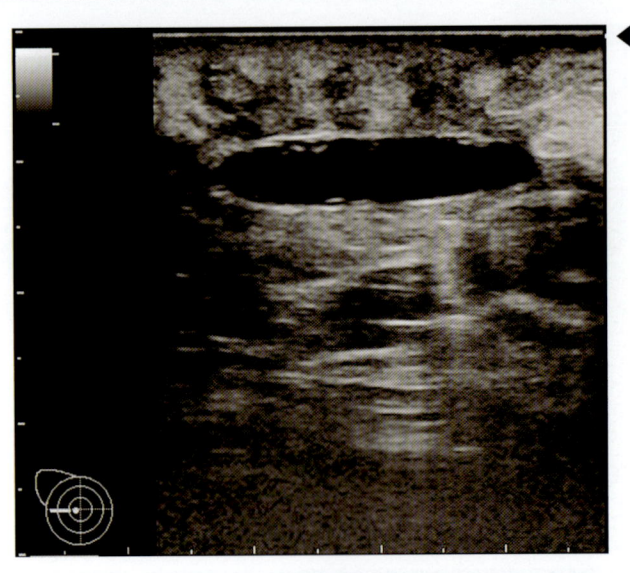

◀16a. 乳房温存療法後6カ月
手術創部には液体貯留がある。皮膚の肥厚もみられる。

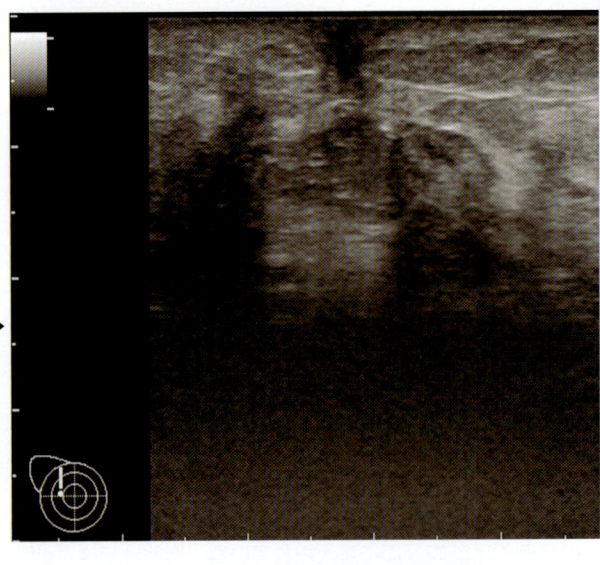

16b. 乳房温存療法後2年▶
超音波では乳腺と脂肪の構造が通常とはやや異なるが，腫瘤状の部分や疑わしい部分はない。マンモグラフィでは乳腺構築の乱れがある（矢印）。

図16　乳房温存療法後の変化

囲には被膜形成や石灰化が起こることもある。このように両側乳房内（皮下脂肪織内，乳腺内，乳腺後隙，筋肉表面，筋肉内）にさまざまな腫瘤が多発する。真の乳腺腫瘤との区別が難しいことがある。

N. 乳房温存療法後の変化（図16）

　最近では乳房温存療法後の受診者が増えてきた。乳房温存療法では乳房温存手術（部分切除，扇状切除など）とリンパ節に対する手術（センチネルリンパ節生検のみやリンパ節郭清）に乳房への放射線照射が行われることが一般的である。術後かなり経過し，治療が終了した場合などが多いが，治療中でも人間ドックの1項目として乳がん検診を受診する場合がある。我々の施設では検診で乳癌を検出され，治療を受けた患者さんが比較的早期に検診に戻ってくることもあり，術後の変化を知っておく必要がある。術後の変化はさまざまである。代表的な変化を述べる。

※図16a，b，cはそれぞれ別の症例である。

1. 術後早期には手術痕部に液体貯留が見られることがある。これは漿液腫と呼ばれ，やがて消失する。手術の侵襲や，リンパ節の切除，あるいは放射線照射に伴う皮膚の肥厚や皮下脂肪織のエコーレベルの上昇を伴うことも多い（図16a）。

2. 術後しばらくすると，治療による変化は軽減し，手術瘢痕部では皮下脂肪織が高エコーになったり，皮膚の瘢痕部から減衰が生じるなどの乳腺構築の乱れがあるが，腫瘤性部分はなく，あまり紛

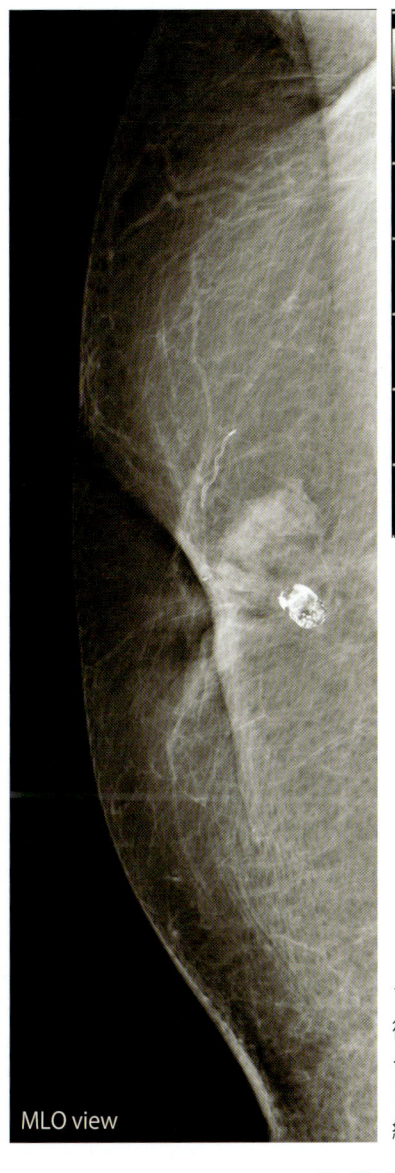

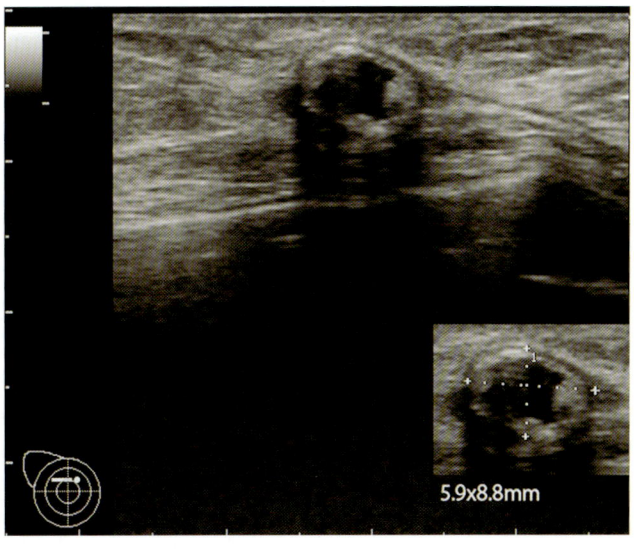

16c. 乳房温存療法後 14 年
術創部には壁の厚い嚢胞のような腫瘤が見られる。これはマンモグラムで見ると石灰化している。脂肪壊死に伴う変化と考えられ，治療直後からあったものと考えられる。むしろだんだん縮小していくことが多い。

図 16 乳房温存療法後の変化（つづき）

らわしくはない（図 16b）。
3. ときに瘢痕部に脂肪壊死に伴うと考えられる組織が被包化されて残存することがある。壁に石灰化を伴うことが多い（図 16c）。

文献
1) WHO Classification of Tumours of the Breast. International Agency for Research on Cancer, Lyon, 2012.
2) 日本乳癌学会編：臨床・病理乳癌取扱い規約（第 17 版）．金原出版，2012.
3) 日本乳腺甲状腺超音波診断会議編：乳房超音波診断ガイドライン（改訂第 2 版）．南江堂，2008
4) 青木淑子ら：乳房内に発生した血管脂肪腫の超音波像．超音波医学 40(6)：583-584．2013.
5) Scaranelo AM ら：Sonographic and mammographic findings of breast liquid silicone injection. J Clin Ultrasound 34(6)：273-277, 2006.

参考図書
日本乳腺甲状腺超音波医学会編：乳房超音波診断ガイドライン（改訂第 3 版）．p104-105．南江堂，2014.

5章

超音波で乳がんをみつける

🅓🅥🅓 スクリーニング症例1〜18

- 乳房超音波検診の第一歩は乳房全体をスキャンし，動いている画像から病変あるいは病変の可能性のある部分をピックアップすることです。「何かあるかも」と気づき，スキャンの手を止めることが重要です。その後はその部分を念入りにスキャンすることにより，真の病変かどうか，また病変であれば精密検査が必要かどうかを判断することができます。気づかなければ病変は見落とされてしまいますので，これがリアルタイム超音波検査の欠点とされています。しかし慣れることによって病変のピックアップは比較的簡単にできるようになります。ここではスクリーニングの（病変部で止まらない）画像から病変をピックアップしてください。
- ここでの症例は検診例ではなく，病変があると分かっている臨床例です。しかし，もともとは検診で検出された症例もあります。比較的小さな病変に対して，スクリーニングに模して，動画を記録したものです。装置は日立アロカ社製のPreirusを使用しています。

■ DVD「5章　超音波で乳がんをみつける」の使い方

1. まずはスクリーニングとして，DVDに収録されたBモード動画を観察し，動画の中にカテゴリー3以上の病変があれば「有」，なければ「無」とします。動画は病変部で止まらないので，細かなカテゴリー判定までは不要です。フリーズせずに，動画で判断してください。解答には次頁の解答表を用いてもよいです。
2. 動画での観察が終了したらp.64からの解答を見て答え合わせをし，解答用の動画を見てください。スクリーニングと同じ動画の病変部に矢印がついています。カラードプラやエラストグラフィの動画のあるものは参照してください。

●解答表

症例番号	カテゴリー3以上の病変の有無	メ　モ
スクリーニング症例 1	有　・　無	
スクリーニング症例 2	有　・　無	
スクリーニング症例 3	有　・　無	
スクリーニング症例 4	有　・　無	
スクリーニング症例 5	有　・　無	
スクリーニング症例 6	有　・　無	
スクリーニング症例 7	有　・　無	
スクリーニング症例 8	有　・　無	
スクリーニング症例 9	有　・　無	
スクリーニング症例 10	有　・　無	
スクリーニング症例 11	有　・　無	
スクリーニング症例 12	有　・　無	
スクリーニング症例 13	有　・　無	
スクリーニング症例 14	有　・　無	
スクリーニング症例 15	有　・　無	
スクリーニング症例 16	有　・　無	
スクリーニング症例 17	有　・　無	
スクリーニング症例 18	有　・　無	

スクリーニング症例 1

カテゴリー 3 以上の病変　　**有**　無

病変部超音波像

B モード

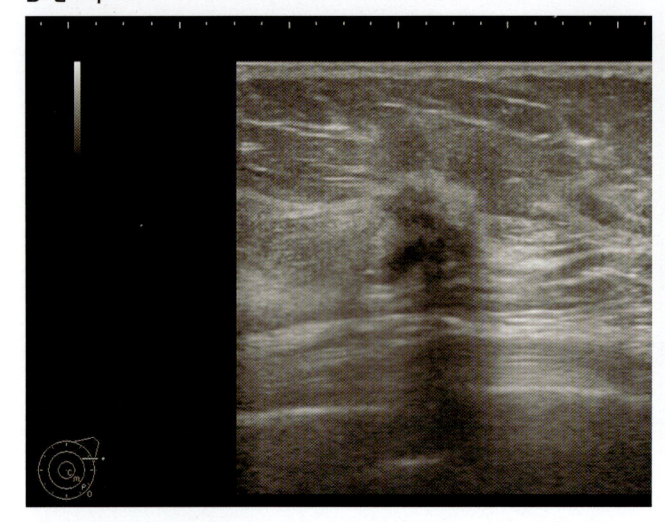

B モード

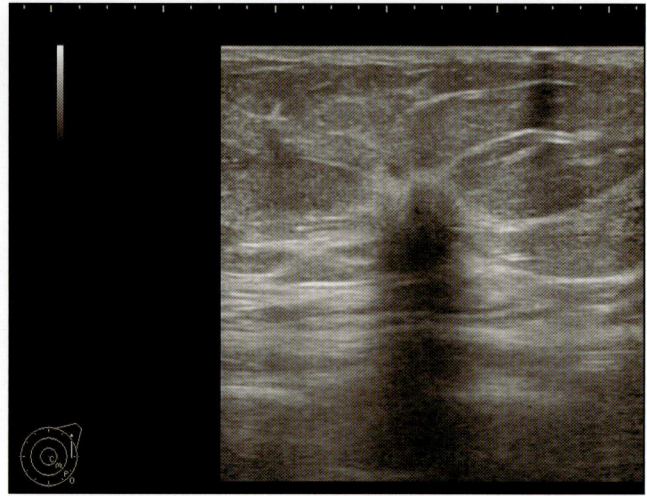

B モード

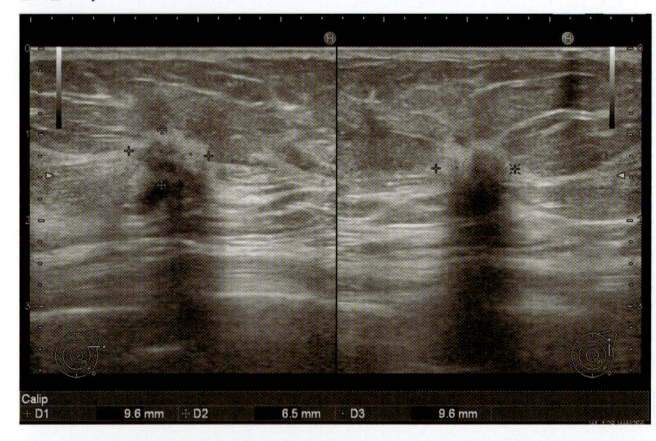

カラードプラ

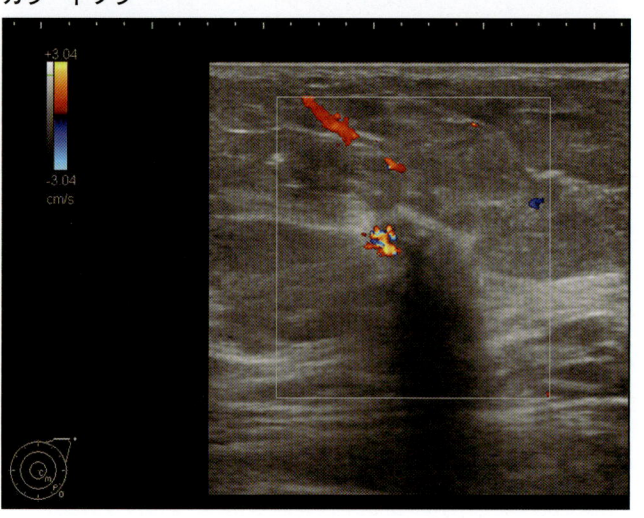

エラストグラフィ

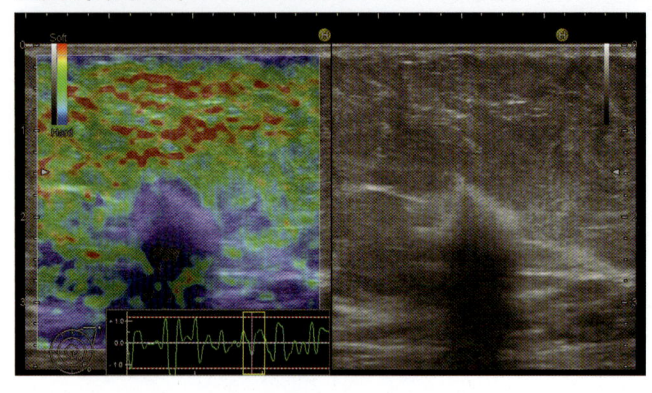

最終診断　　浸潤性乳癌 NST（硬癌）

検出のコツ　70歳代前半。クーパー靭帯をはじめとする組織が収束するような変化があり，その中心に halo に囲まれたごく低エコーの腫瘤があり，後方エコーの減弱を伴う。比較的容易な例である。

難易度　　　易

スクリーニング症例 2

カテゴリー 3 以上の病変　有／無

病変部超音波像　病変なし

最終診断　異常なし

検出のコツ　20 歳代後半。豹紋状の強い乳腺であるが，腫瘤・構築の乱れ等はない。年齢を考えると異常なし，カテゴリー 1。

ワンポイント　トゥインクリングアーチファクト（Twinkling artifact）

　嚢胞壁にある点状の高エコーにカラードプラを施行するとモザイク状のカラーを認めることがあります。これはトゥインクリングアーチファクト（Twinkling artifact）であって，真の血流ではありません。小さい割にモザイク状の強いカラーが見られるのが特徴で，真の血流との区別には FFT 解析（血流波形を見る）を行うと確実です[*]。

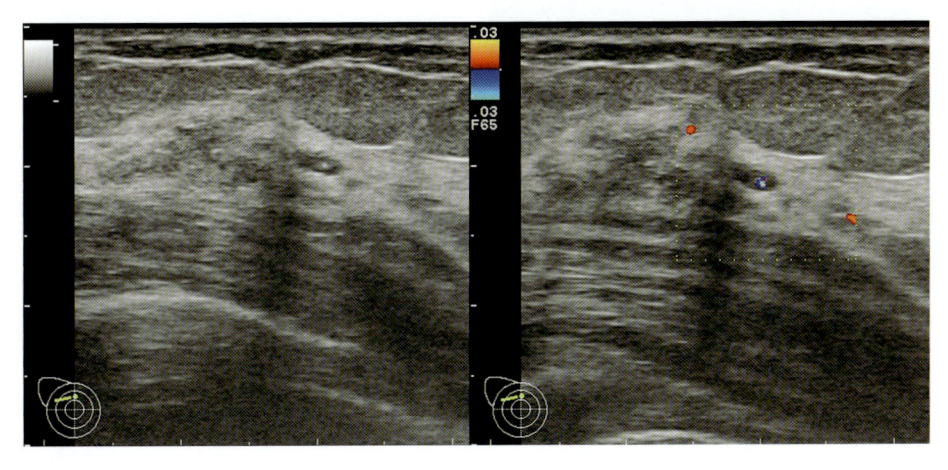

嚢胞壁に認められる高エコー部分にはモザイク状のカラーが見られる。これはアーチファクトである。アーチファクトであることを確認するには FFT 解析で血流波形をみると，血流の波形は得られず，真の血流ではないことがわかる。

[*]**文献**　東野英利子ら：Twinkling artifact を認めた乳腺病変の 2 例．乳腺甲状腺超音波医学 2（1）：14-16, 2013

スクリーニング症例 3

カテゴリー 3 以上の病変　**有**　無

病変部超音波像

Bモード

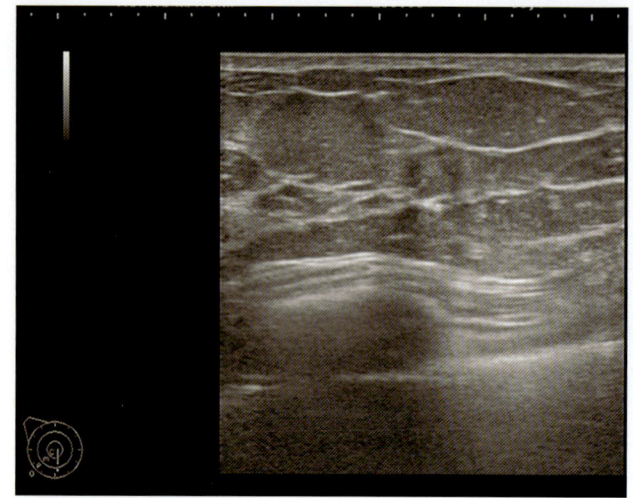

Bモード

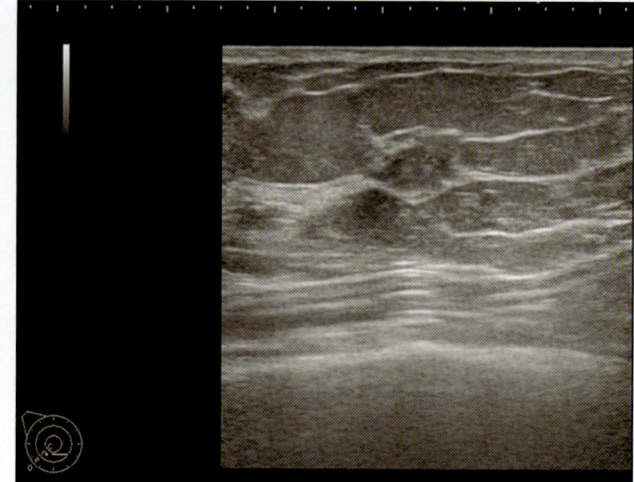

Bモード

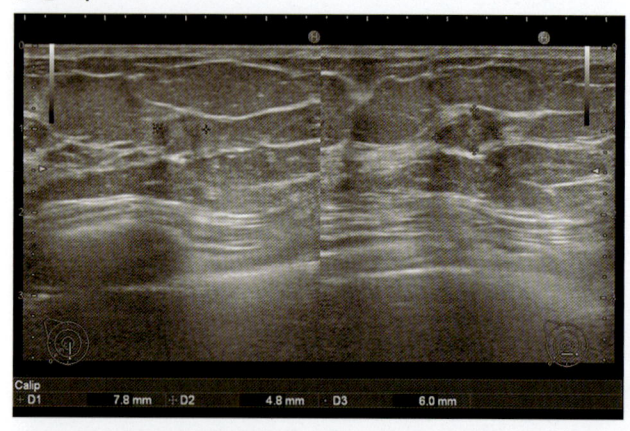

カラードプラ

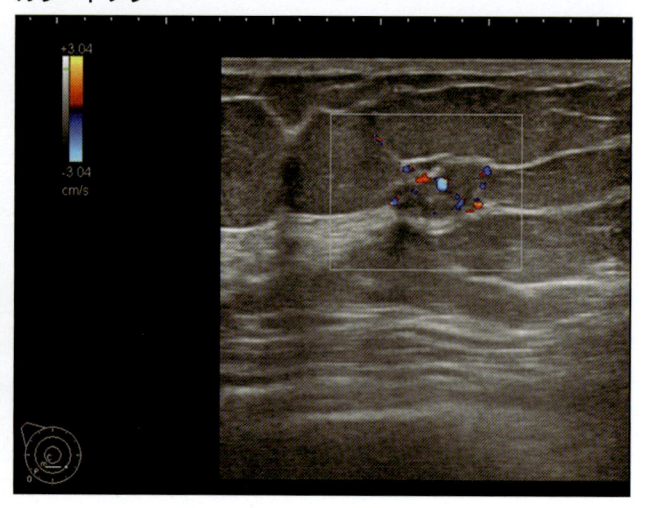

エラストグラフィ

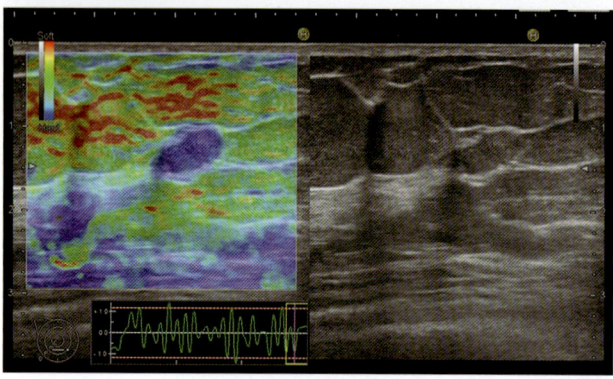

最終診断　粘液癌

検出のコツ　50歳代後半。この症例では腫瘤のエコーレベルが脂肪と非常に近いためにかなり検出が難しい。外に凸な辺縁に気づき，存在さえ疑って，エラストグラフィを施行すれば腫瘤の存在は明らかとなる。

難易度　難

スクリーニング症例 4

カテゴリー 3 以上の病変　有／無

病変部超音波像

B モード

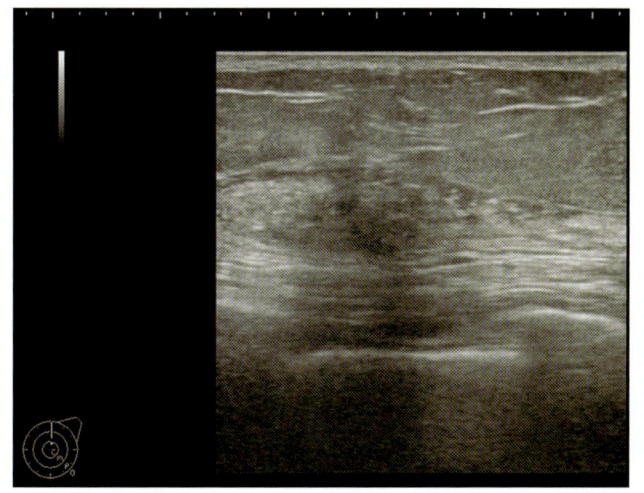

B モード

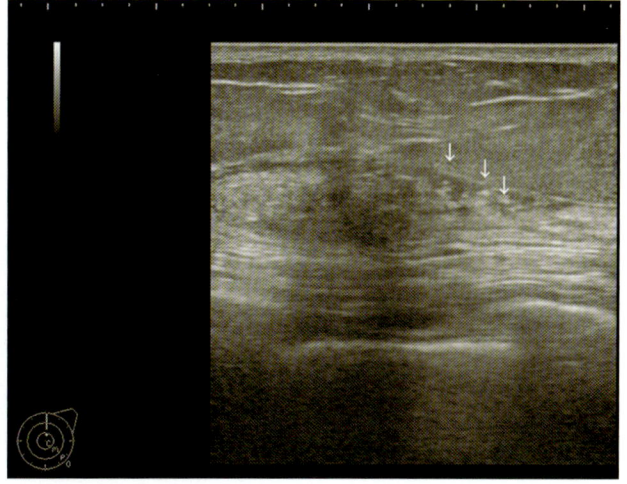

低エコー乳腺内に石灰化を疑う点状高エコーがある（矢印）。

エラストグラフィ

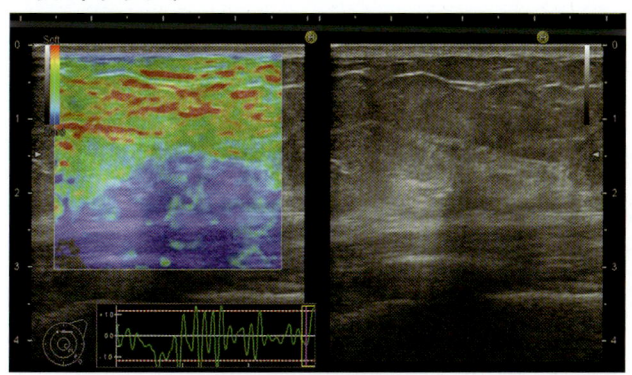

病変部の乳腺は硬い。

エラストグラフィ

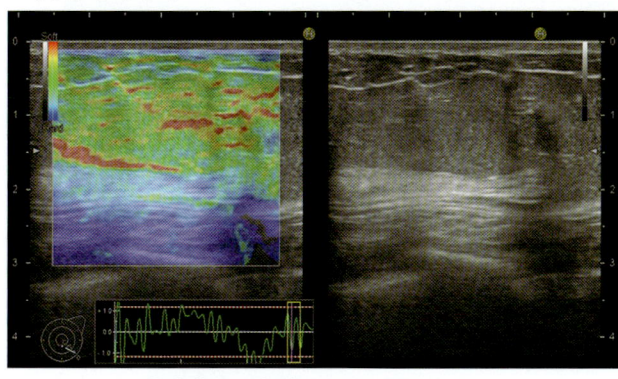

非病変部の乳腺はあまり硬くない。

マンモグラフィ

左 MLO

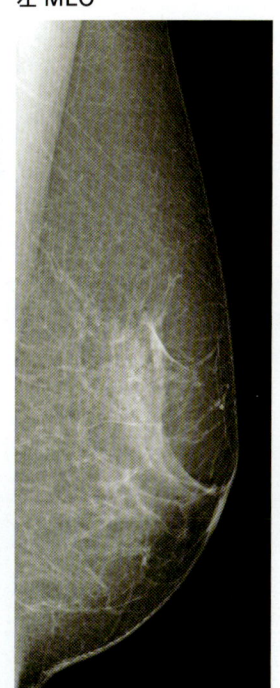

左 MLO 拡大

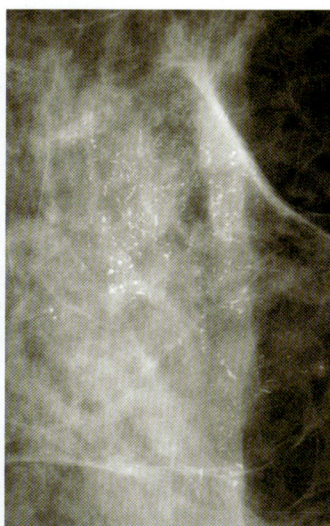

上部に微細線状・分枝状の石灰化を認める。カテゴリー 5。

最終診断　微小浸潤癌

検出のコツ　50 歳代後半。乳腺が少し肥厚し，内部に点状高エコーがある。ただしこの病変は通常のスクリーニングでは検出する必要はない。マンモグラフィを見て，石灰化が超音波でも確認できれば十分である。最終的には微小浸潤であったがほとんどが high grade な非浸潤性乳管癌（DCIS）であり，画像的には DCIS と考えてよい。

難易度　難

スクリーニング症例 5

カテゴリー 3 以上の病変　　有／無

病変部超音波像　病変なし

最終診断　異常なし

検出のコツ　50歳代後半。厚い乳房で，やや豹紋状の乳腺と脂肪が混在し，難しい乳房であるが，異常はみられない。カテゴリー 1。

ワンポイント　Bモード画像の判定はBモード画像で行い，カラードプラやエラストグラフィの画像で行ってはいけない

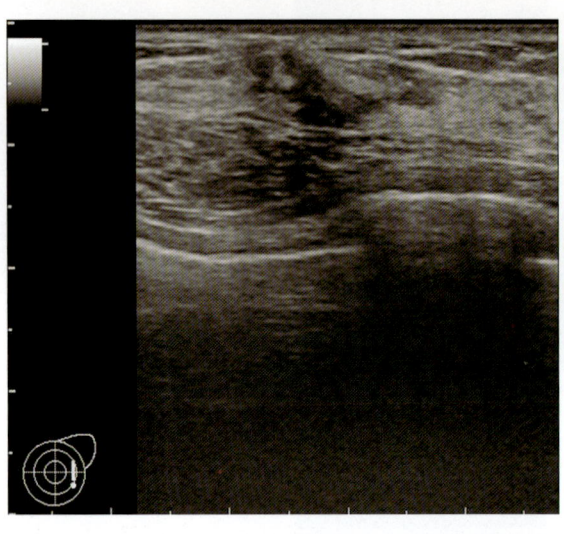

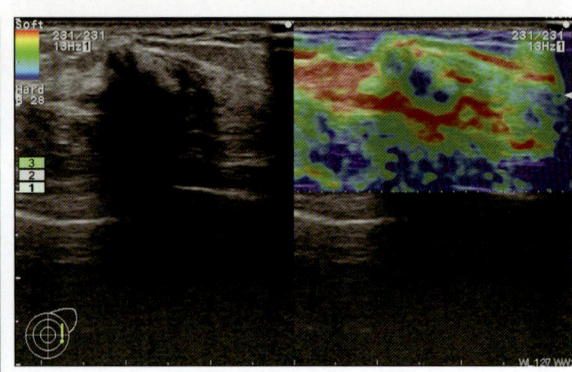

　左3時の低エコー域に対して，エラストグラフィが施行されました。よいBモード画像を得るには，ある程度しっかり探触子をあてる必要がありますが，エラストグラフィ，カラードプラではフェザータッチにすることが大切です。そこでエラストグラフィ画像の左側の参照用Bモード画像のように，病変によっては深部減衰が強くなり，悪性のように見える場合があります。しかし，この画像はあくまで病変部のエラストグラフィ所見を判定するための参照画像ですので，この画像に惑わされてはいけません。この症例はBモード画像，エラストグラフィ画像（あまり硬くない），カラードプラ所見（血流なし）からカテゴリー2と判定されました。

スクリーニング症例6

カテゴリー3以上の病変　有／無

病変部超音波像

Bモード

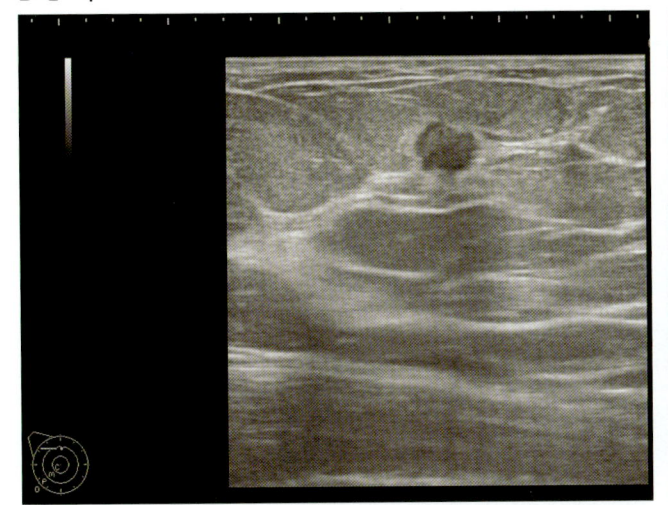

Bモード

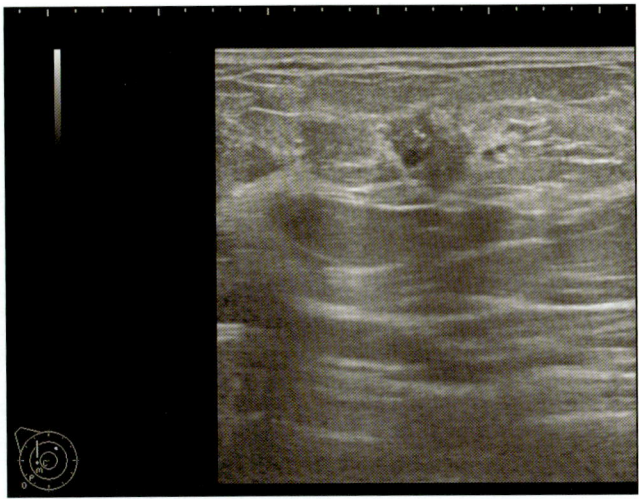

Bモード

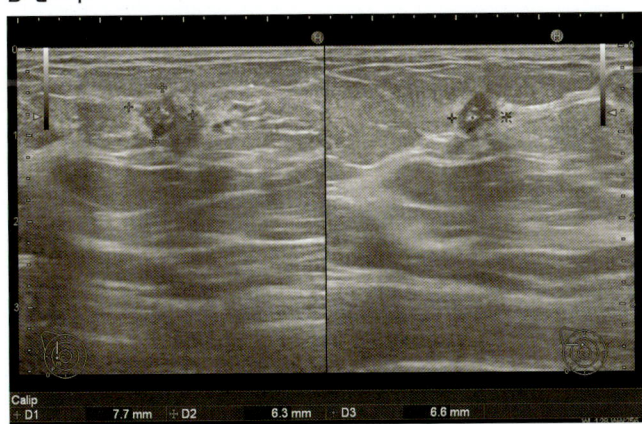

7.7×6.3×6.6 mmの低エコー腫瘤，内部に点状高エコーがある。

カラードプラ

エラストグラフィ

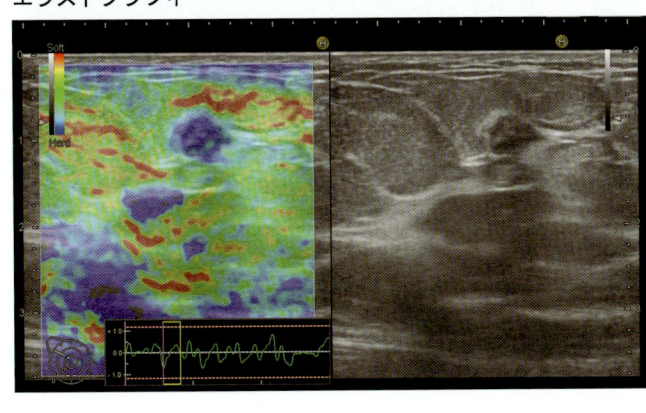

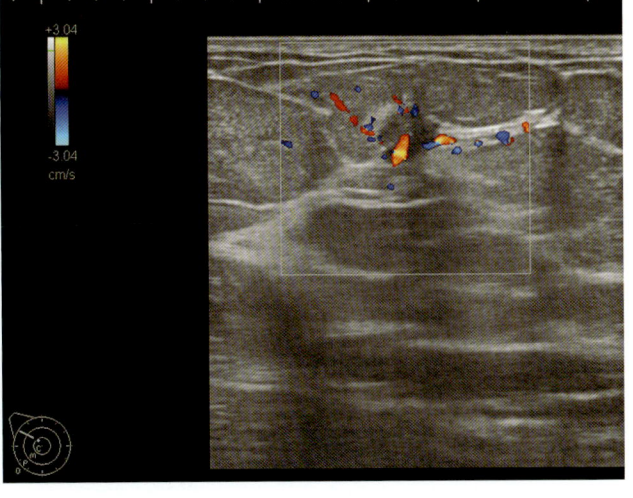

最終診断　浸潤性乳癌 NST（硬癌）

検出のコツ　50歳代後半。検診のマンモグラフィで異常を指摘された。右乳房上外側の乳腺内に，7.7×6.3×6.6 mmの低エコー腫瘤があり，内部に点状高エコーがある。検出は容易である。縦横比は大きく，境界は明瞭粗ぞう。周囲に乳管内病巣を疑う管状構造を認める。腫瘤は小さいが血流が明らかに認められる。エラストグラフィはスコア4。

難易度　易

スクリーニング症例7

カテゴリー3以上の病変　　有　無

病変部超音波像

Bモード

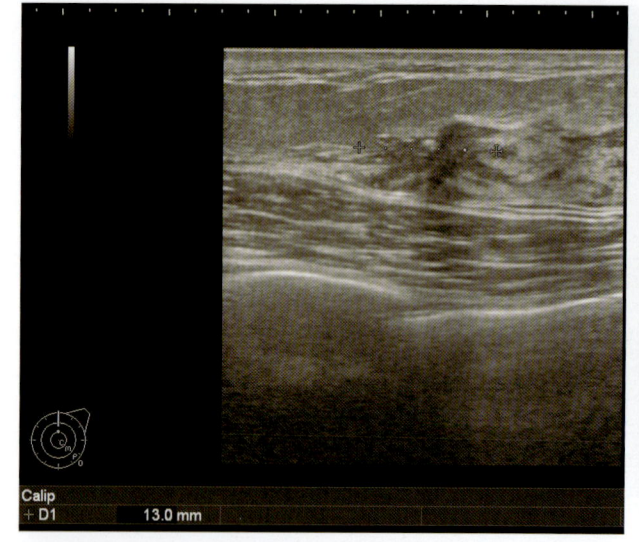

Bモード

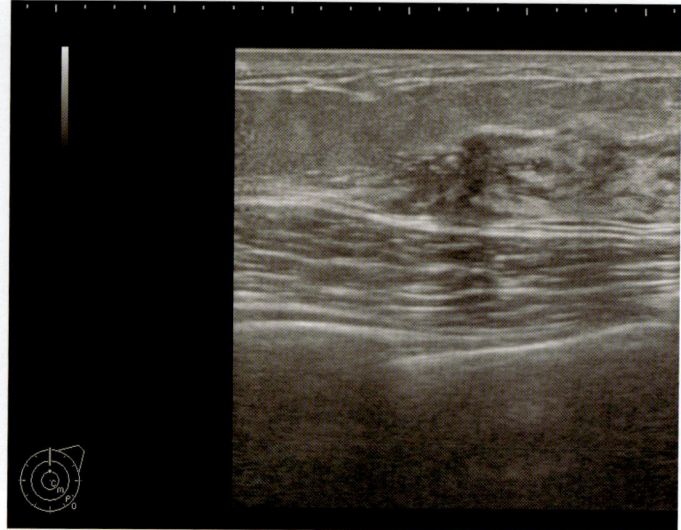

エラストグラフィ

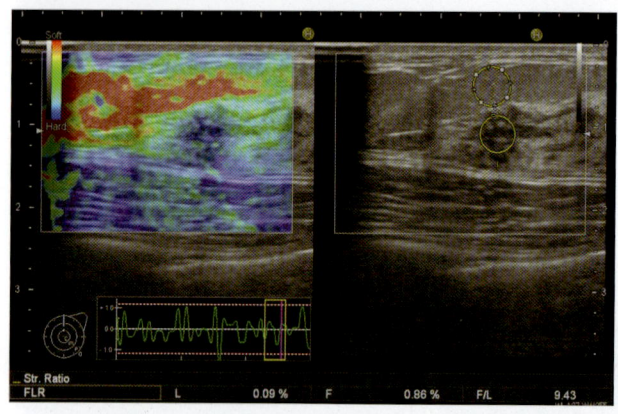

カラードプラ

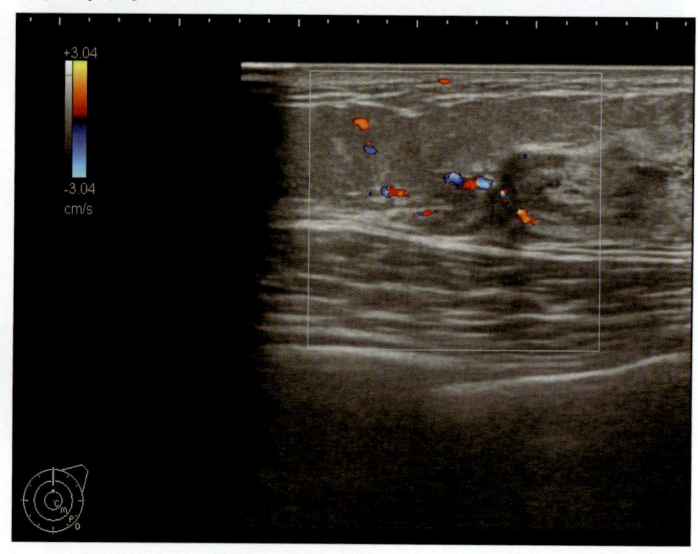

最終診断	非浸潤性乳管癌主体の浸潤性乳癌（硬癌）
検出のコツ	40歳代前半。検診のマンモグラフィで異常を指摘された。左乳房上部に長径13mmのヒトデ型の低エコー域がある。動画では組織が集まってくるような状態が見える。ただしスクリーニング超音波での検出はかなり難しい。内部に点状高エコーがある。血流豊富。低エコー域なのでエラストグラフィではスコア評価は難しいがスコア4相当。
難易度	難

スクリーニング症例 8

カテゴリー 3 以上の病変　**有**　無

病変部超音波像

B モード

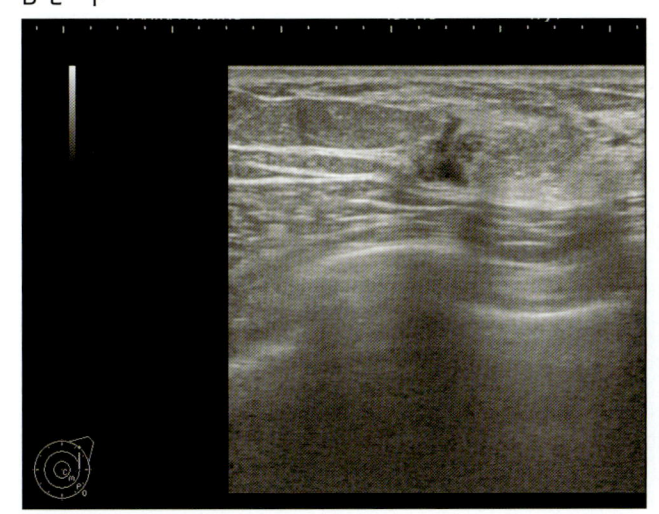

B モード

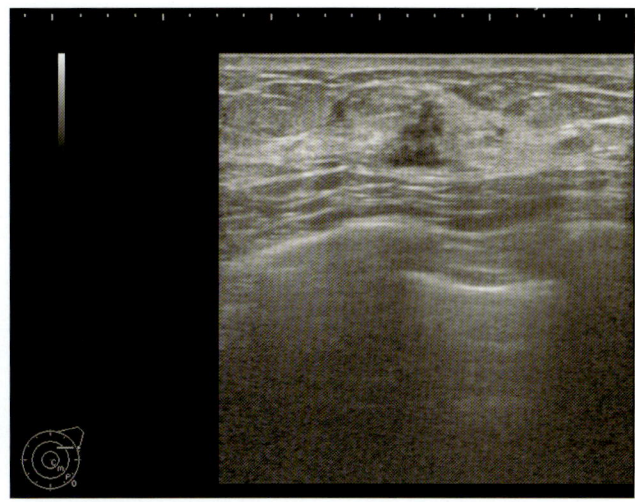

B モード

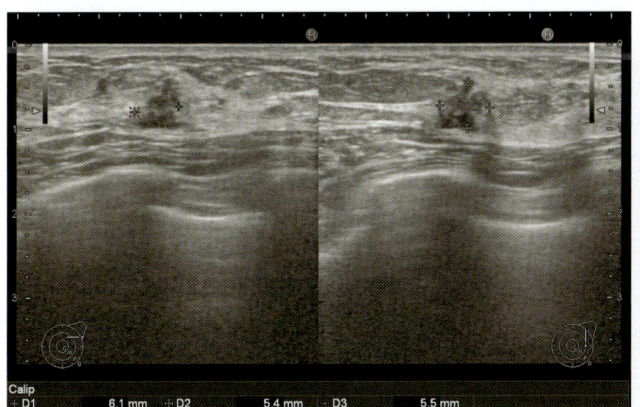

カラードプラ

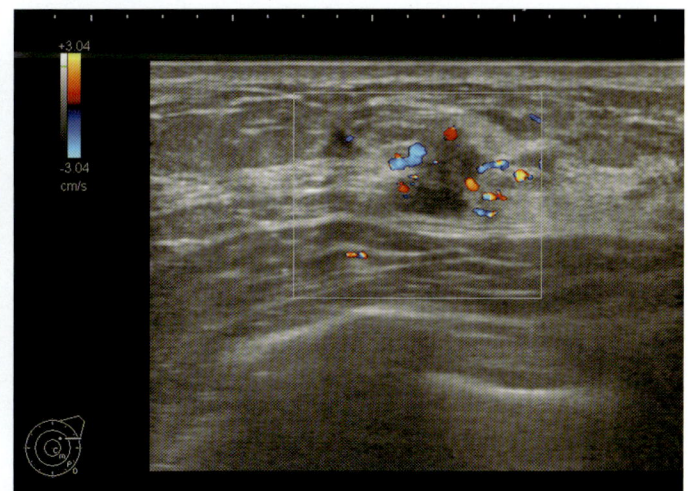

エラストグラフィ

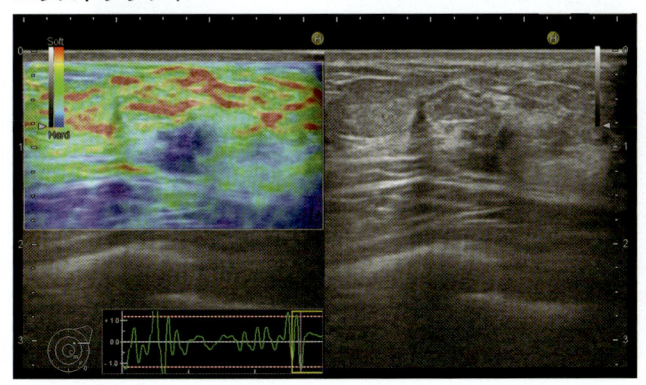

最終診断　非浸潤性乳管癌主体の浸潤性乳癌（乳頭腺管癌）

検出のコツ　40 歳代後半。検診超音波検出。背景乳腺は豹紋状で，小囊胞を含む。病変は脂肪よりややエコーレベルが低く，乳腺内に存在し，縦横比が大きく，不整形である。血流は豊富，エラストグラフィではスコア 4 相当。

難易度　中

スクリーニング症例 9

カテゴリー3以上の病変　**有**　無

病変部超音波像

B モード　　　　　　　　　B モード

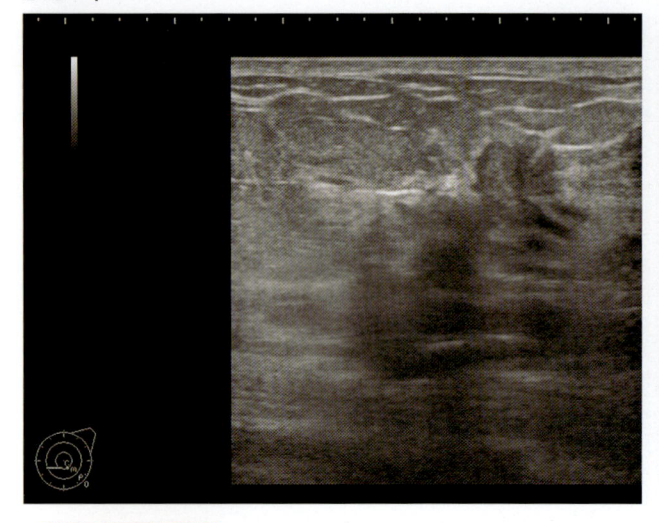

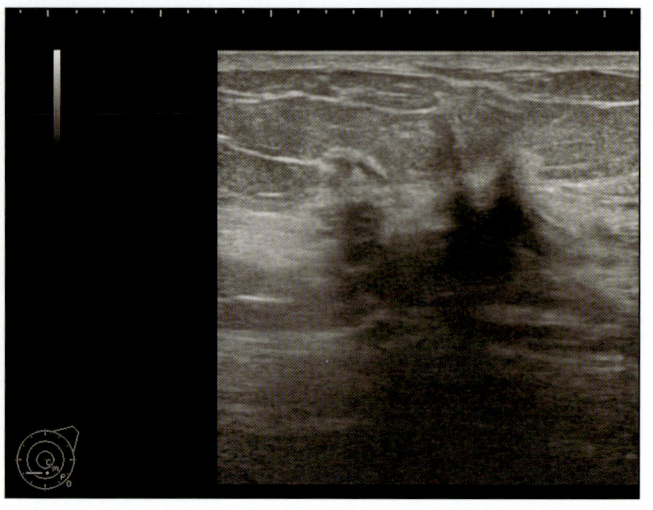

マンモグラフィ

MLO　　　　　　　　　CC

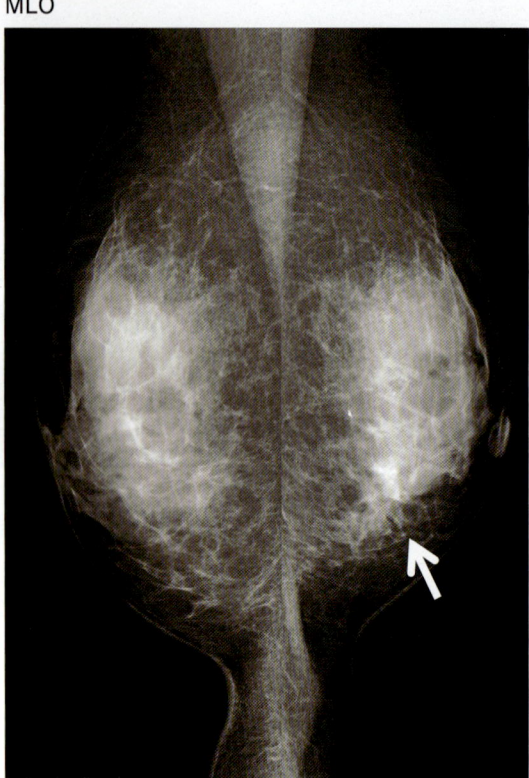

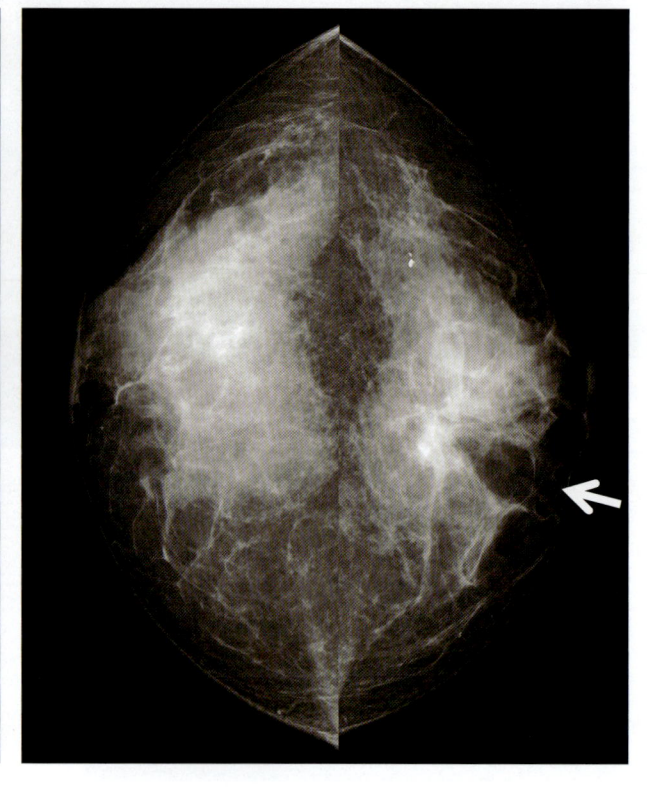

最終診断　　浸潤性乳癌（針生検のみ，治療は他院）

検出のコツ　　60歳代前半。乳頭近傍の比較的大きな不整形腫瘤である。エコーレベルが脂肪に近いのでやや難しいが，決して見落としてはいけない病変である。クーパー靱帯が肥厚し，内部に腫瘤と同じ低エコー部分が入り込んでいることにも気づいてほしい。マンモグラムでも左乳房下内側に不整形の腫瘤がある。MLOではやや濃度の高いところとしてみられるが，CCでは乳腺表面の牽引が強い（矢印）。

難易度　　易

スクリーニング症例10

カテゴリー3以上の病変　　有／無

病変部超音波像

Bモード

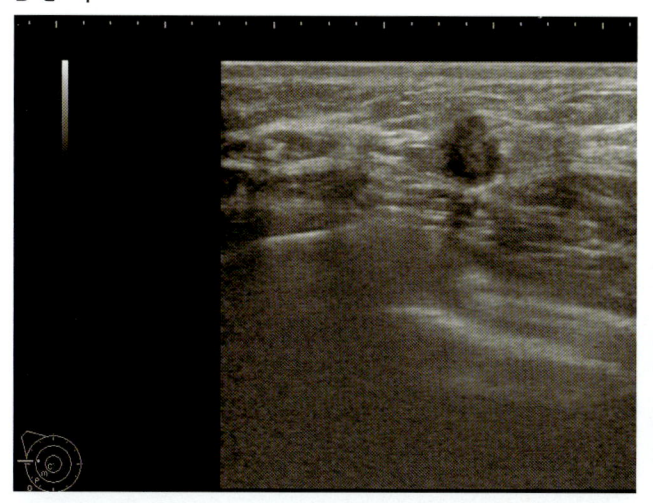

Bモード

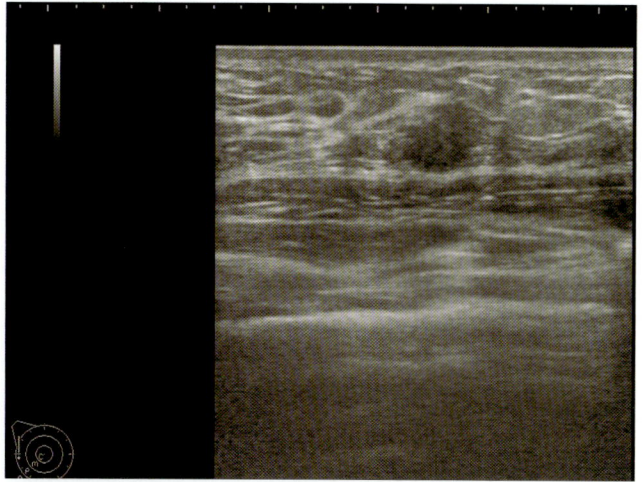

エラストグラフィ

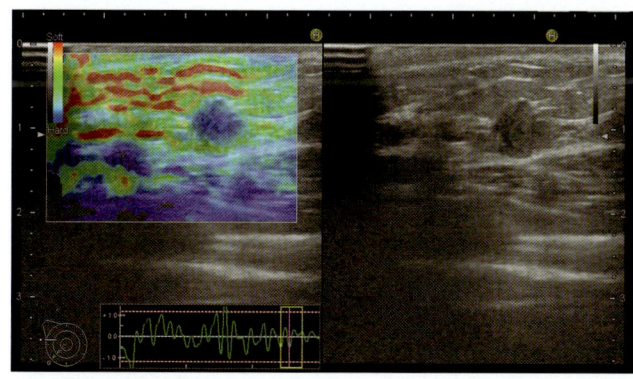

カラードプラ

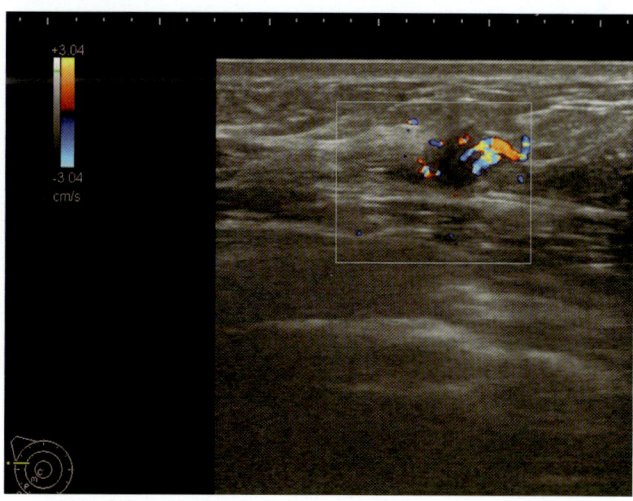

Bモード

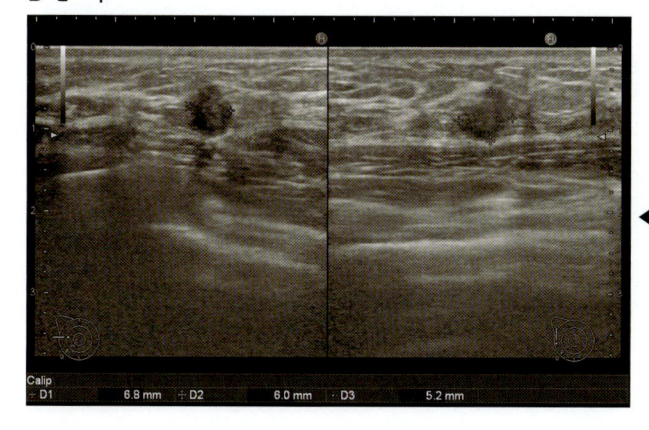

Bモード（6カ月前）

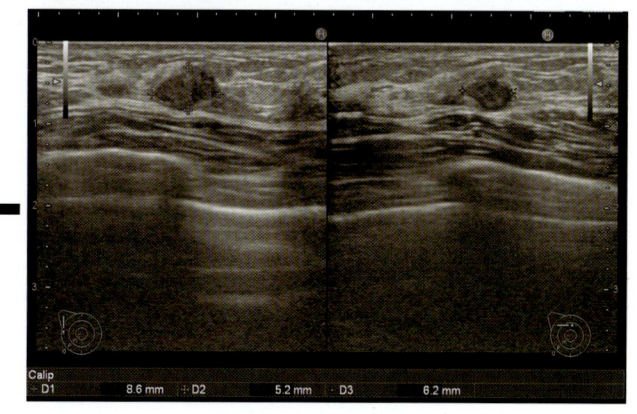

最終診断　浸潤性乳癌（針生検のみ，治療は他院）

検出のコツ　40歳代前半。乳房のかなり辺縁に存在するが，縦横比の大きな腫瘤の存在は認識できる。6カ月前初診で，細胞診良性で経過観察した。今回計測値はあまり変化ないが縦横比が少し大きくなり，印象が変わった。血流豊富，エラストグラフィはスコア4。針生検を行い，浸潤性乳癌であった。手術は他院にて行われた。

難易度　中

5章　超音波で乳がんをみつける

スクリーニング症例11

カテゴリー3以上の病変　有／無

病変部超音波像

Bモード

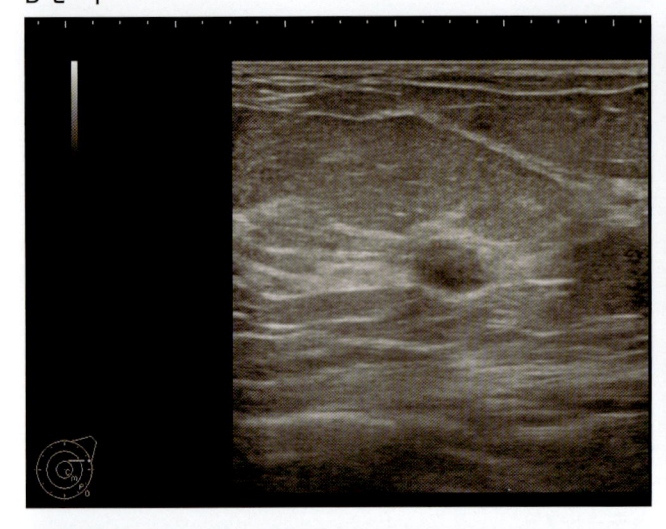

Bモード

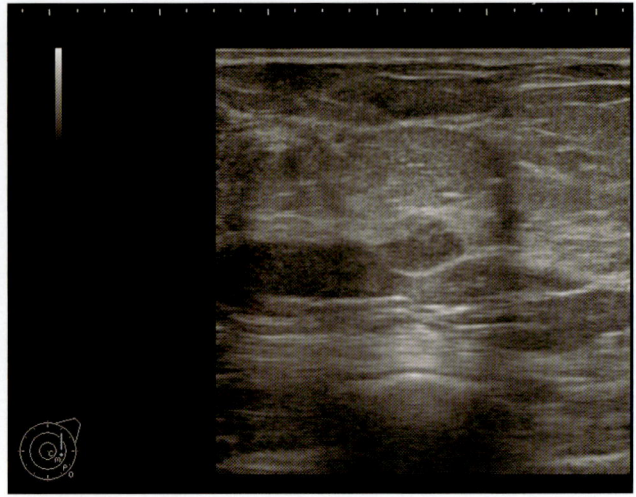

Bモード

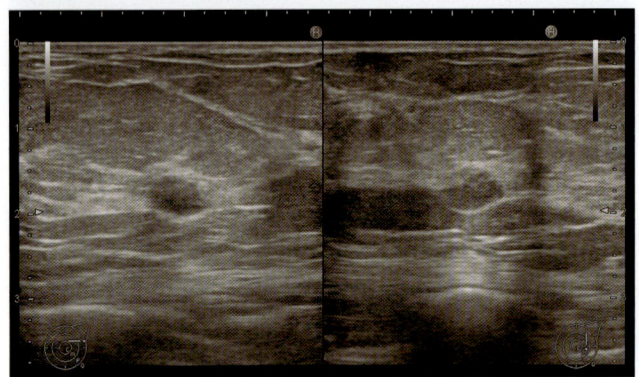

マンモグラフィ
左MLO

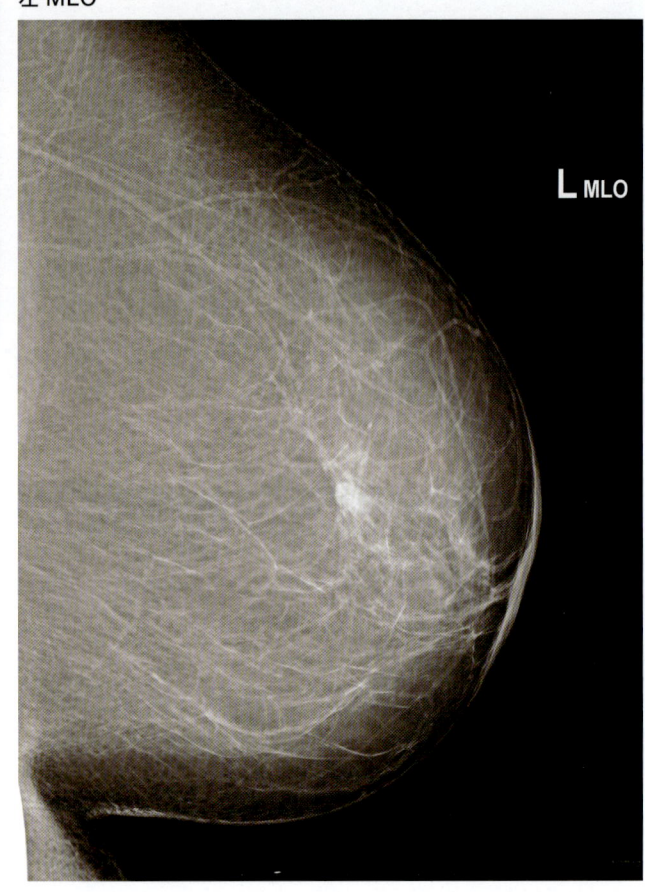

最終診断　粘液癌

検出のコツ　60歳代前半。検診マンモグラフィで検出された病変であり，超音波検診ではやや challenging な病変である。比較的大きな脂肪性乳房内にあるが，脂肪よりはやや低エコーであり，是非気づいてほしい。エラストグラフィは病変が深いためにやや難しいが，硬い病変であることは分かる。

難易度　難

スクリーニング症例12

カテゴリー3以上の病変　有　**無**

病変部超音波像　病変なし

Bモード

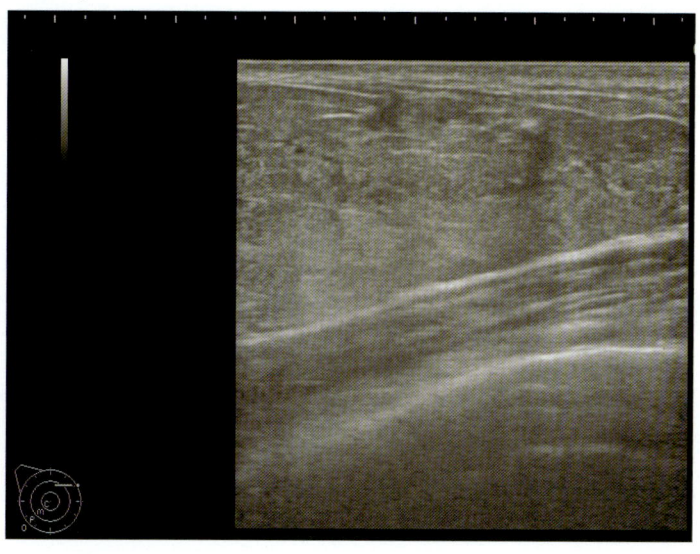

最終診断　異常なし（授乳期乳房）

検出のコツ　30歳代後半。授乳期乳房で異常はない。カテゴリー1。

スクリーニング症例 13

カテゴリー 3 以上の病変　**有**　無

病変部超音波像

Bモード

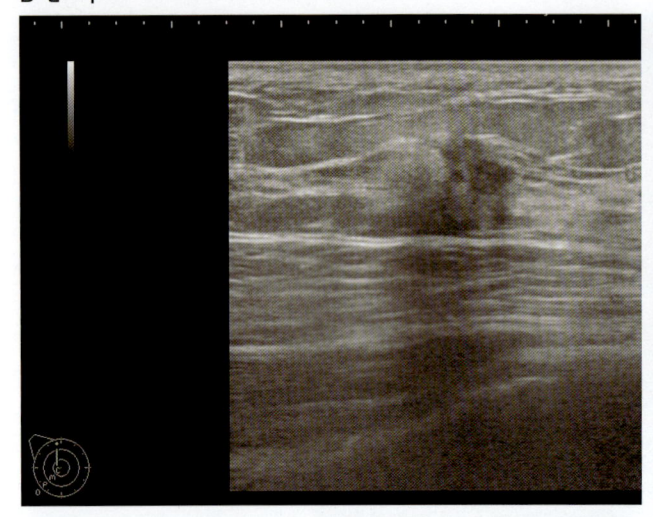

Bモード

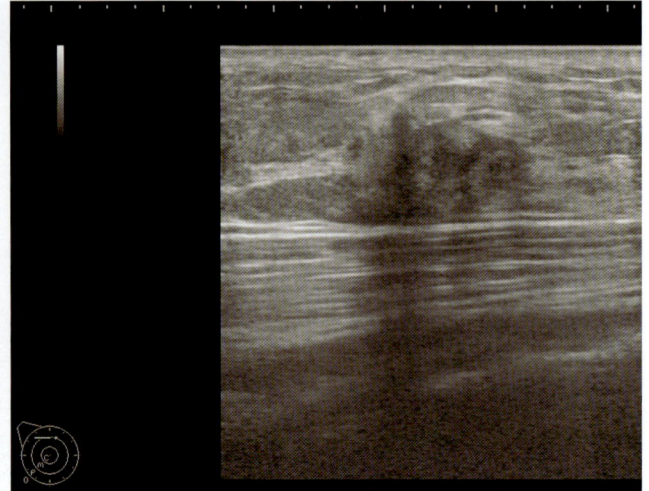

Bモード

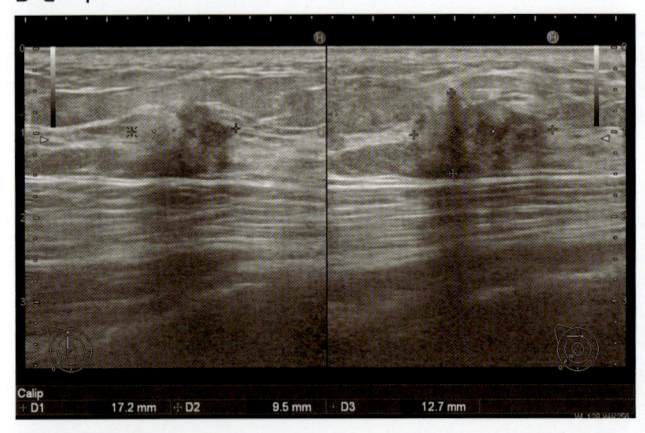

カラードプラ

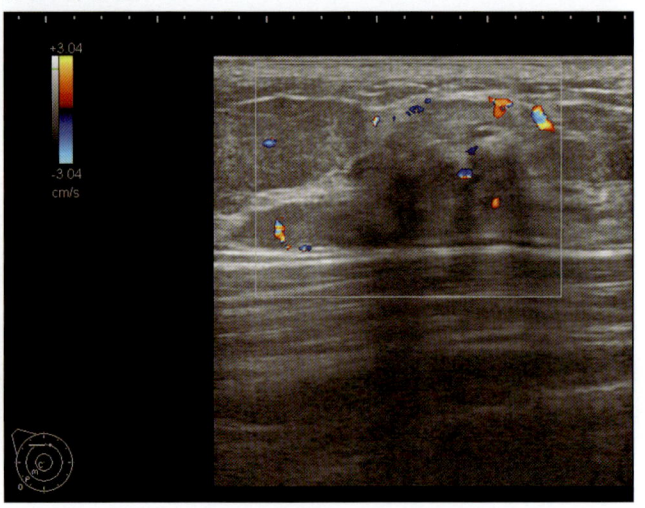

エラストグラフィ

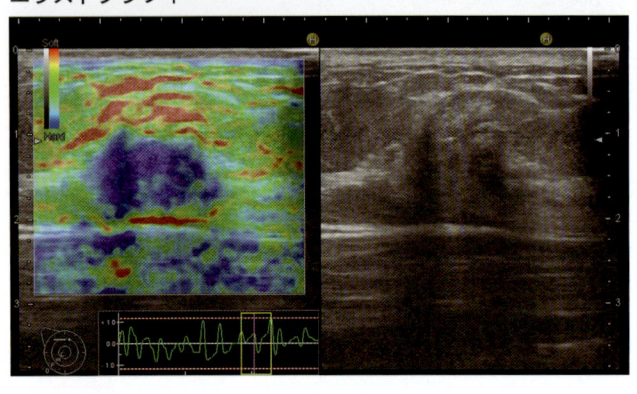

最終診断　浸潤性乳癌 NST（硬癌）

検出のコツ　30歳代後半。検診超音波検出の乳癌である。乳腺がやや肥厚し，内部に境界の非常に不明瞭な不整形の腫瘤がある。境界部に見られる高エコーは halo である。ドプラでは病変の大きさの割に血流は乏しいが明らかにあり，vascular と判定される。エラストグラフィではスコア 4。

難易度　中

スクリーニング症例 14

カテゴリー 3 以上の病変　　有 / 無

病変部超音波像

B モード

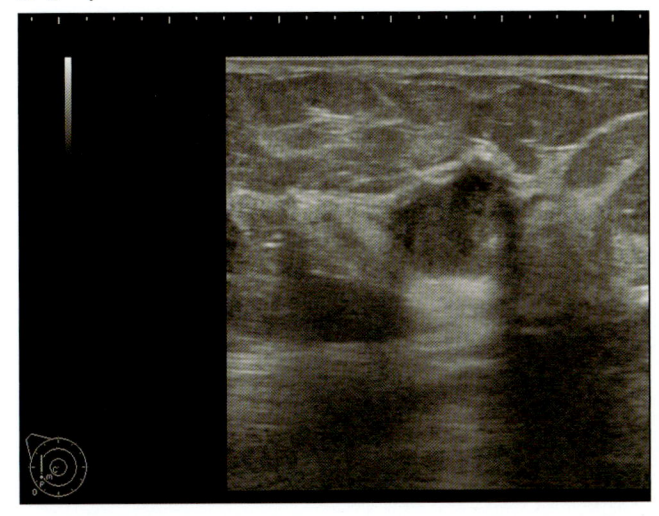

B モード

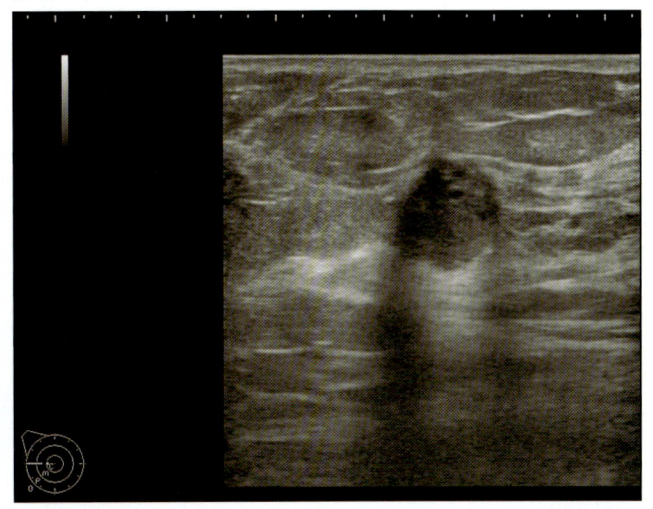

B モード

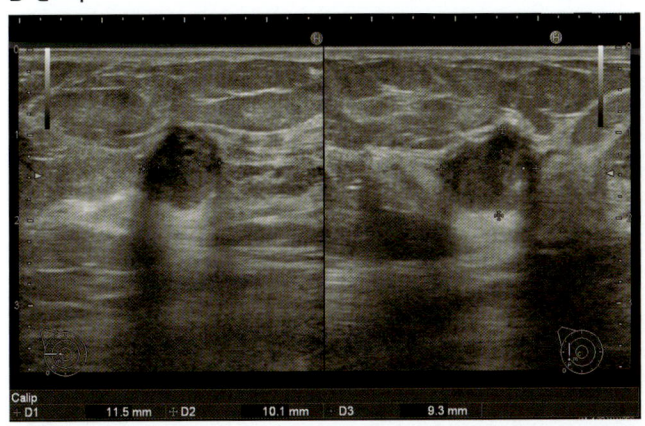

カラードプラ

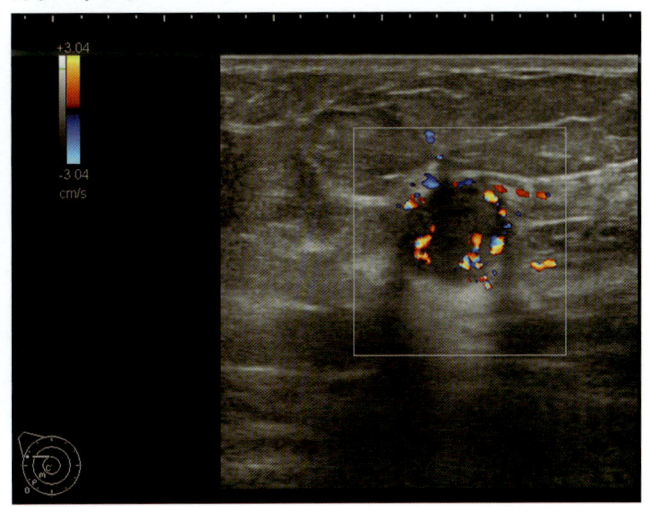

エラストグラフィ

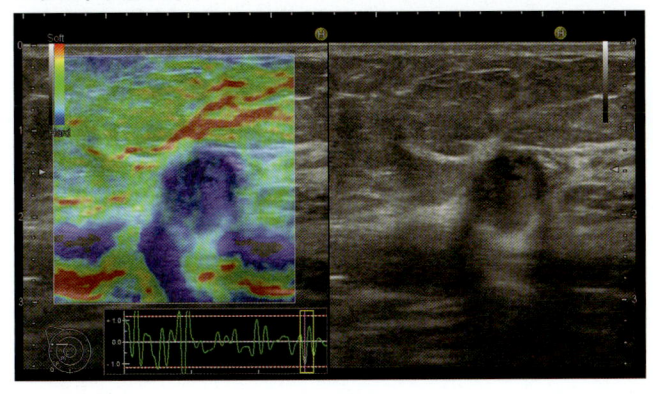

最終診断　非浸潤性乳管癌（DCIS）

検出のコツ　60歳代前半。境界は比較的明瞭であるが粗ぞう，縦横比の大きな腫瘤である。後方エコーは増強しており，細胞成分の多いことをうかがわせる。ドプラでは血流豊富。エラストグラフィではスコア4。

難易度　中

スクリーニング症例 15

カテゴリー 3 以上の病変　　有 / 無

病変部超音波像

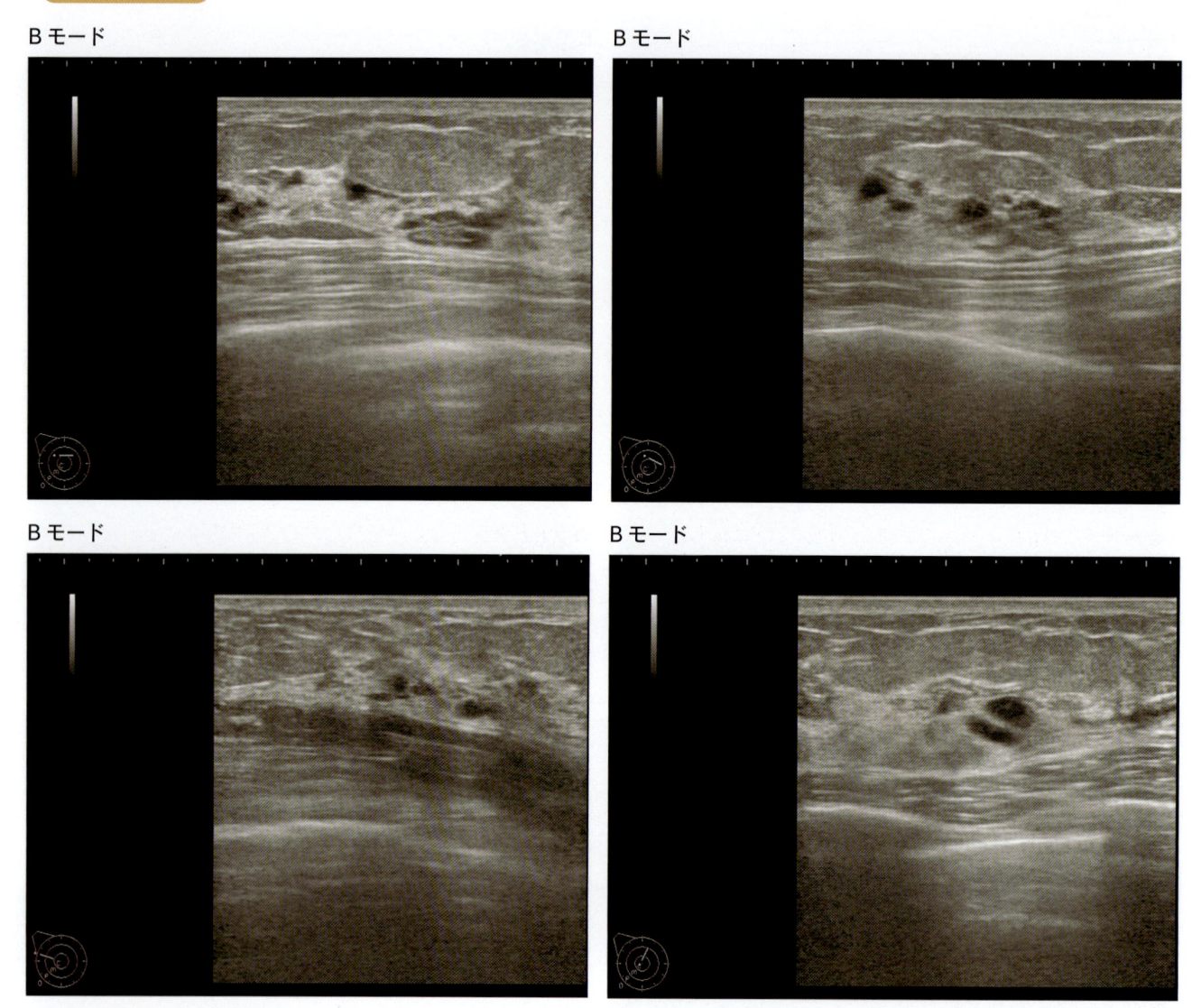

B モード　　　　　　　　　　　　　　B モード

B モード　　　　　　　　　　　　　　B モード

最終診断　　多発嚢胞

検出のコツ　40歳代前半。小さな嚢胞が多発している。周囲に低エコー域も見られるが，それも多発している。要精査とする病変はみられない。カテゴリー2。

スクリーニング症例16

カテゴリー3以上の病変　**有**　無

病変部超音波像

B モード

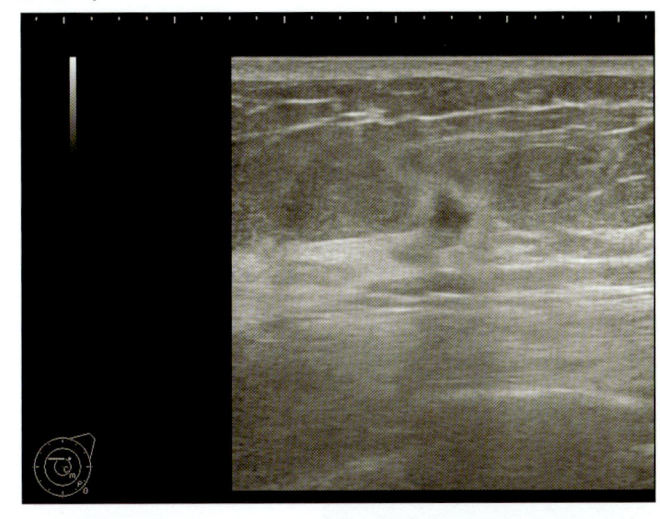

B モード

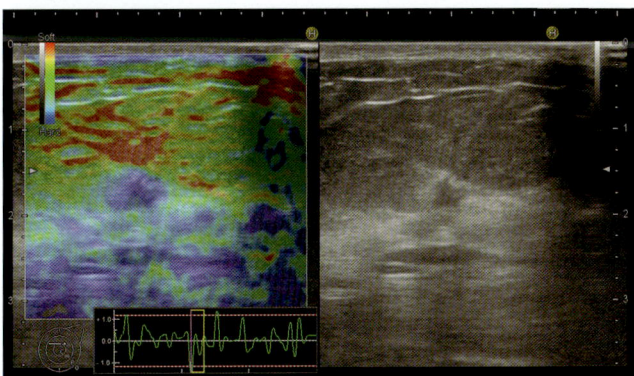

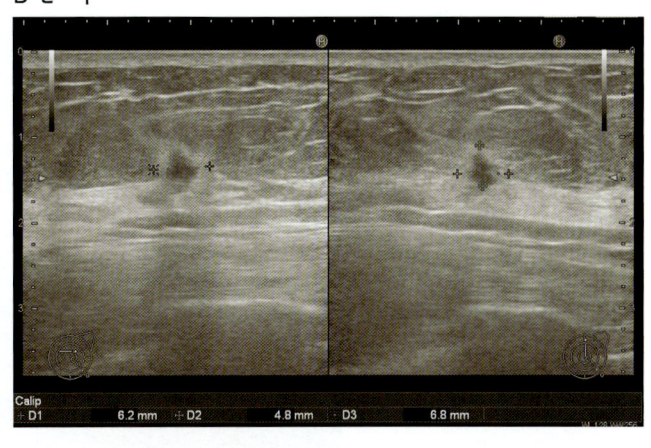

エラストグラフィ

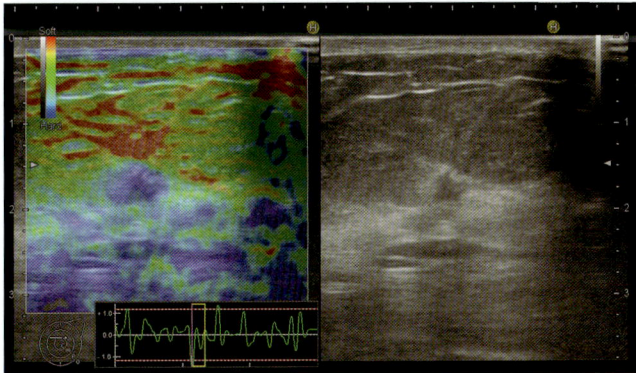

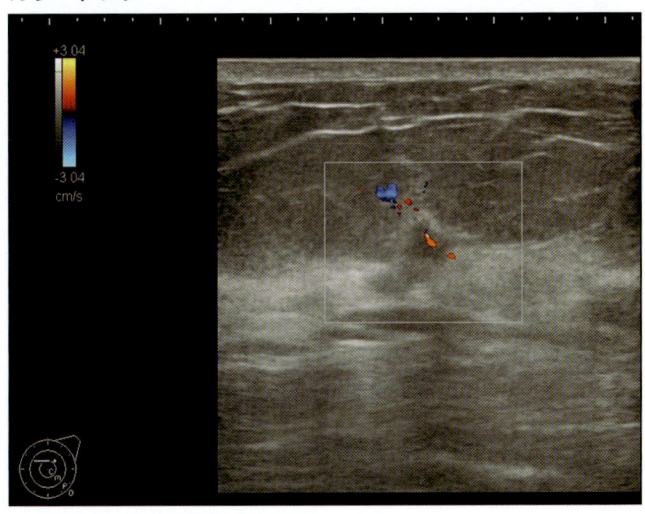

マンモグラフィ　左MLO　左MLO拡大

カラードプラ

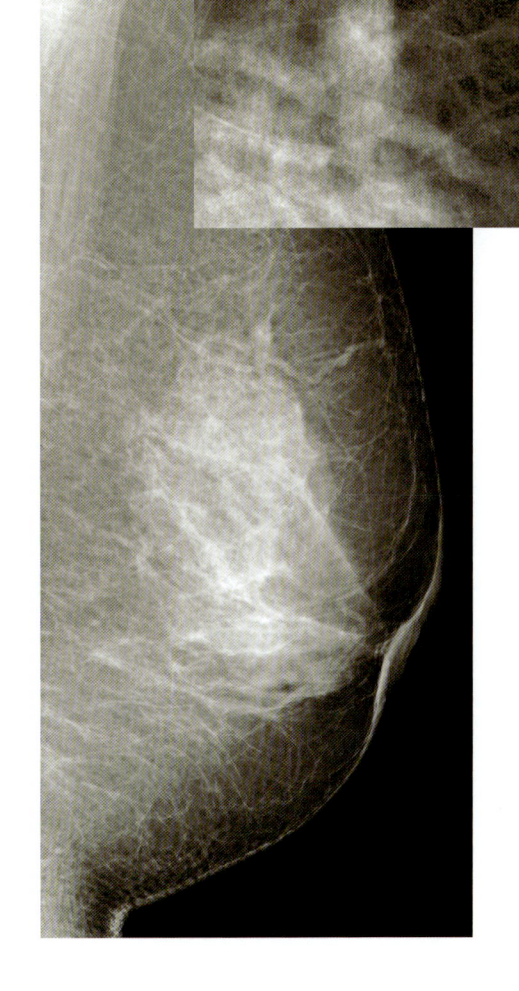

最終診断　　浸潤性乳癌（針生検のみ，治療は他院）

検出のコツ　　60歳代前半。超音波検診検出。縦横比の大きな腫瘤である。クーパー靭帯からの偽病変に惑わされないようにする必要がある。ドプラではplunging vesselが1本ある。エラストグラフィはスコア5。

難易度　　難

5章　超音波で乳がんをみつける

スクリーニング症例 17

カテゴリー 3 以上の病変　　有　**無**

病変部超音波像　病変なし

Bモード

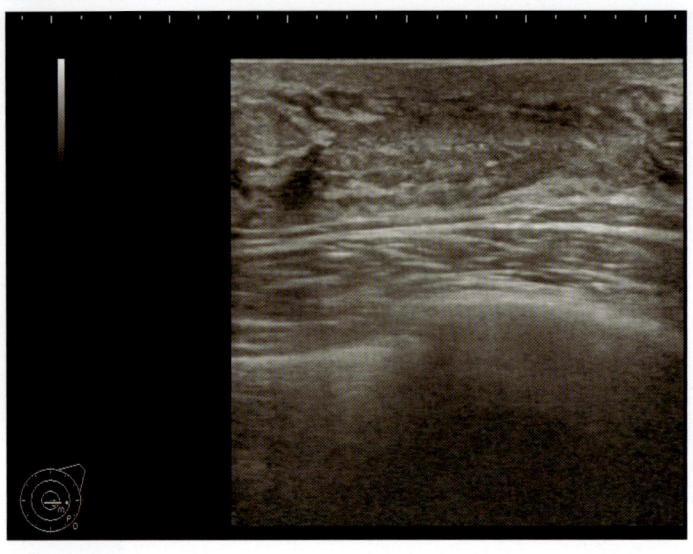

最終診断　異常なし

検出のコツ　30歳代前半。乳腺は全体に低エコーであるが，正常のバリエーションと考える。特に疑わしい異常はない。カテゴリー1。

スクリーニング症例18

カテゴリー3以上の病変　有／無

病変部超音波像

Bモード　　　Bモード

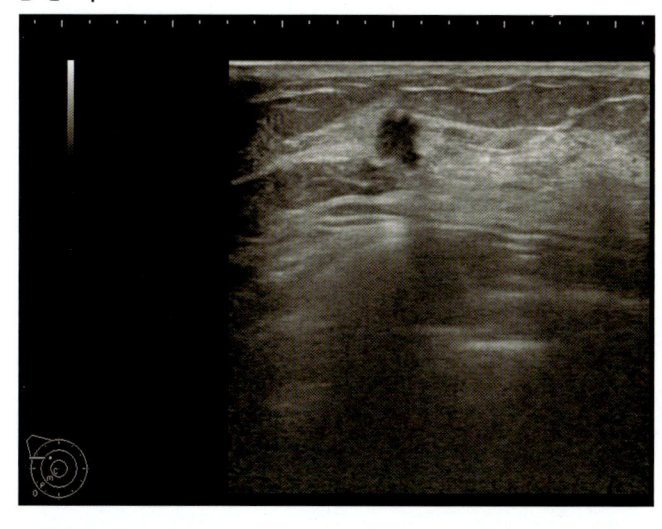

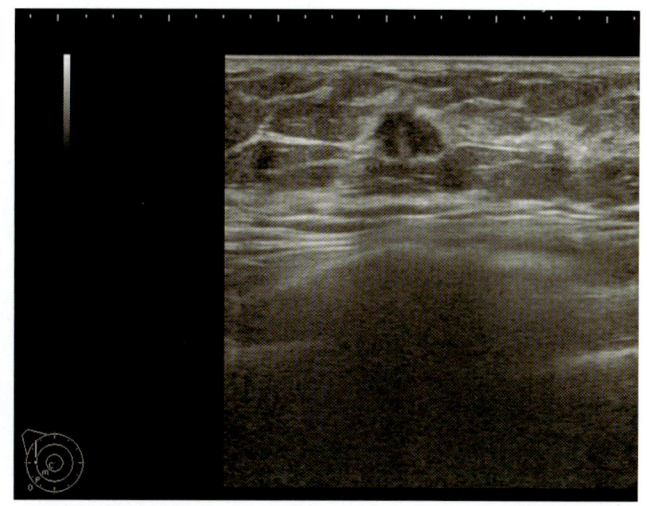

Bモード 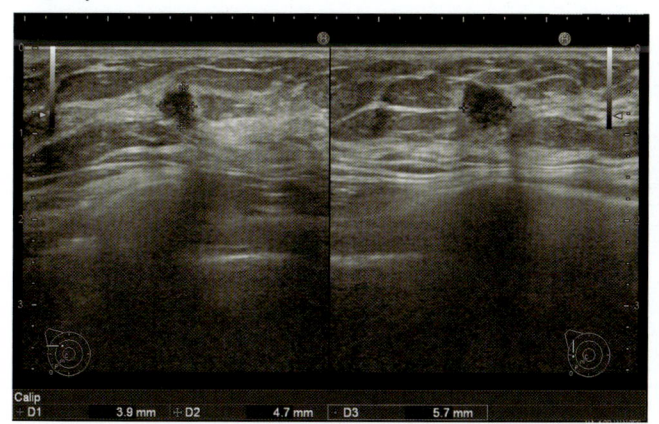　　　カラードプラ

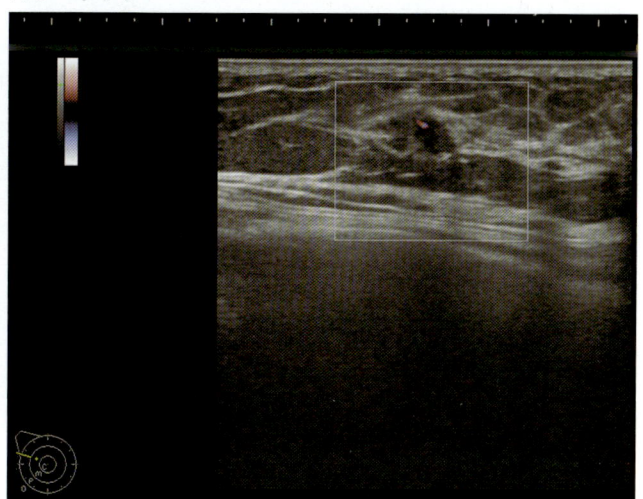

D1 3.9 mm　D2 4.7 mm　D3 5.7 mm

エラストグラフィ

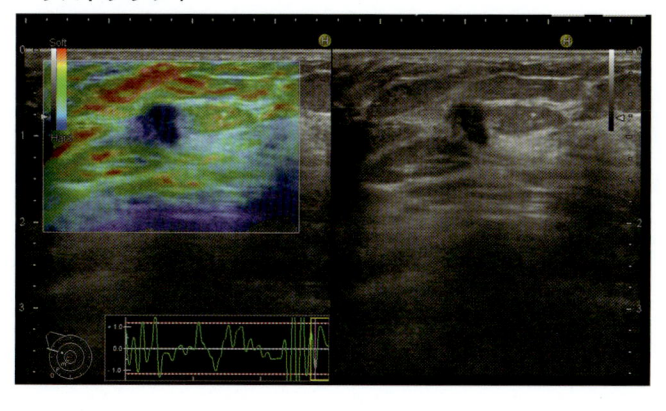

最終診断　浸潤性乳癌（硬癌疑い，針生検のみ，治療は他院）

検出のコツ　40歳代後半。縦横比の大きい，不整形，境界不明瞭な低エコー腫瘤である。病変が画面の中心になくても気づいてほしい。血流はあまりない。エラストグラフィスコアは5。背景乳腺内には小囊胞がある。

難易度　難

6章 超音波検診でみつかった異常

DVD 症例 1〜54

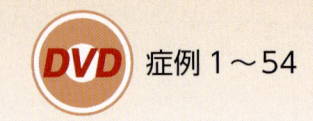

- 検診超音波検査で検出された異常について動画を用いて解説します。
- 系統的に勉強したい方は最初から順番に見てください。
  実力試しをしたい方はランダムに再生して見てください。

■ DVD「6章 超音波検診でみつかった異常」の使い方

1. まずは **B モード**の動画を見て，
   - **異常かどうか**
   - **どのような異常か**
   - **鑑別診断とカテゴリー**

   を考えてください。

   p84 の解答表を用いるのも 1 つの方法です。B モードの他に，**カラードプラ**，**エラストグラフィ**の動画が付いているものもありますので，必要に応じて見てください。

2. 次に静止画を見て，**所見・鑑別診断・カテゴリー**を再考してください。
3. その後に本書の**解説**を見てください。

■本書の見方

症例 欄について

C-1, C-2…はカテゴリー 1, カテゴリー 2…を意味します。

所見 について

C, M, P は C（central）, M（middle）, P（peripheral）です。「1 章　検診における超音波検査法」を参照してください。

ES はつくばスコア（elasticity score）の意味です。

初回, 前回なし, 縮小, 不変, 増大は，その病変の前回との比較です（1 章表 1 参照）。

初回は**超音波検診の受診が初回**で，**前回なし**は**前回の検査では指摘のなかった異常である**ことを意味します。

鑑別診断 について

検診の場では鑑別診断は付けていないことが多いため，多くの症例に関しては執筆時に付けました。検診超音波検査のみでは細かい診断が付けられないこともあります。また小さな病変では特に乳癌の組織亜型までは決められないことが多いので，乳腺症や浸潤性乳癌 NST などと記載されています。

カテゴリー 判定について

結果の分からない検診を想定して，できるだけ検診時に付けたものを尊重するようにしました。しかしそれが適切でないと思われる場合には変更しました。

病理診断 について

診断名は「第 4 章　超音波検診で遭遇する主な乳腺疾患」を参照してください。

TNM 分類は UICC 第 7 版に基づいています。参考図書を参照してください[※1]。

T は**原発腫瘍**，**N** は**所属リンパ節**，**M** は**遠隔転移**に関する分類です。手術前には通常の TNM 分類（身体的検査と画像診断に基づくカテゴリー）を用いるのですが，ここでは病理学的な結果に基づいた分類を記載しています。そこで前に **p**（**pathology の頭文字**）が付いています。病理診断の大きさは cm 単位となっていますので注意してください。

- **pT カテゴリー**は **T カテゴリー**（身体的検査と画像診断に基づくカテゴリー）に準じます。
- **pN カテゴリー**は **N カテゴリー**（身体的検査と画像診断に基づくカテゴリー）とは異なっています。参考図書を参照してください[※1]。
- **M** は通常病理学的には診断されないので，**c**（**clinical の頭文字**）を付けて表示しています。

ER, PgR はホルモン受容体（エストロゲンレセプターとプロゲステロンレセプター）のことです。

判定は J-score[※2] に基づいて行われています。

- − 　　　：J-score 0 で陽性細胞なし
- − / ＋ 　：J-score 1 で陽性細胞占有率 1％未満
- ＋ / − 　：J-score 2 で陽性細胞占有率 1％以上 10％未満
- ＋ 　　　：J-score 3a で陽性細胞占有率 10％以上 50％未満
- ＋＋ 　　：J-score 3b で陽性細胞占有率 50％以上

その他に染色強度を加味した判定基準（Allred score）等があります。

HER2（human epidermal growth factor receptor-2）

HER2 遺伝子増幅やタンパク質過剰発現の有無に関する判定で ICH（免疫組織学的方法）と FISH（Fluorescence in situ hybridization）法による分類を行っています。

MIB-1 index　免疫染色により Ki-67 の抗体での染まりから細胞の陽性度を判定しています。×40 位の弱拡大で，陽性細胞の比率を判定しています。Ki-67 は細胞が分裂しようとしているときに出てくるタンパク質で，腫瘍の増殖能をみているといわれています。

※参考図書　1）UICC 日本委員会 TNM 委員会訳：TNM 悪性腫瘍の分類　日本語版（第 7 版），金原出版，2010
　　　　　　2）日本乳癌学会編：乳癌取扱い規約（第 17 版），金原出版，2012

●解答表

症例番号	Bモードのみ		エラストグラフィ,カラードプラを合わせて		症例番号	Bモードのみ		エラストグラフィ,カラードプラを合わせて	
	カテゴリー	鑑別診断	カテゴリー	鑑別診断		カテゴリー	鑑別診断	カテゴリー	鑑別診断
症例 1					症例 28				
症例 2					症例 29				
症例 3					症例 30				
症例 4					症例 31				
症例 5					症例 32				
症例 6					症例 33				
症例 7					症例 34				
症例 8					症例 35				
症例 9					症例 36				
症例 10					症例 37				
症例 11					症例 38				
症例 12					症例 39				
症例 13					症例 40				
症例 14					症例 41				
症例 15					症例 42				
症例 16					症例 43				
症例 17					症例 44				
症例 18					症例 45				
症例 19					症例 46				
症例 20					症例 47				
症例 21					症例 48				
症例 22					症例 49				
症例 23					症例 50				
症例 24					症例 51				
症例 25					症例 52				
症例 26					症例 53				
症例 27					症例 54				

●鑑別疾患一覧

良性疾患				悪性疾患	
1	異常なし（正常のバリエーションを含む）	12	乳腺炎	21	非浸潤性乳管癌
2	線維腺腫（陳旧性を含む）	13	脂肪腫	22	硬癌
3	葉状腫瘍	14	過誤腫	23	乳頭腺管癌
4	乳管内乳頭腫	15	粉瘤	24	充実腺管癌
5	嚢胞（濃縮嚢胞を含む）	16	豊胸術後	25	浸潤性小葉癌
6	腺症	17	乳房内リンパ節	26	粘液癌
7	硬化性腺症	18	その他の良性疾患	27	髄様癌
8	線維症			28	扁平上皮癌
9	乳管拡張症			29	炎症性乳癌
10	脂肪壊死（oil cyst を含む）			30	悪性リンパ腫
11	脂肪織炎			31	その他の悪性疾患（分類不能を含む）

●DVD「6章　超音波検診でみつかった病変」の収録内容

（○は動画あり）

症例番号	Bモード	カラードプラ	エラストグラフィ	症例番号	Bモード	カラードプラ	エラストグラフィ
症例1	横断像		○	症例28	横断像＋縦断像	○	○
症例2	横断像＋縦断像			症例29	横断像＋放射状断像	○	
症例3	横断像＋縦断像		○	症例30	横断像＋縦断像	○	○
症例4	横断像＋縦断像		○	症例31	横断像＋縦断像＋反対側	○	○
症例5	横断像		○	症例32	放射状断像＋反放射状断像		○
症例6	横断像＋縦断像	○	○	症例33	放射状断像＋反放射状断像		
症例7	横断像＋縦断像			症例34	横断像＋縦断像		
症例8	縦断像	○	○	症例35	横断像		
症例9	横断像＋縦断像		○	症例36	横断像		○
症例10	横断像1＋横断像2		○	症例37	横断像＋縦断像		
症例11	横断像＋縦断像	○	○	症例38	横断像		○
症例12	放射状断像	○	○	症例39	放射状断像	○	○
症例13	横断像＋縦断像		○	症例40	横断像＋放射状断像		
症例14	横断像＋縦断像		○	症例41	横断像＋縦断像		
症例15	横断像＋縦断像	○	○	症例42	横断像＋縦断像		○
症例16	横断像＋縦断像	○	○	症例43	縦断像	○	○
症例17	横断像		○	症例44	縦断像		○
症例18	横断像＋縦断像	○	○	症例45	横断像＋縦断像	○	○
症例19	横断像＋縦断像		○	症例46	横断像＋縦断像		
症例20	横断像＋縦断像		○	症例47	横断像		
症例21	横断像＋縦断像			症例48	横断像＋縦断像		
症例22	横断像＋縦断像	○	○	症例49	横断像		○
症例23	横断像＋縦断像		○	症例50	横断像＋縦断像		
症例24	横断像	○	○	症例51	横断像＋縦断像		
症例25	縦断像＋放射状断像	○	○	症例52	横断像＋縦断像		
症例26	横断像＋縦断像			症例53	横断像		
症例27	横断像＋放射状断像			症例54	横断像		

症例 1　50歳代前半　　　　　　　　　　　　　　　　　　　　　腫瘤

1年前：マンモグラフィ検診	C-1
2年前：超音波検診：両側嚢胞	C-2

Bモード

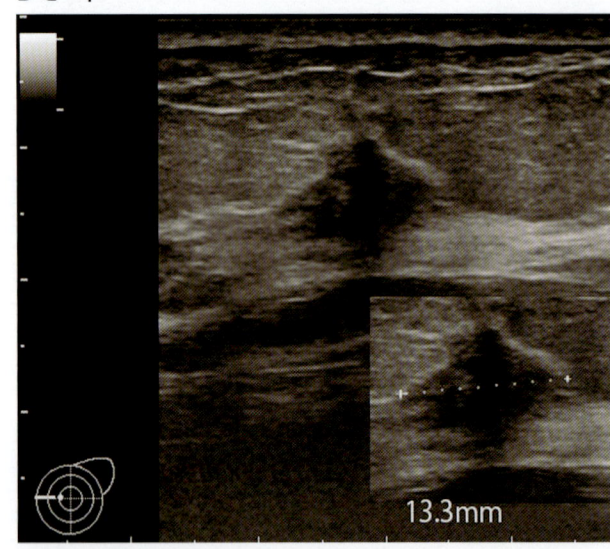

Bモード

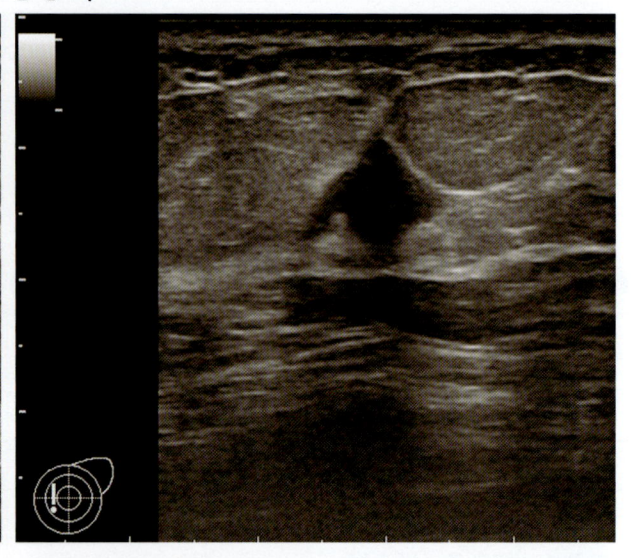

カラードプラ

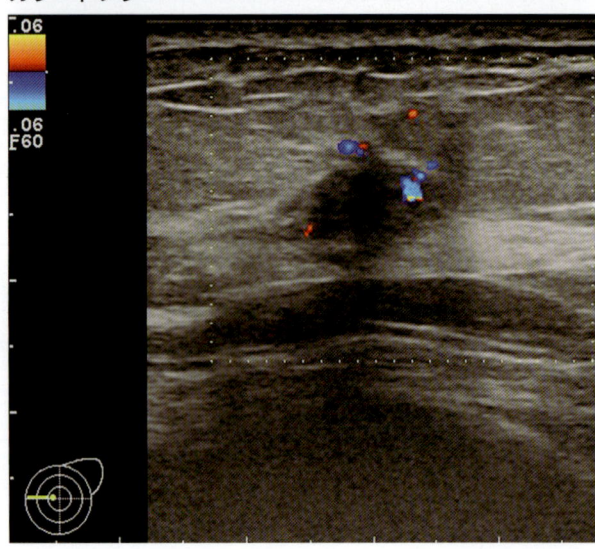

エラストグラフィ

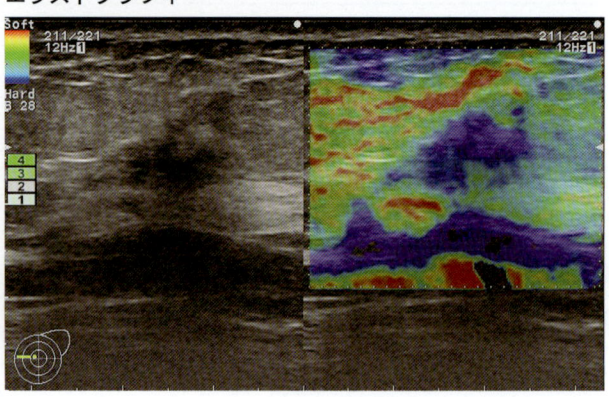

所見　左9時Mに，最大径13.3 mmの低エコー腫瘤（低エコー域）が見られる。後方エコーは不変からやや減弱。前方境界線の断裂があるように見える。クーパー靱帯内にも低エコーが伸びているが，この部分は断裂とはいえない。haloは向きによって，あるようにも見えるが明らかではない。血流あり，ES＝5，前回なし。

鑑別診断　浸潤性乳癌（硬癌）

カテゴリー　4，5（検診では4）

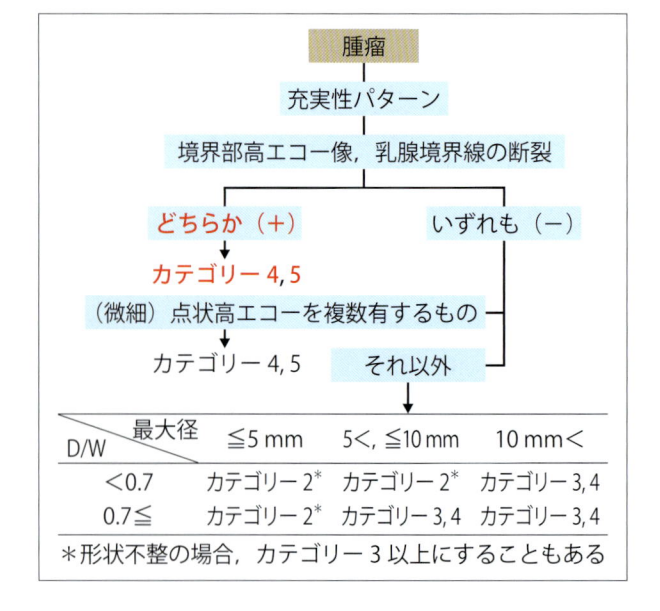

```
                    腫瘤
                     │
                 充実性パターン
                     │
         境界部高エコー像，乳腺境界線の断裂
            │                    │
        どちらか（＋）         いずれも（－）
            │                    │
        カテゴリー 4, 5           │
                      （微細）点状高エコーを複数有するもの
                         │                    │
                     カテゴリー 4, 5        それ以外
```

D/W ＼ 最大径	≦5 mm	5＜, ≦10 mm	10 mm＜
＜0.7	カテゴリー 2*	カテゴリー 2*	カテゴリー 3, 4
0.7≦	カテゴリー 2*	カテゴリー 3, 4	カテゴリー 3, 4

＊形状不整の場合，カテゴリー3以上にすることもある

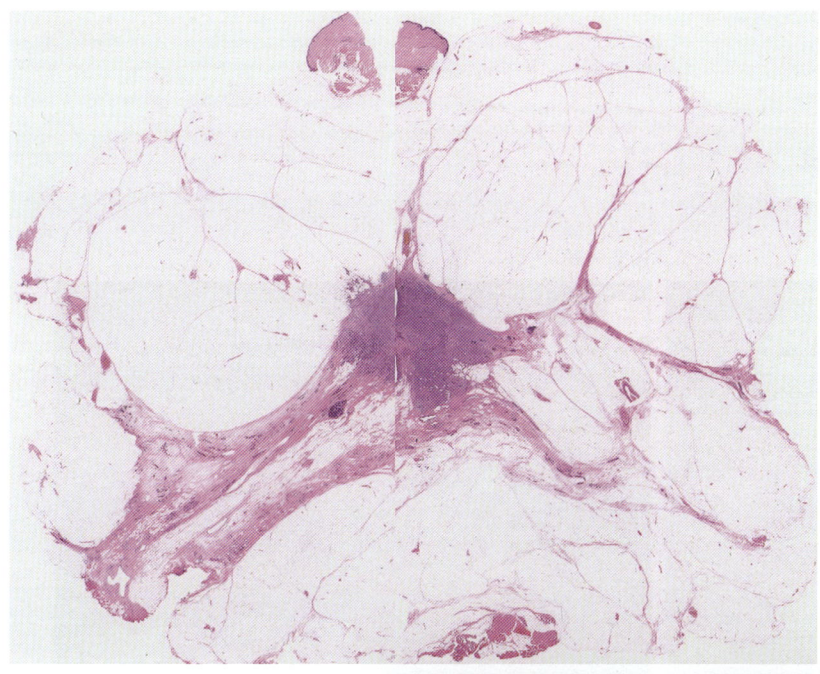

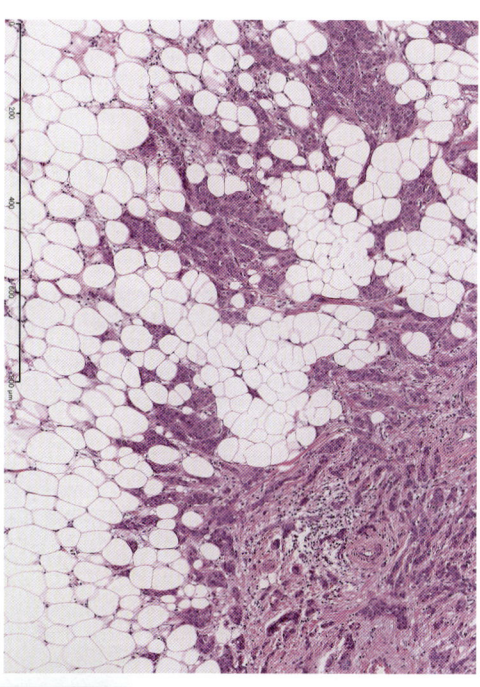

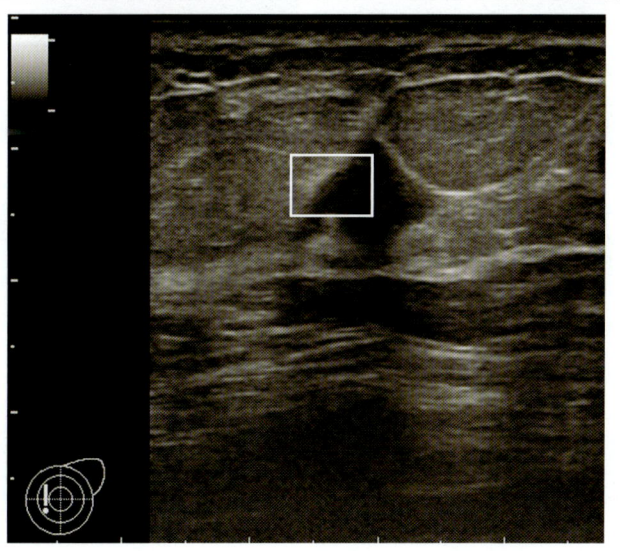

病理診断　浸潤性乳癌 NST（硬癌）

- 肉眼的には 0.9×0.8 cm の白色調腫瘤がある。組織学的には異型細胞が小胞巣状や索状，一部孤在性となって浸潤増殖している。癌は乳腺外脂肪織に浸潤している。
- pT1b pN0 cM0 Stage IA ER（＋）PgR（＋）HER2 FISH（－）MIB-1 index 10–15%

解説　横長であるため，検診時は低エコー域と判定されている。腫瘤としたほうがよいようである。腫瘤とすると，前方境界線の断裂と halo があるように見える。レトロスペクティブには（病理と比較すると）超音波画像の白枠の部分が halo である。halo の成因は拡大病理像で見られるように脂肪織内に癌細胞が浸潤し，水が主成分の細胞と脂肪との混在による後方散乱（back scattering）である。腫瘤とすればカテゴリー5と判定できるかもしれない。

症例 2　50歳代前半　　　　　　　　　　　　　　　　　　　腫瘤

初回
1年前：マンモグラフィ検診　　C-1

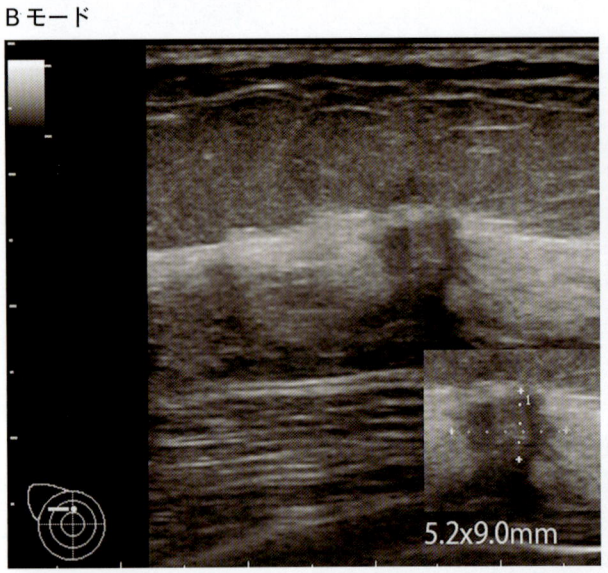

Bモード　　　　　　　　　　　　　　　　Bモード

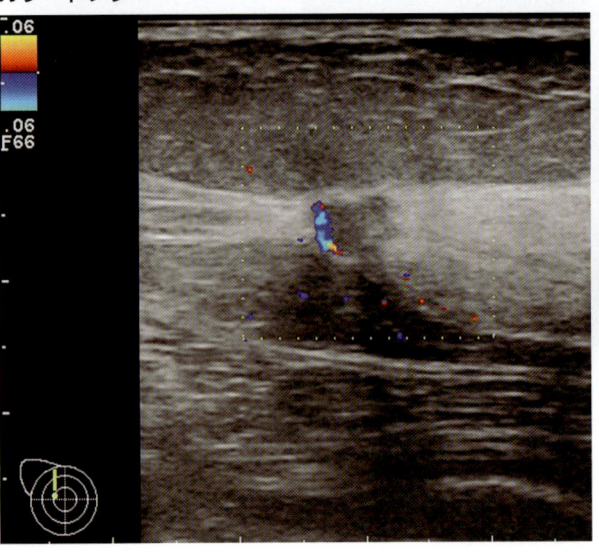

5.2×9.0mm

カラードプラ　　　　　　　　　　　　　　エラストグラフィ

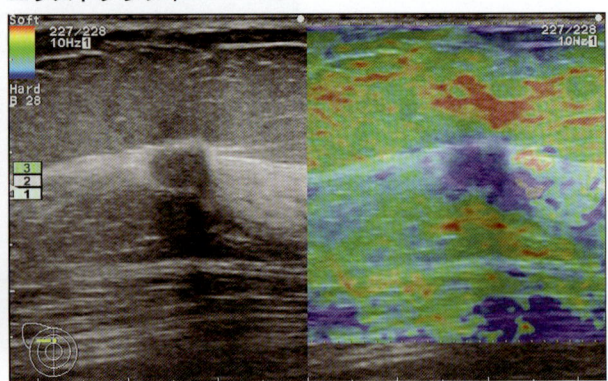

所見　右10時Mに，最大径9.0mm，縦横比0.6の後方エコーの減弱する腫瘤が見られる。不整形，境界明瞭粗ぞう，haloは薄いものが存在するように見える。乳腺境界線の断裂に関しては典型ではないが，病変部では乳腺が見られず，乳腺を押しのけて（圧排して）いる所見はなく，断裂としたほうがよい。血流あり，ES＝5，初回。

周囲からクーパー靱帯が病変に集まっている所見（構築の乱れ）を有する。

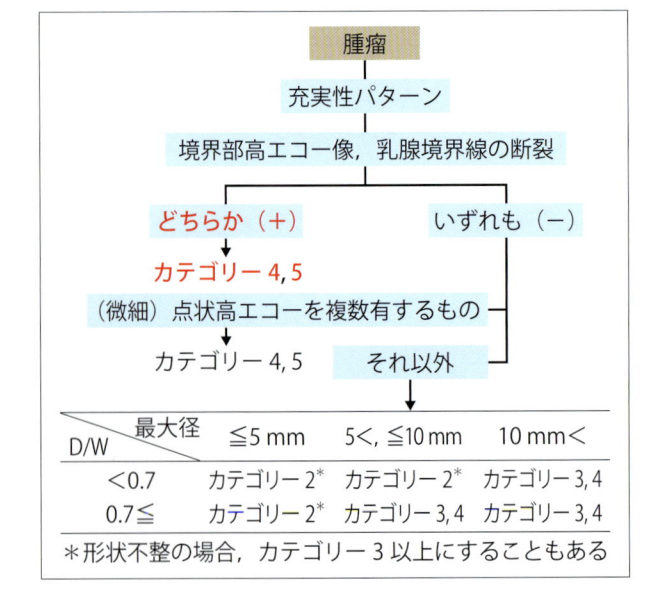

鑑別診断　浸潤性乳癌（硬癌）
カテゴリー　5

```
                        腫瘤
                         │
                     充実性パターン
                         │
              境界部高エコー像，乳腺境界線の断裂
                    ／           ＼
              どちらか（＋）      いずれも（−）
                  │                │
              カテゴリー4,5           │
              （微細）点状高エコーを複数有するもの
                  │                   │
              カテゴリー4,5          それ以外
                                       │
```

D/W \ 最大径	≦5 mm	5<, ≦10 mm	10 mm<
<0.7	カテゴリー2*	カテゴリー2*	カテゴリー3,4
0.7≦	カテゴリー2*	カテゴリー3,4	カテゴリー3,4

＊形状不整の場合，カテゴリー3以上にすることもある

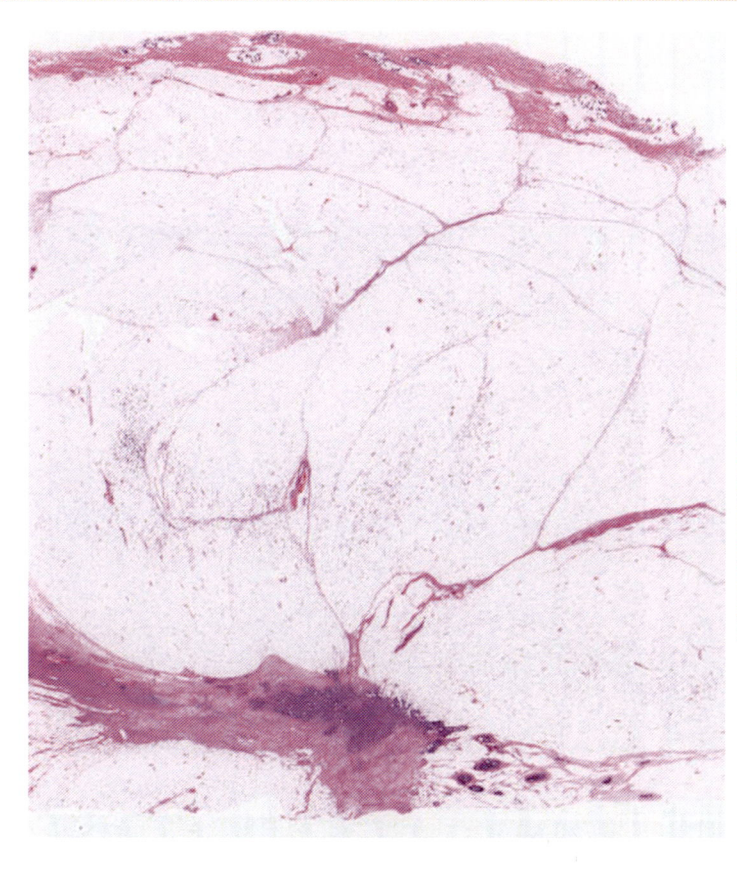

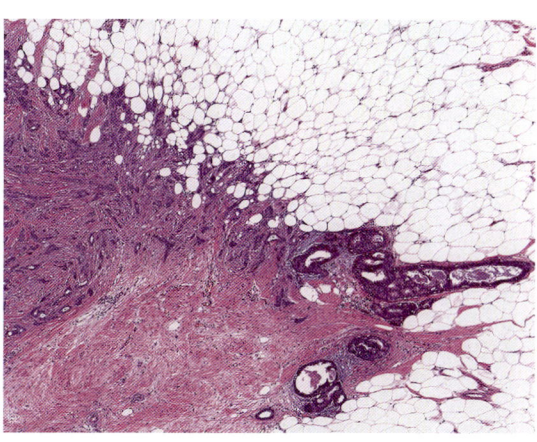

> **病理診断**　浸潤性乳癌 NST（乳頭腺管癌）

- 肉眼的には 0.7×0.4 cm の腫瘤を認める。組織学的には異型細胞が小型腺管状や癒合腺管状，小胞巣状となって浸潤増殖している。浸潤は周囲脂肪織に及ぶ。浸潤巣周囲では非浸潤性乳管癌を含む異型乳管内病変が乳頭方向主体に浸潤巣から約 2cm の範囲まで認められる。
- pT1b pN0 cM0 Stage IA ER（+）PgR（+）HER2 FISH（+）MIB-1 index 20％

> **解説**　腫瘍の内部エコーは比較的高く，脂肪織のエコーレベルに近いが，乳腺を断裂するように存在し，動画ではクーパー靱帯が腫瘤に集まっている所見（構築の乱れ）が明らかであり，これに気づけば乳癌という診断は容易である。画像的には硬癌を疑う所見である。

症例3　50歳代前半　　　　　　　　　　　　　　　　腫瘤

初回

Bモード　　　　　　　　　　　　　　　　　Bモード

7.2×12.5mm　　　　　　　　　　　　　　11.4×10.8mm

カラードプラ　　　　　　　　　　　　　　エラストグラフィ

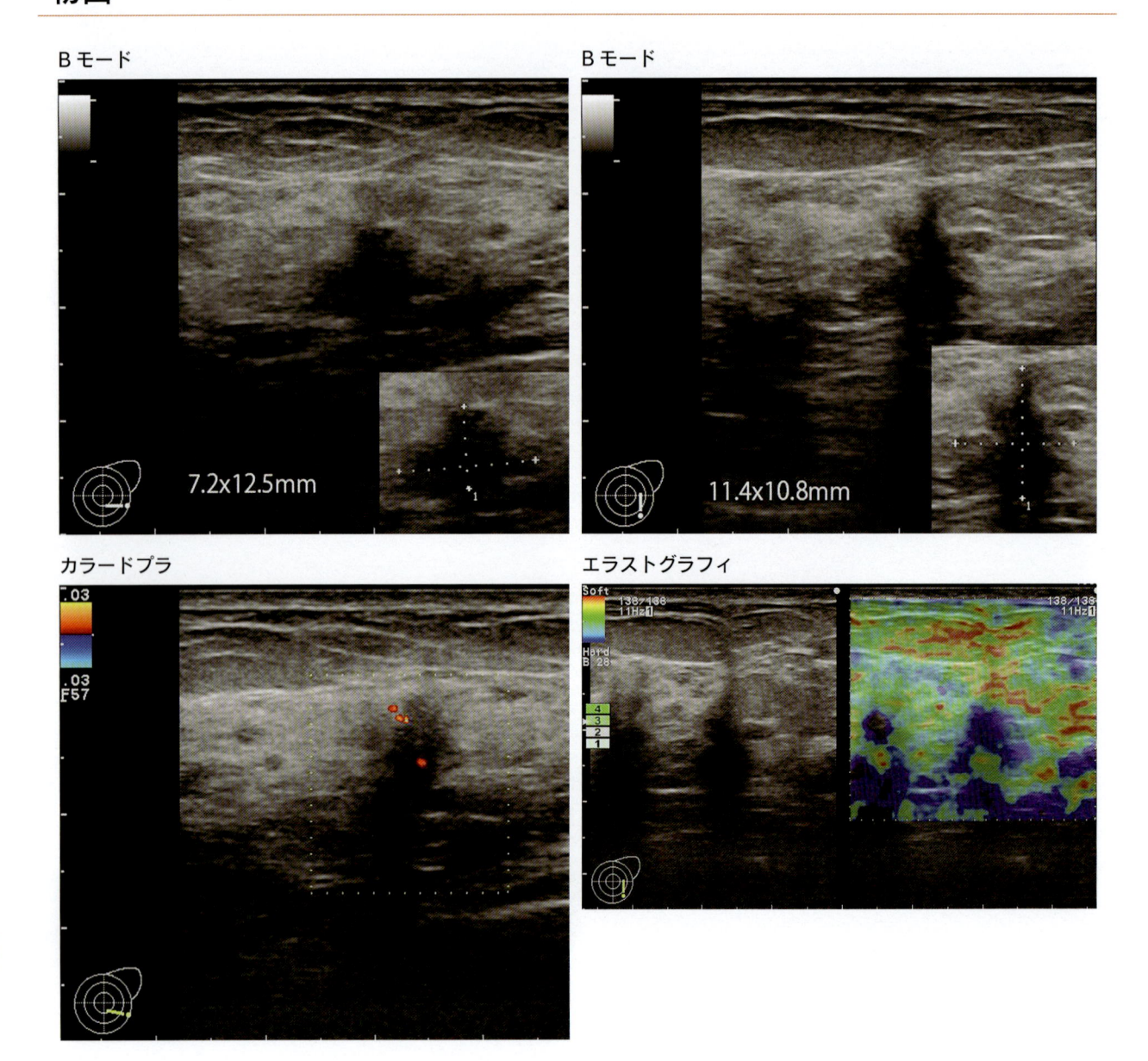

所見　左4時Pに，最大径12.5mm，縦横比0.6の後方エコーの減弱する腫瘤が見られる。動画ではもっと縦横比が大きい印象である。不整形，境界不明瞭である。haloと乳腺境界線の断裂は明らかではない。血流はわずかにあり，エラスト困難だが硬め，初回。

鑑別診断　浸潤性乳管癌（硬癌），浸潤性小葉癌

カテゴリー　4

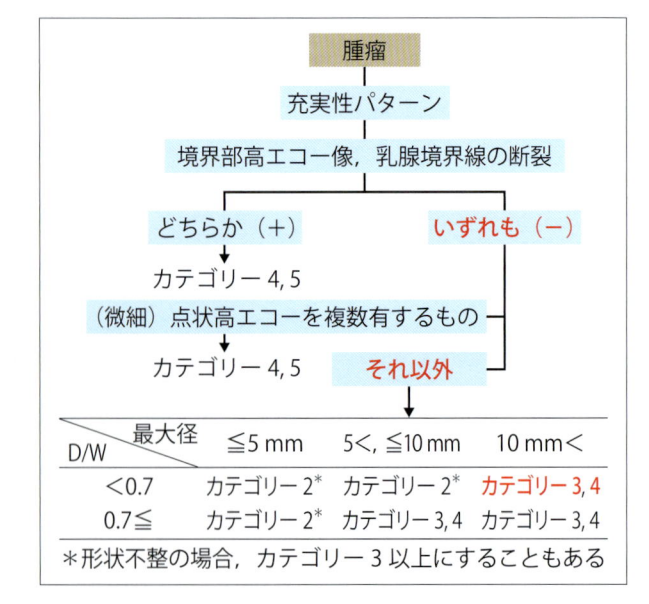

```
                    腫瘤
                      │
                 充実性パターン
                      │
          境界部高エコー像，乳腺境界線の断裂
              │                  │
          どちらか（+）       いずれも（−）
              │                  │
         カテゴリー4,5            │
                      （微細）点状高エコーを複数有するもの
                          │                │
                     カテゴリー4,5      それ以外
```

D/W \ 最大径	≦5 mm	5<, ≦10 mm	10 mm<
<0.7	カテゴリー2*	カテゴリー2*	カテゴリー3,4
0.7≦	カテゴリー2*	カテゴリー3,4	カテゴリー3,4

*形状不整の場合，カテゴリー3以上にすることもある

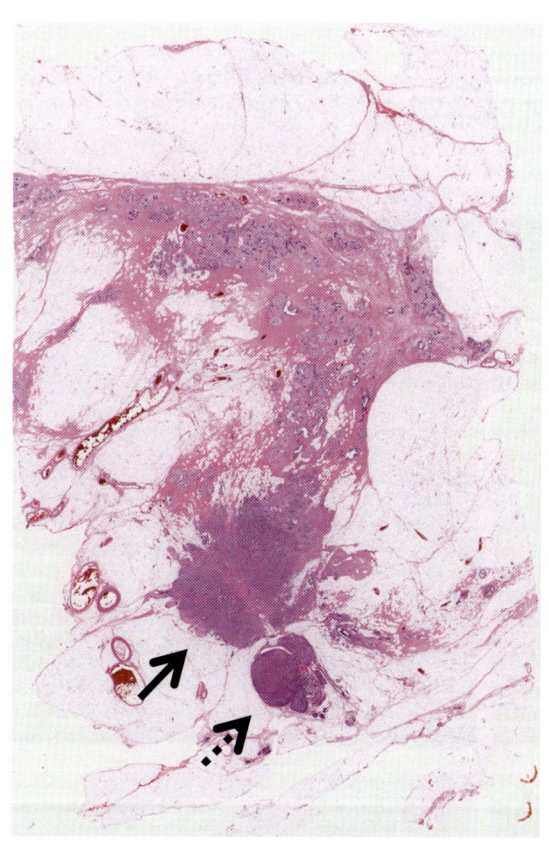

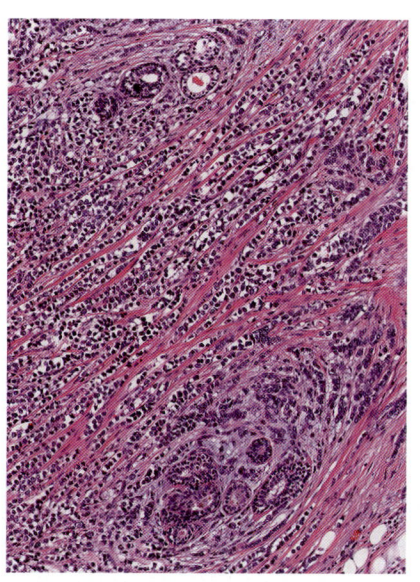

> **病理診断**　浸潤性小葉癌

- 肉眼的には左乳房の内下部を主体とする範囲に，拡張した乳管の集簇を疑う病変が散見された。組織学的には内下部を主体として 9.6×9.5 cm の範囲に異型細胞が大小の乳管内や小葉内で充実性となって増殖する像や上皮下を進展する像が見られ，非浸潤性の小葉癌が示唆される。非浸潤癌が主体の病変ではあるが，異型が高度な細胞が，索状，小胞巣状，腺管状，弧在性となって浸潤増殖する像が散見される。浸潤巣（矢印）は最大で 1.1×0.6 cm。その他広い範囲に atypical lobular hyperplasia から lobular carcinoma *in situ* 相当の小葉内異型病変が散在性に認められる。
- pT1c pN0 cM0 Stage IA ER（＋）PgR（＋）HER2 FISH（－）MIB-1 index 16％

> **解説**　動画では主病巣周囲に小結節が認められているが，検診時にそれらが非浸潤性の娘結節であるとの診断は難しかった（病理点線矢印に相当）。しかし検査時は乳頭近傍に低エコー域が見られ，カテゴリー3とされており，この部分の細胞診はクラスVであった。MRIでも広範な病変が疑われ，乳房切除が行われた。検診時に2方向マンモグラフィが撮影されたが異常なしと判定された。レトロスペクティブにみても上記腫瘍がFAD（局所的非対称性陰影）としてかろうじて指摘できるのみであった。

症例 4　60歳代前半　　　　　　　　　　　　　　　　　　腫瘤

1年前：超音波検診：囊胞多発，乳管拡張　　C-2

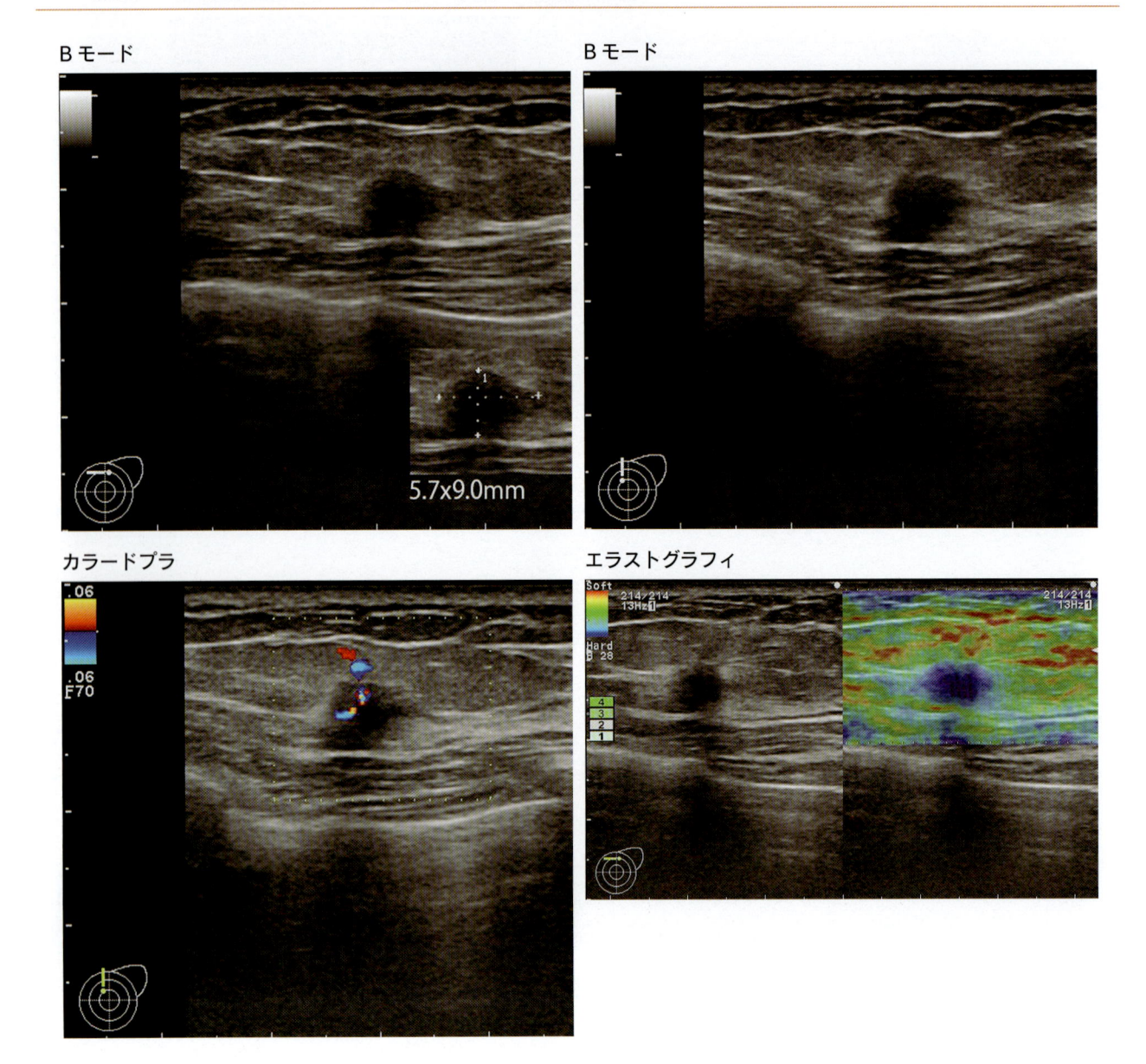

Bモード　　　　　　　　　　　　　　　　Bモード

5.7×9.0mm

カラードプラ　　　　　　　　　　　　　　エラストグラフィ

所見　左11時Pに，最大径9.0mm，縦横比0.6の腫瘤がある。不整形，境界は不明瞭である。前方境界線の断裂あり，haloあり，血流あり，ES＝5（検診時4），前回なし。

鑑別診断　浸潤性乳管癌（硬癌），浸潤性小葉癌

カテゴリー　4，5（検診時4）

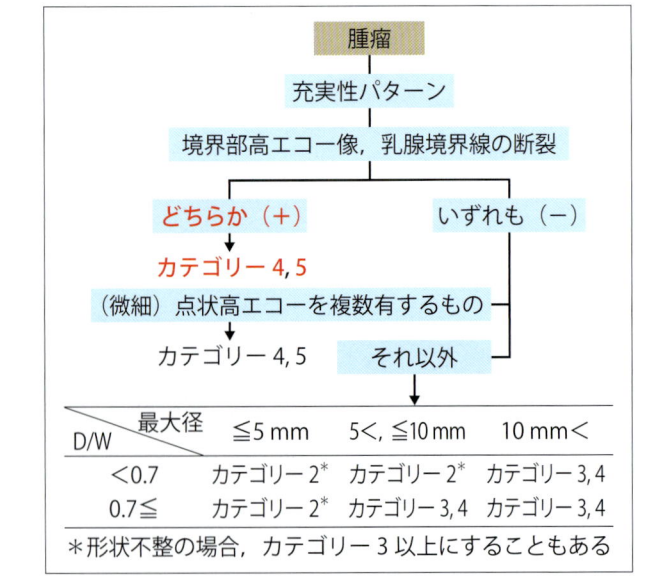

```
                    腫瘤
                     │
                 充実性パターン
                     │
          境界部高エコー像，乳腺境界線の断裂
            ┌────────┴────────┐
         どちらか（＋）      いずれも（－）
         カテゴリー 4, 5
                          （微細）点状高エコーを複数有するもの
                           カテゴリー 4, 5      それ以外
```

D/W＼最大径	≦5 mm	5＜, ≦10 mm	10 mm＜
＜0.7	カテゴリー 2*	カテゴリー 2*	カテゴリー 3, 4
0.7≦	カテゴリー 2*	カテゴリー 3, 4	カテゴリー 3, 4

＊形状不整の場合，カテゴリー 3 以上にすることもある

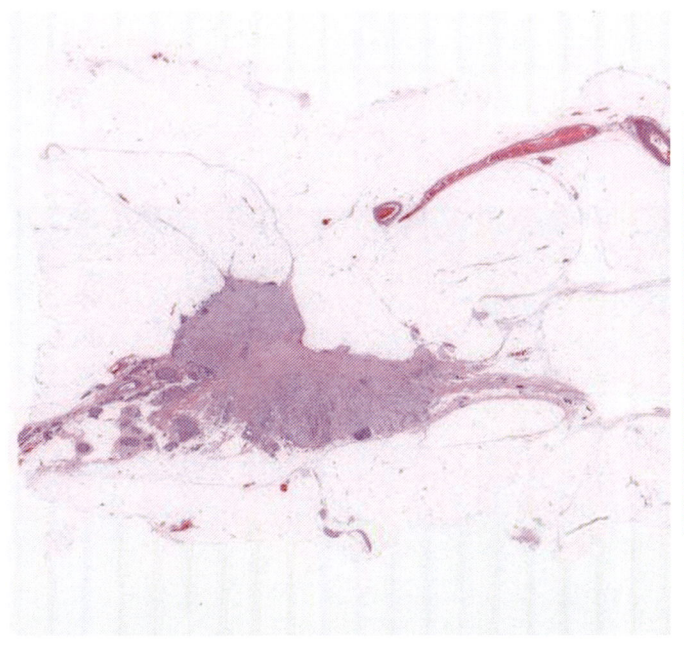

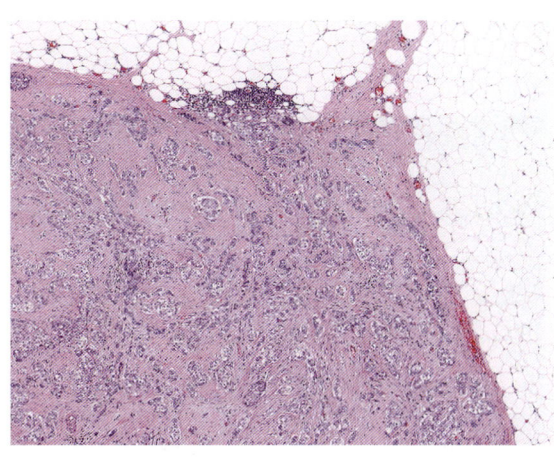

病理診断　浸潤性乳癌 NST（硬癌）

- 肉眼的には周囲との境界がやや不明瞭な腫瘤を認める。組織学的には 0.9×0.6 cm の範囲で異形細胞が小胞巣状や索状となって浸潤増殖している。ごく一部で脂肪織への浸潤がある。
- pT1b pN0 cN0 Stage IA ER（＋）PgR（－）HER2 FISH（－）MIB-1 index 8.6％

解説　縦横比は小さいが，典型的な小さな癌と考えてよい。エラストグラフィは動画，静止画ともにスコア 5 である。病理学的には前方境界線の断裂はあるが，脂肪織浸潤（halo の原因となる）は比較的わずかであった。

症例 5　50歳代後半　　　　　　　　　　　腫瘤

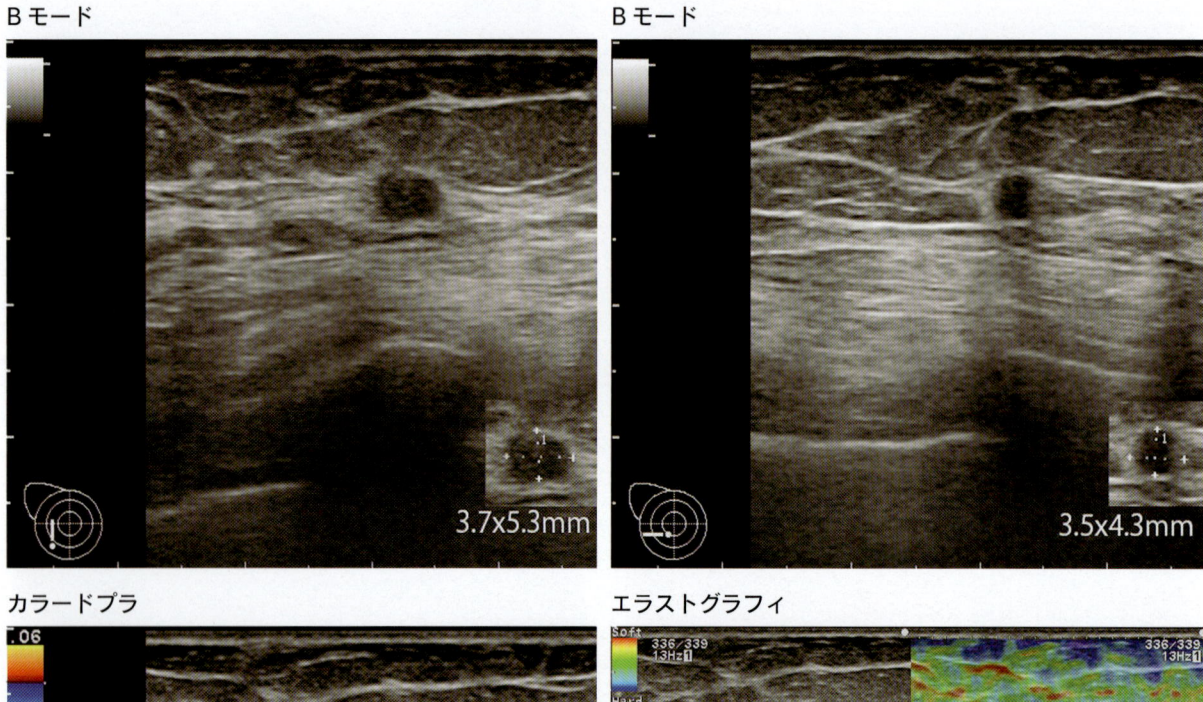

初回

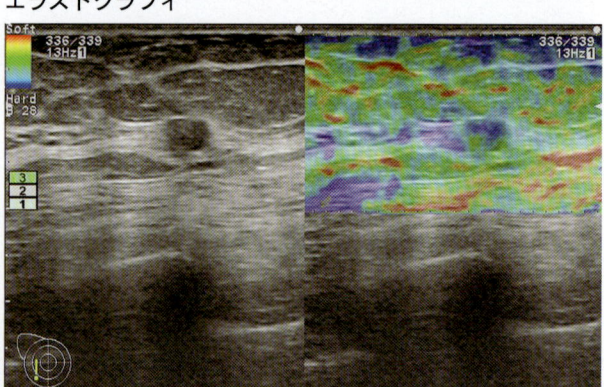

B モード　　　　　　　　　　　B モード
3.7x5.3mm　　　　　　　　　　3.5x4.3mm

カラードプラ　　　　　　　　　エラストグラフィ

所見　右7時Mに，最大径5.3mm，縦横比0.7の腫瘤が見られる．後方エコーは変化なし．楕円形，境界は明瞭粗ぞう．血流あり，ES＝3．haloがあるように見えたとのこと．明らかなものではない．いわゆる前方境界線の断裂はないが，乳腺構造を断裂して存在しているように見える．

鑑別診断　(濃縮囊胞)，線維腺腫，乳管内乳頭腫，浸潤性乳癌，非浸潤性乳癌

カテゴリー　3，4（検診時3）

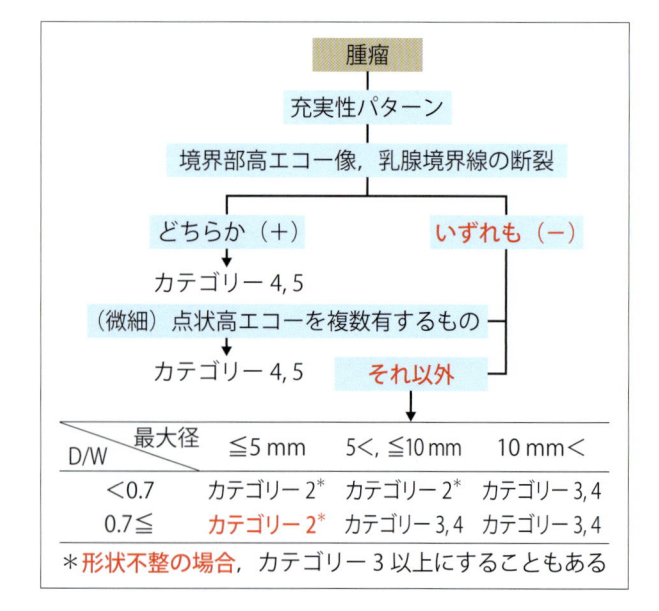

```
腫瘤
 ↓
充実性パターン
 ↓
境界部高エコー像，乳腺境界線の断裂
 ├─ どちらか（＋）        └─ いずれも（－）
      ↓                         ↓
   カテゴリー 4,5            (微細) 点状高エコーを複数有するもの
                               ↓         それ以外
                           カテゴリー 4,5
```

D/W ＼ 最大径	≦5 mm	5＜, ≦10 mm	10 mm＜
＜0.7	カテゴリー 2*	カテゴリー 2*	カテゴリー 3,4
0.7≦	カテゴリー 2*	カテゴリー 3,4	カテゴリー 3,4

＊形状不整の場合，カテゴリー3以上にすることもある

症例 5

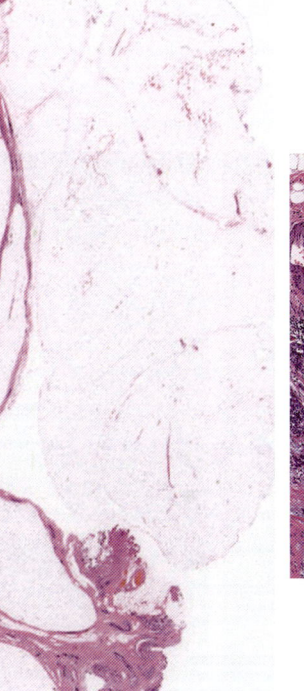

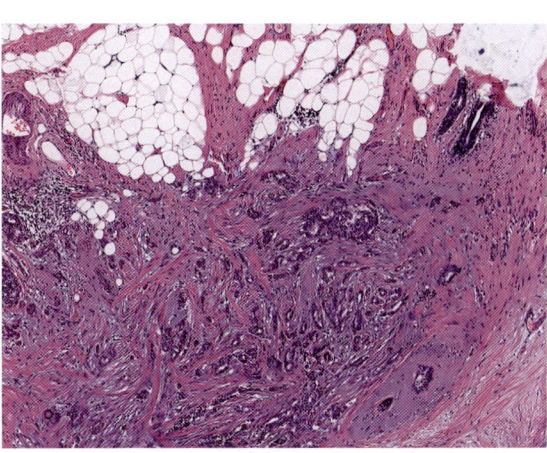

病理診断 浸潤性乳癌 NST（硬癌）

- 肉眼的には腫瘤は明らかではない。組織学的には 0.7×0.5 cm の範囲に異型細胞が小胞巣状, 癒合腺管状, 小型腺管状に浸潤増殖している。癌は脂肪織に浸潤している。
- pT1b pN0 cM0 Stage IA ER（＋）PgR（＋）HER2 FISH（－）MIB-1 index 14.1％

解説 5 mm 以下, 縦横比 0.7 で要精査基準では微妙なところである。縦横比は最大断面で評価することになっているのでそのようになるが, この症例では横断像では 0.8 である。形状も明らかに不整ではない。浸潤所見も明らかではないが, 動画では周囲組織を断裂して存在しているように見える。B モードでは濃縮嚢胞も考えられるが, ドプラで血流があることから否定される。検診で検出するほぼ最小サイズの浸潤性乳癌であり, すべての所見が明らかに悪性とはいえないが, 良性ともいえない。年齢と, 孤立性病変であることも気になる所見である。

症例6　50歳代前半　　　　腫瘤

初回

B モード　　　　　　　　　　　　B モード

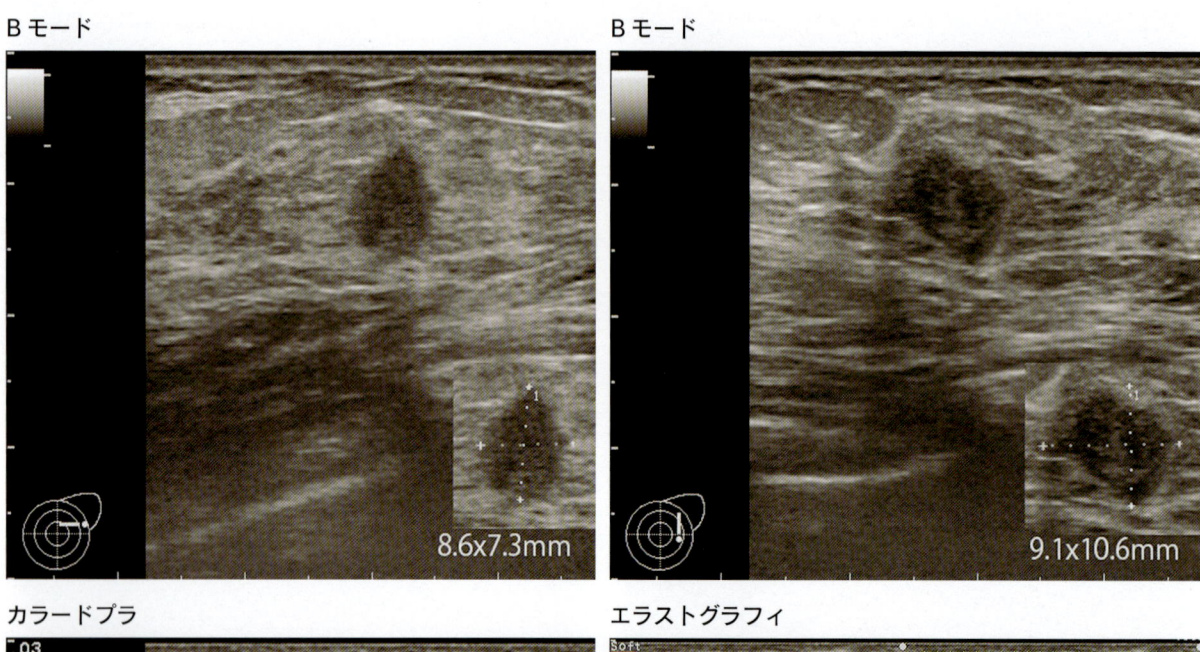

8.6x7.3mm　　　　　　　　　　9.1x10.6mm

カラードプラ 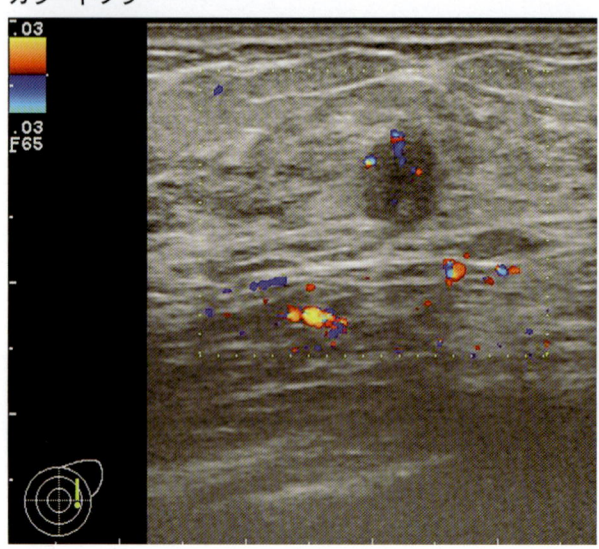　　　　　　　　　エラストグラフィ

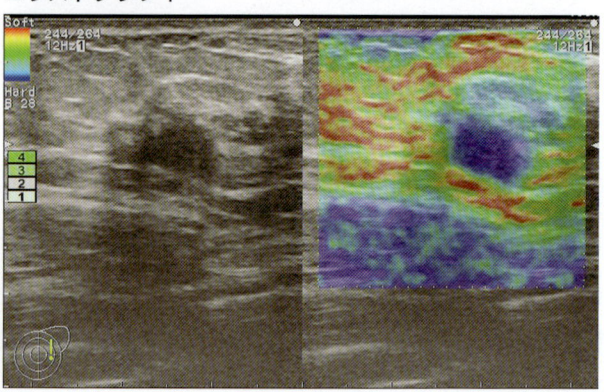

所見　左2時Mに，最大径10.6mm，縦横比0.9の腫瘤が見られる。後方エコーは不変。不整形，境界は明瞭粗ぞう。前方境界線の断裂はない。haloは検査者はあるとのことだが，静止画では明らかではない。血流あり，ES＝4。

鑑別診断　浸潤性乳癌，非浸潤性乳癌，乳管内乳頭腫

カテゴリー　4, 5（検査者は5, 判定は4）

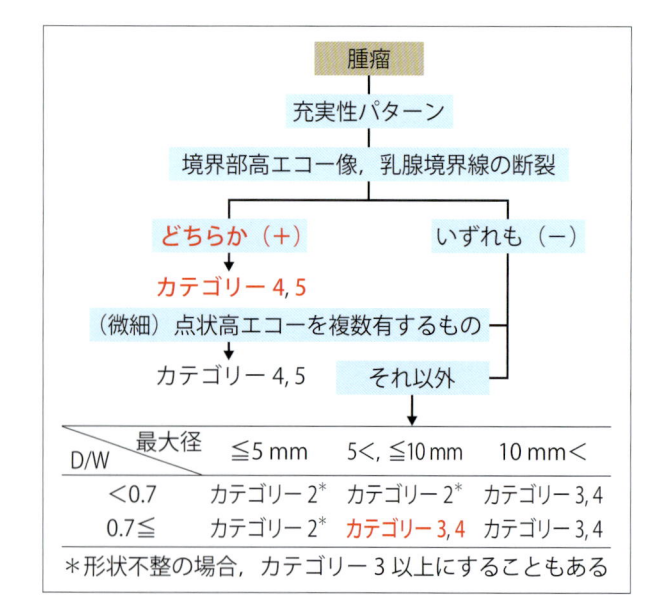

```
                    腫瘤
                     │
                 充実性パターン
                     │
          境界部高エコー像，乳腺境界線の断裂
              │                    │
         どちらか（＋）          いずれも（－）
              │                    │
          カテゴリー4, 5            │
                        （微細）点状高エコーを複数有するもの
                              │                    │
                         カテゴリー4, 5          それ以外
```

最大径 D/W	≦5 mm	5＜, ≦10 mm	10 mm＜
＜0.7	カテゴリー2*	カテゴリー2*	カテゴリー3, 4
0.7≦	カテゴリー2*	カテゴリー3, 4	カテゴリー3, 4

＊形状不整の場合，カテゴリー3以上にすることもある

症例 6

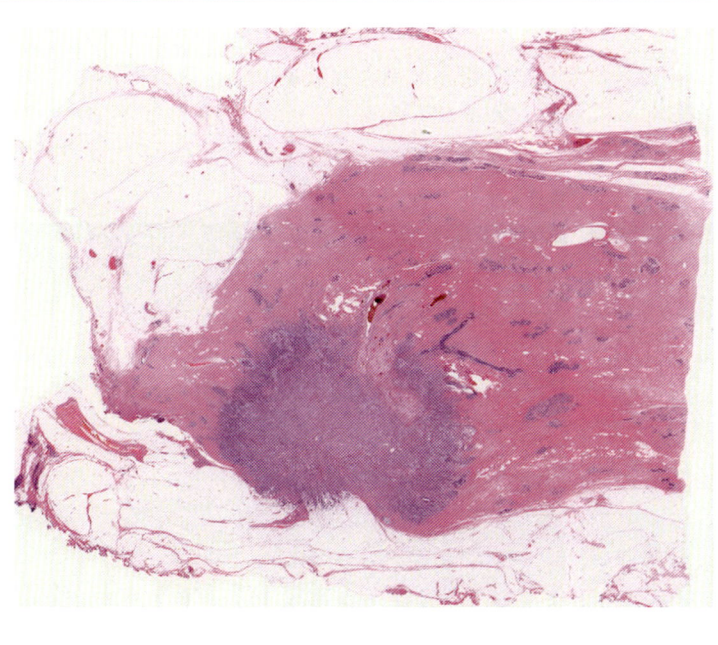

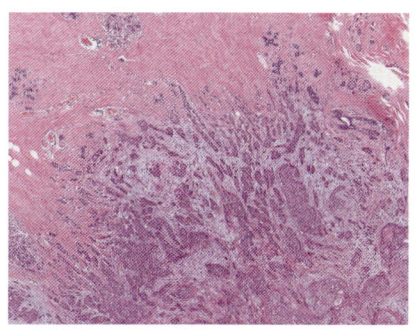

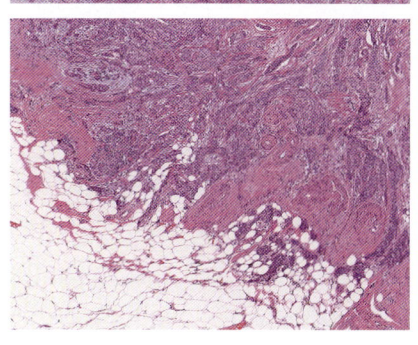

病理診断　浸潤性乳癌 NST（硬癌）

- 肉眼的には 0.8×0.7 cm の結節性腫瘍が見られる。組織学的には異型細胞が胞巣状や索状，癒合腺管状となって浸潤増殖している。腫瘍は脂肪織に浸潤している。
- pT1b pN0 cM0 Stage IA ER（+）PgR（+）HER2 FISH（-）MIB-1 index 17％

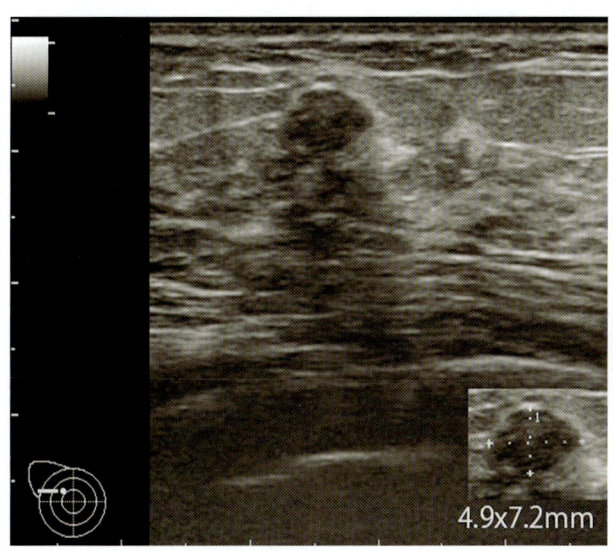

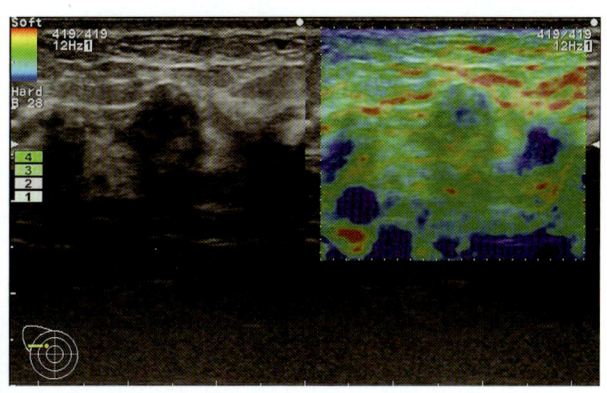

4.9×7.2mm　　反対側の乳房

解 説　小さな病変であるが，大きさ，縦横比，形状より悪性を疑う。検査者があるという halo は静止画では明らかではなく，判定はカテゴリー 4 としたが，動画ではあるように見える。病理では脂肪織浸潤は腫瘍の後面のわずかな範囲ではあったが（病理写真右下），腫瘍の辺縁がぎざぎざとしており（病理写真右上），この部分が halo として見えていたのかもしれない。反対側乳房にも小腫瘤があったが，こちらは形状は分葉形で境界は明瞭平滑，ES＝1 であり，良性と判定されている。

| 症例7 | 40歳代後半 | | 腫瘤 |

1年前：超音波検診：良性腫瘤　C-2

Bモード／Bモード／カラードプラ／エラストグラフィ
11.3×8.0mm　9.7mm

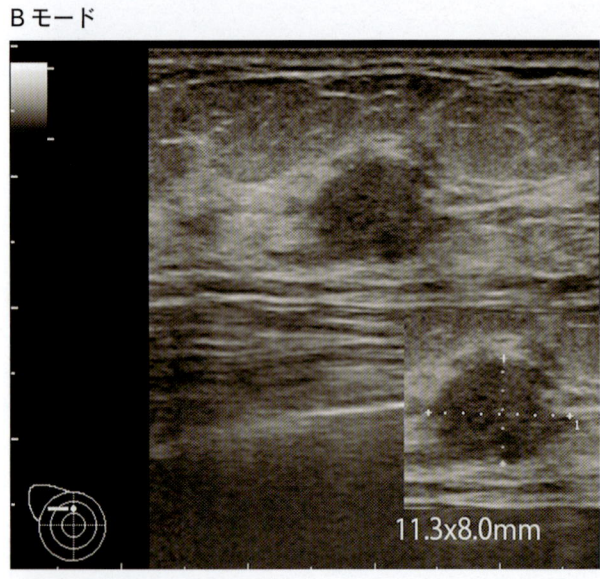

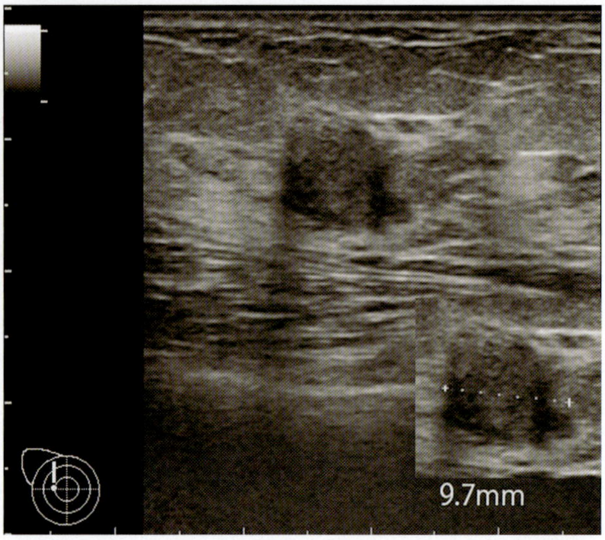

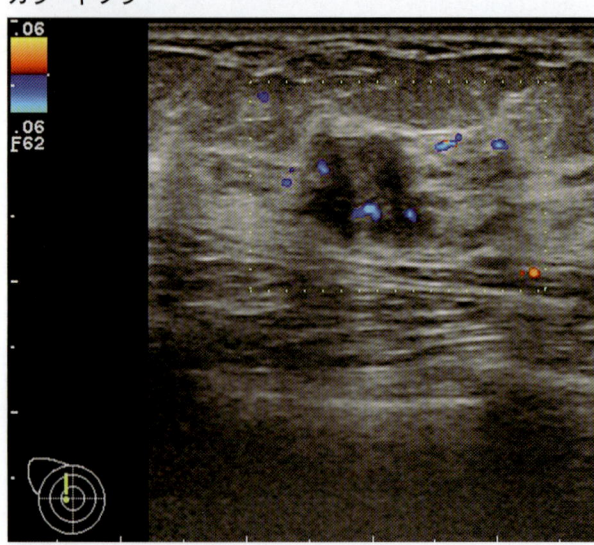

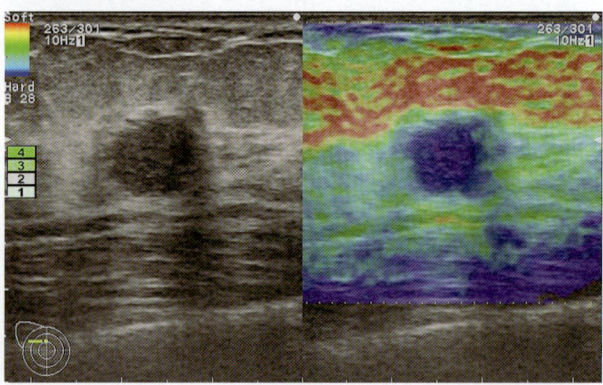

所見　右11時Mに，最大径11.3mm，縦横比0.7の不整形の腫瘤を認める。境界は明瞭粗ぞう，後方エコーは不変である。血流あり，ES＝4，増大。

鑑別診断　浸潤性乳癌

カテゴリー　4

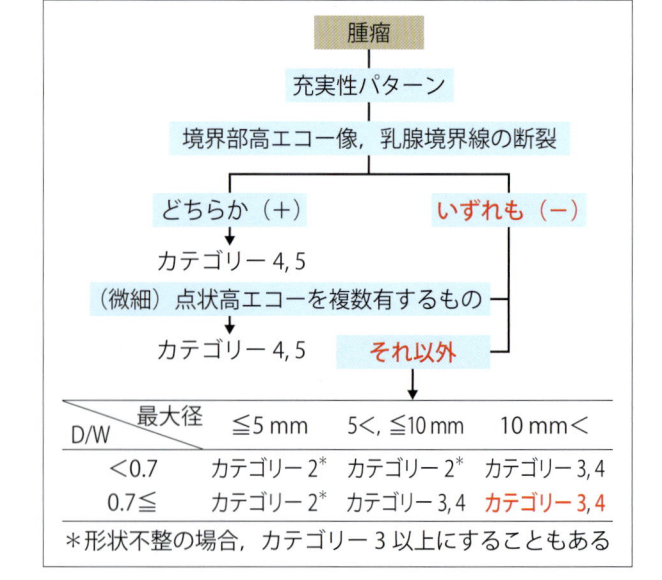

```
                    腫瘤
                     │
                  充実性パターン
                     │
          境界部高エコー像，乳腺境界線の断裂
              │                    │
          どちらか（＋）          いずれも（－）
              │                    │
          カテゴリー4,5             │
                     （微細）点状高エコーを複数有するもの
                         │                │
                     カテゴリー4,5         それ以外
```

最大径 D/W	≦5mm	5<, ≦10mm	10mm<
<0.7	カテゴリー2*	カテゴリー2*	カテゴリー3,4
0.7≦	カテゴリー2*	カテゴリー3,4	カテゴリー3,4

*形状不整の場合，カテゴリー3以上にすることもある

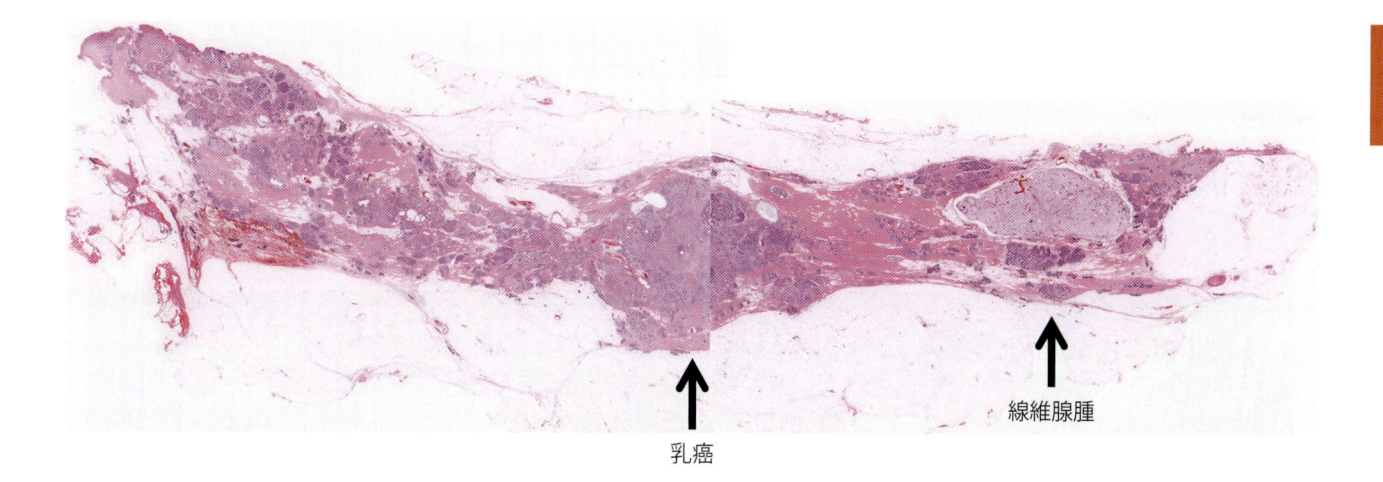

↑乳癌　　↑線維腺腫

病理診断　浸潤性乳癌 NST（硬癌）

- 肉眼的には境界不明瞭な結節性病変が2個認められる。1個は 2.0×1.0×1.0 cm，異形細胞が索状や小胞巣状となって浸潤増殖している。非浸潤性乳管癌が混在している。もう1個は線維腺腫である。
- pT1c pN0 cM0 Stage IA ER（＋）PgR（＋）HER2 FISH（－）MIB-1 index 12.4％

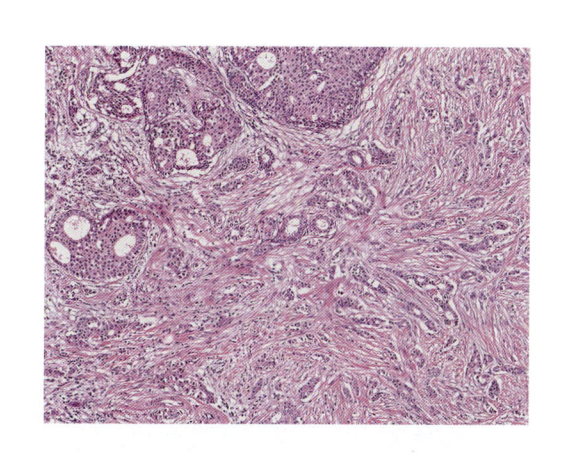

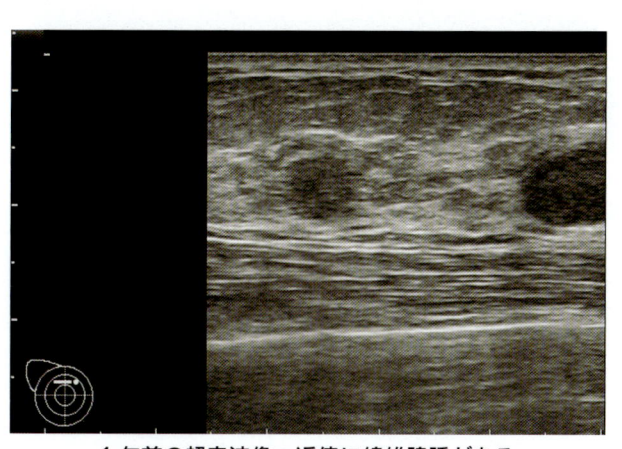

1年前の超音波像：近傍に線維腺腫がある 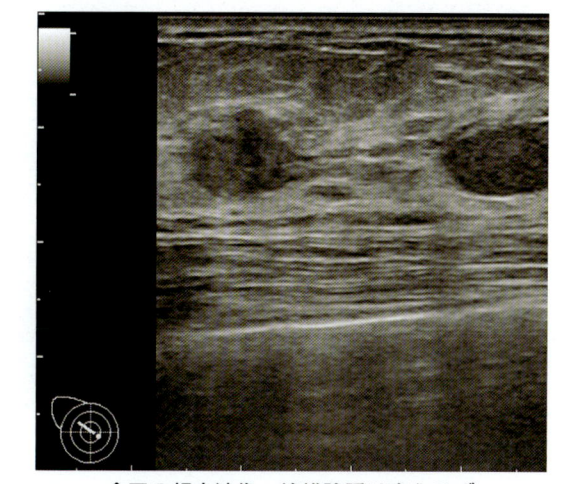　　今回の超音波像：線維腺腫は変化せず

解説　1年前の超音波検査でも指摘されていたが，5×5mm で形状の不整はなかった。孤立性であれば要精査にしたかもしれないが，周囲に線維腺腫が多発しており，要精査としなかった。検診の判断樹でもぎりぎりカテゴリー2となる大きさであった。1年後明らかに増大しており，カテゴリー4と判定。手術は検診の2カ月後に行われており，最終的には pT1c pN0 で Stage IA で早期乳癌であったが，大きさは2cmで T1c ぎりぎりで，もう少し経過すると Stage II 以上となる可能性があった。

症例 8　40歳代後半　　　　　　　　　　　　　　　　　　　　腫瘤

初回
1年前：マンモグラフィ検診：右中部・下部に集簇性石灰化　　C-3

Bモード　　　　　　　　　　　　　　　　　　Bモード

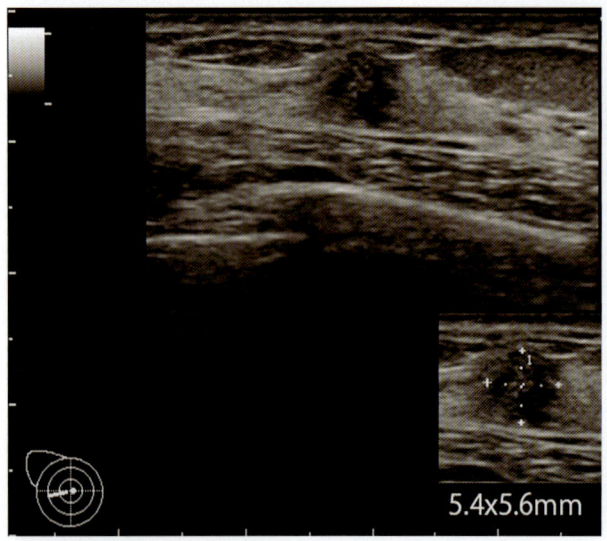

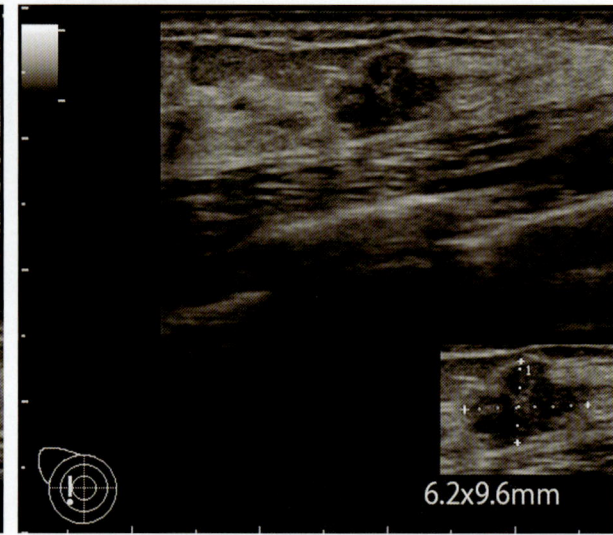

5.4x5.6mm　　　　　　　　　　　　　　6.2x9.6mm

カラードプラ 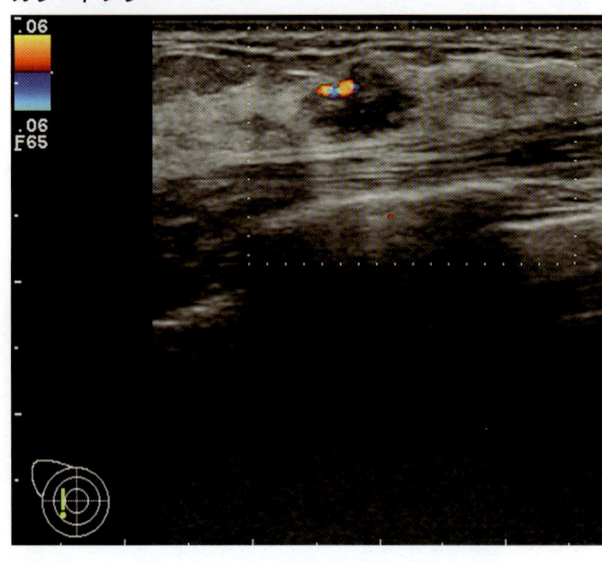　　　　　　　　　　　　　　エラストグラフィ

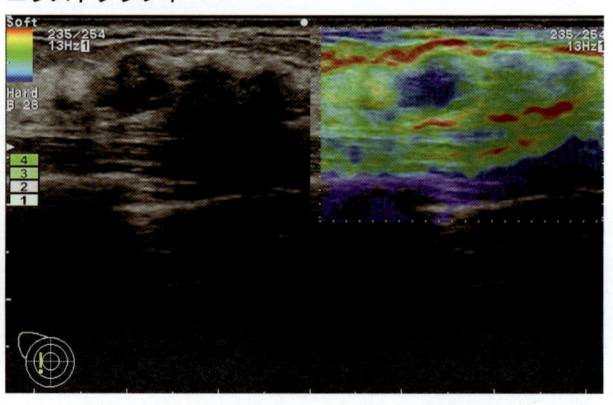

所見　右8時Mに，最大径9.6mmの腫瘤がある。縦横比0.6，不整形，境界は明瞭粗ぞう，後方エコーは不変。内部に点状高エコーがある。前方境界線の断裂，haloはない。血流あり，ES＝3-4，初回。

鑑別診断　浸潤性乳癌（乳頭腺管癌），非浸潤性乳癌，乳管内乳頭腫

カテゴリー　4

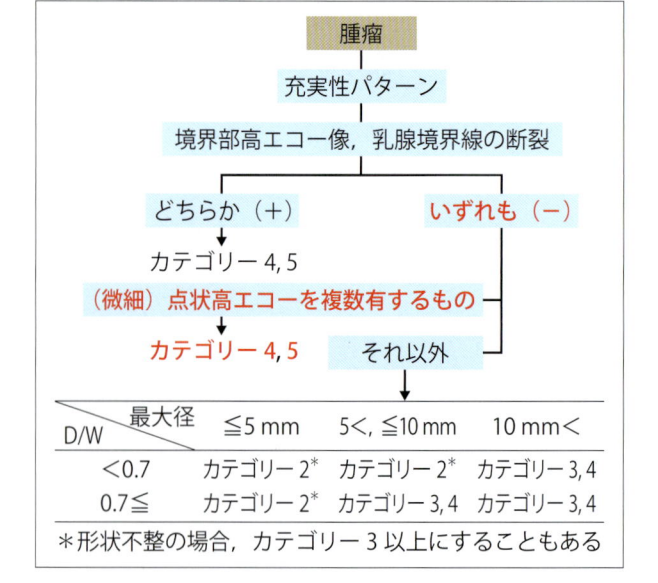

```
                    腫瘤
                     │
                 充実性パターン
                     │
         境界部高エコー像，乳腺境界線の断裂
              │                    │
         どちらか（＋）          いずれも（－）
              ↓                    
          カテゴリー4,5              
                         （微細）点状高エコーを複数有するもの
                              ↓              ↓
                          カテゴリー4,5     それ以外
```

D/W \ 最大径	≦5 mm	5＜, ≦10 mm	10 mm＜
＜0.7	カテゴリー2*	カテゴリー2*	カテゴリー3,4
0.7≦	カテゴリー2*	カテゴリー3,4	カテゴリー3,4

＊形状不整の場合，カテゴリー3以上にすることもある

症例 8

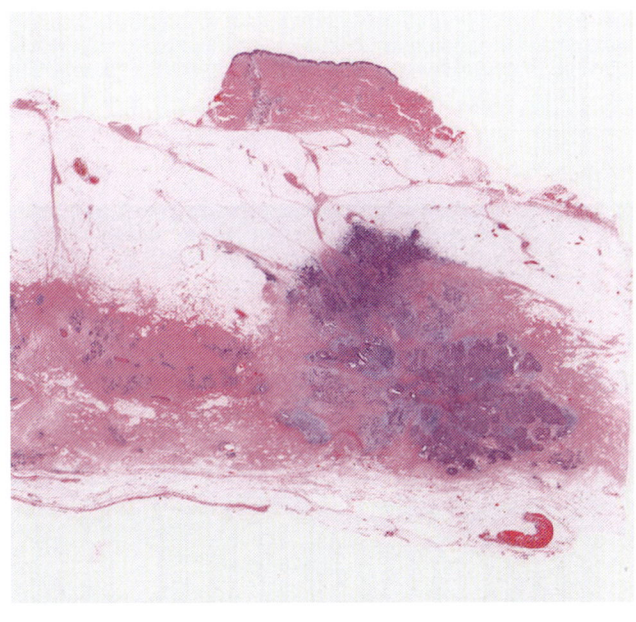

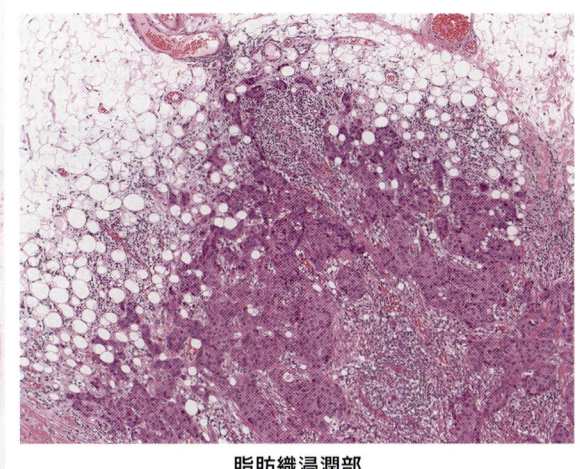

脂肪織浸潤部

病理診断　(2年後の超音波検診後に行われた)：浸潤性乳癌 NST（硬癌）

- 肉眼的には黄白色腫瘤を認める。組織学的には 0.8×0.6 cm の範囲に異形細胞が小胞巣状や索状に浸潤増殖している。脂肪織にも浸潤している。周囲に非浸潤性乳管癌があり，合わせた大きさは約 1.3×0.8 cm である。
- pT1b pN0 cM0 Stage IA ER(+) PgR(+) HER2 FISH(+) MIB-1 index 17%

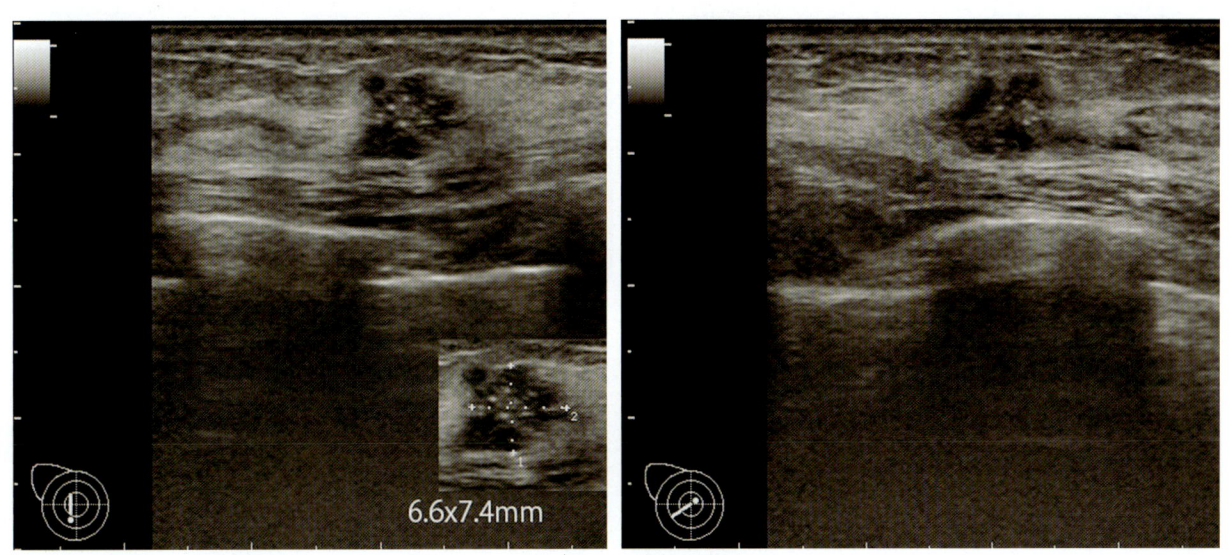

6.6x7.4mm

2年後の検診超音波像

解説　1年前のマンモグラフィ検診で要精査となったが，精密検査では乳腺症との診断であった。今回提示の超音波検診の後，精密検査機関で再度細胞診が施行されクラスⅡで経過観察の後，検診に戻りとなった。2年後の超音波検査（上記）では大きさには著変ないがやはり気になり，カテゴリー3で再度要精査とし，乳癌と診断された。このタイプの腫瘤は細胞診でも診断がつくことが多いように思うが，カテゴリー4の病変には針生検による診断が望まれる。2年後の診断でも早期で，周囲の非浸潤癌の広がりも限局性であった。周囲乳腺内には乳管上皮過形成や乳管内乳頭腫が認められた。

症例9　40歳代後半　　腫瘤

初回

B モード　　4.9mm

B モード　　6.2×5.4mm

カラードプラ

エラストグラフィ

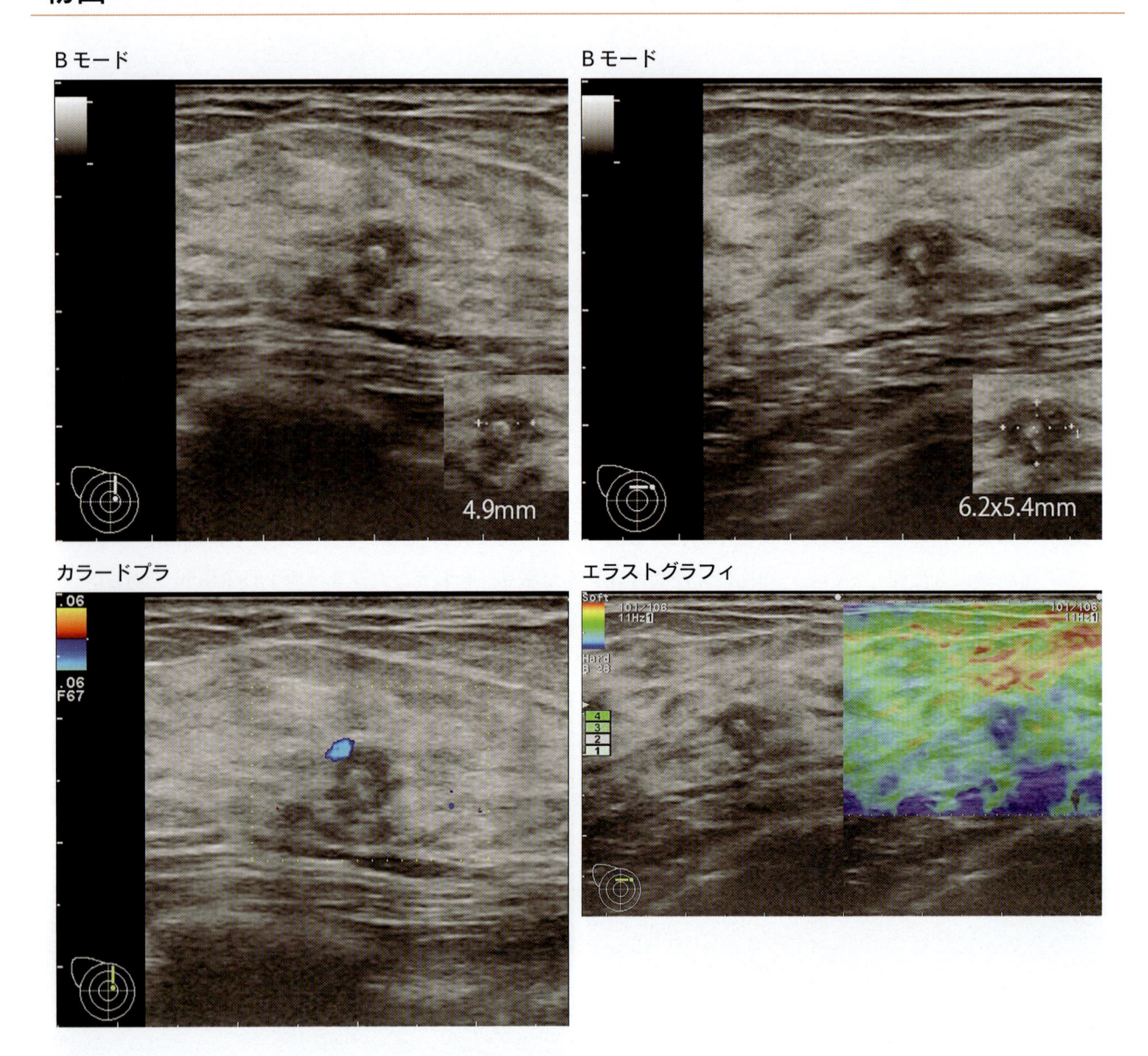

所見　右1時Mに，最大径6.2mm，縦横比0.9の腫瘤がある。後方エコーは不変。分葉形，境界は明瞭粗ぞう，内部に粗大・微細な点状高エコーを伴う。周囲に既存の血管があるが内部には血流なし，ES＝3-4。

鑑別診断　乳腺症，線維腺腫，非浸潤性乳癌

カテゴリー　3, 4（検診時は3）

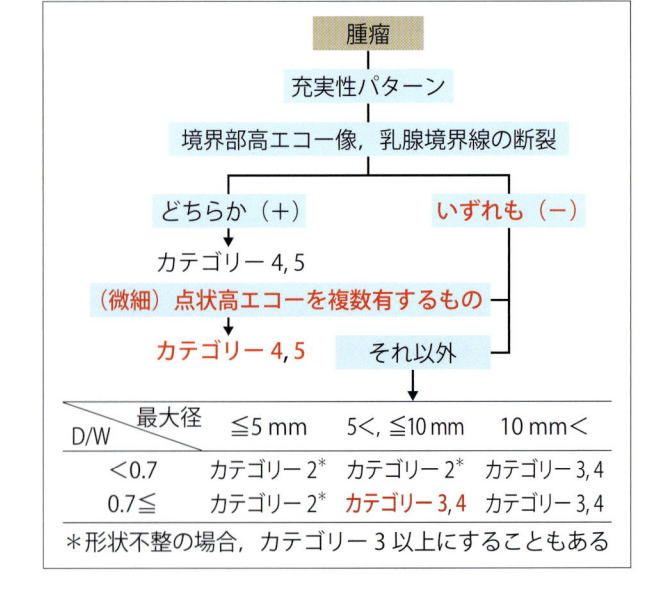

```
腫瘤
 │
充実性パターン
 │
境界部高エコー像，乳腺境界線の断裂
 │
どちらか（＋）          いずれも（－）
 ↓                        ↓
カテゴリー4, 5
（微細）点状高エコーを複数有するもの
 ↓                        
カテゴリー4, 5          それ以外
```

最大径 \ D/W	≦5 mm	5＜, ≦10 mm	10 mm＜
＜0.7	カテゴリー2*	カテゴリー2*	カテゴリー3, 4
0.7≦	カテゴリー2*	カテゴリー3, 4	カテゴリー3, 4

＊形状不整の場合，カテゴリー3以上にすることもある

症例 9

病理診断　非浸潤性乳管癌（DCIS）

- 肉眼的には小結節性病変が散在性に見られる。
- 組織学的には 7.5×7.0 cm の範囲に low grade の非浸潤性乳管癌が広がっている。大小の乳管内で小型の異型細胞が癒合腺管状や Roman bridge 構造，乳頭状，あるいは平坦な上皮内病変を形成しながら増殖している。乳頭状の病変の一部で石灰化が目立つ。
- pTis pN0 cM0 Stage 0 ER（＋）PgR（＋）

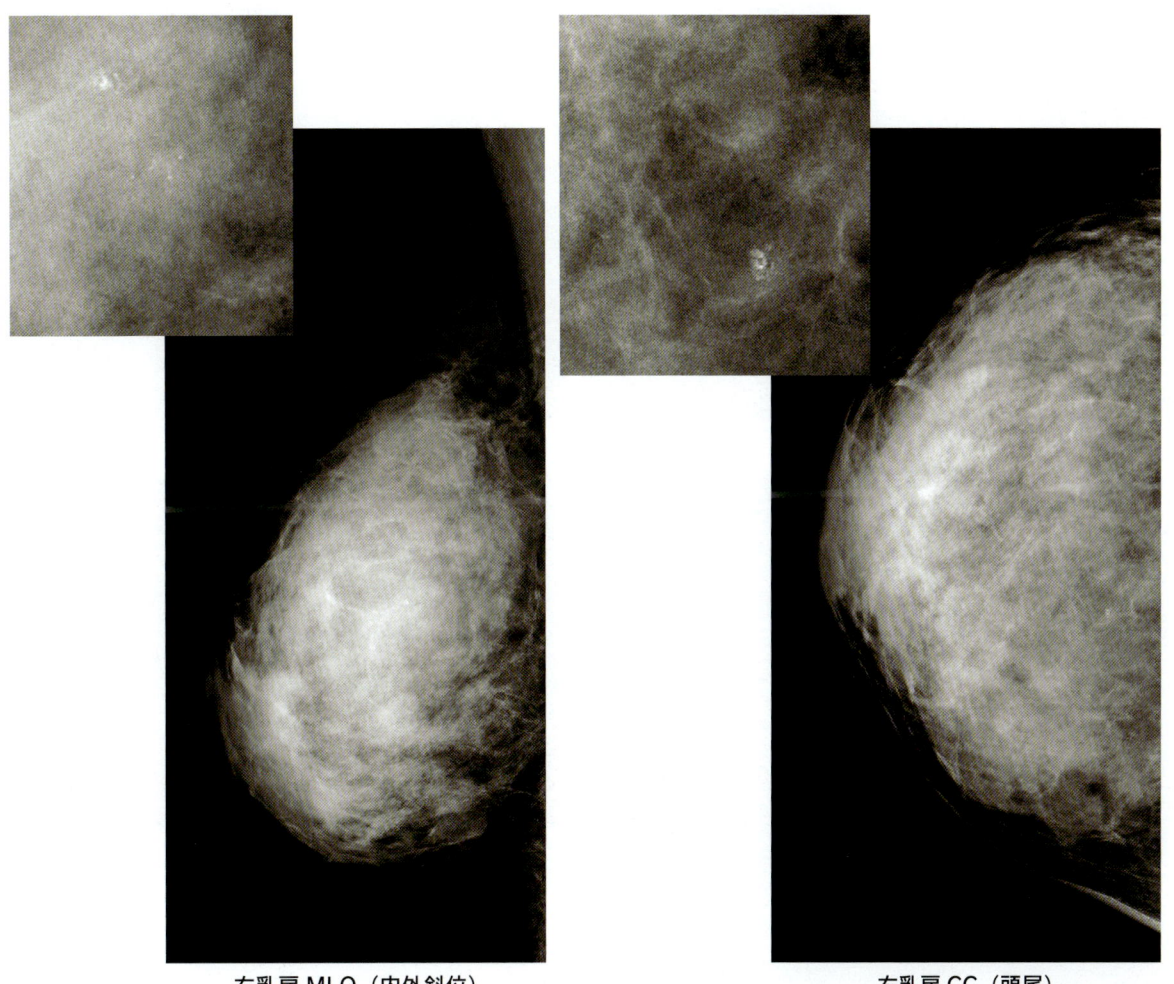

右乳房 MLO（内外斜位）　　　　　　　　右乳房 CC（頭尾）

精密検査時のマンモグラフィ所見

　右乳房の上部内側（12 時半くらいの乳頭の比較的近く）にやや大きめの石灰化があり，その内側 1 時くらいに点状石灰化がある。密度は低いが他の部位よりも少し多いのが気になる。その他の両側乳房に点状石灰化が散在している。

　結論として，大きめの石灰化はマンモグラフィのみでは良性石灰化を考える。1 時の点状石灰化はカテゴリー 3。

解説　B モード画像は腫瘤とするか，低エコー域とするか迷う。点状高エコーは明らかであるが，やや大きいものがあり，悪性を疑う石灰化とはいえず，病変も小さく，カテゴリー 3 は妥当なところかもしれない。マンモグラフィでもやや大きめの石灰化とごく小さな石灰化がみられ，超音波の所見と一致していた。最終的には大きめの石灰化も乳癌によるものであった。石灰化を有する非浸潤癌によくみられることであるが，この症例では実際には広がりはかなり広範であった。B モード画像を見ると周囲に小腫瘤や乳管内腫瘤があるように見えるが，検診超音波では病変の広がりを（診断に重要な場合を除き）正確に評価する必要はない。

症例 10　50歳代後半　　　　　腫瘤

初回

Bモード　　　　　　　　　　　　　　**Bモード**

カラードプラ　　　　　　　　　　**エラストグラフィ**

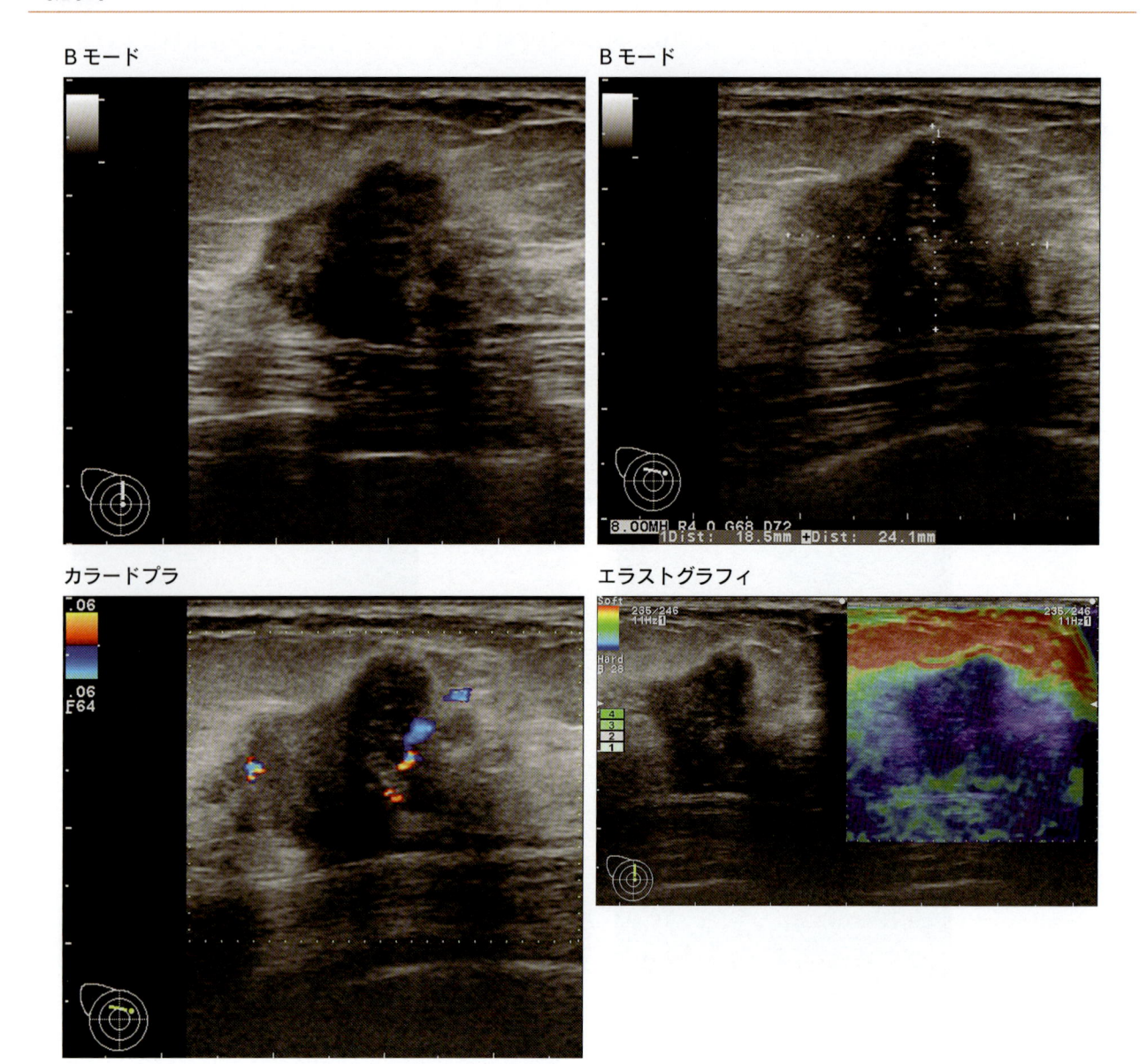

所見　右12時Mに，最大径24.1 mm，縦横比0.8の後方エコーの減弱する腫瘤がある。不整形，境界不明瞭，血流（内部には）なし，haloあり。点状高エコーあり。ES＝4，初回。

鑑別診断　浸潤性乳癌（硬癌）

カテゴリー　5

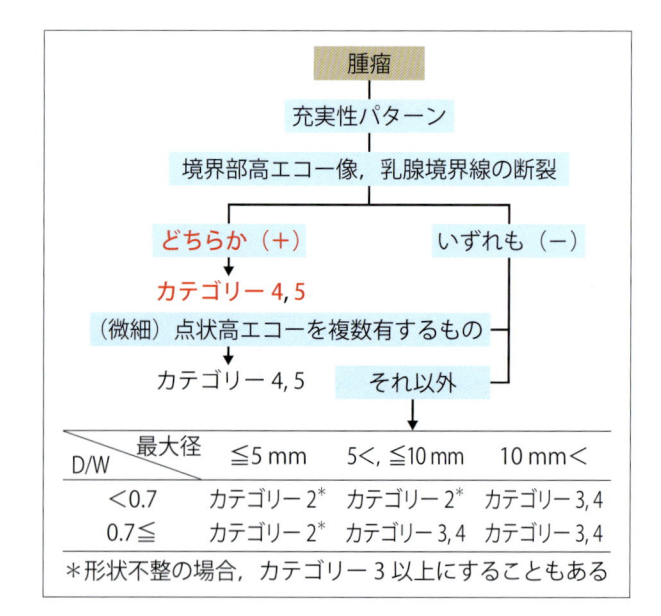

```
                    腫瘤
                     │
                充実性パターン
                     │
          境界部高エコー像，乳腺境界線の断裂
              │                    │
          どちらか（＋）          いずれも（－）
              │
          カテゴリー 4, 5
              │
    （微細）点状高エコーを複数有するもの
              │                    │
          カテゴリー 4, 5        それ以外
```

最大径 D/W	≦5 mm	5＜, ≦10 mm	10 mm＜
＜0.7	カテゴリー 2*	カテゴリー 2*	カテゴリー 3, 4
0.7≦	カテゴリー 2*	カテゴリー 3, 4	カテゴリー 3, 4

＊形状不整の場合，カテゴリー3以上にすることもある

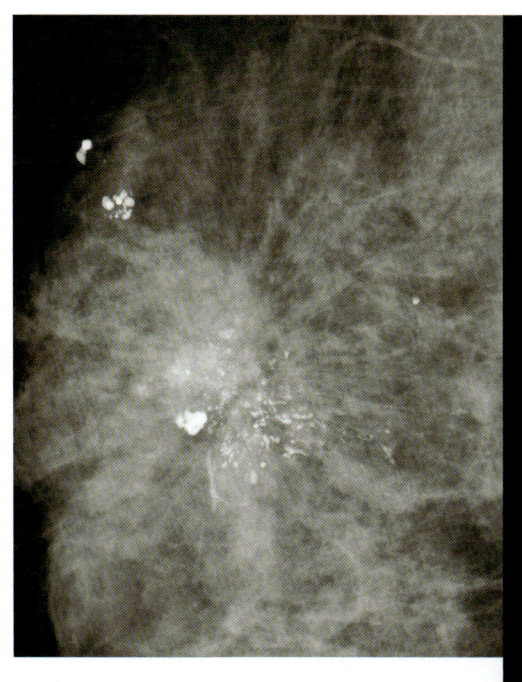

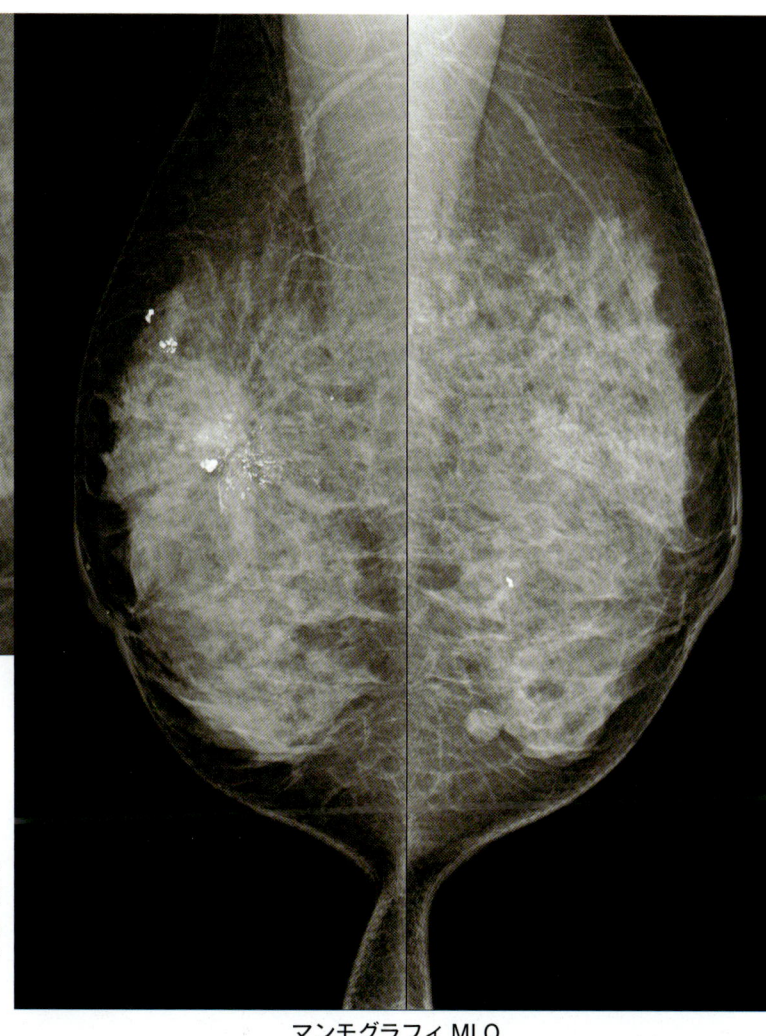

同時に行われた検診マンモグラフィ所見：右乳房上部にスピキュラを伴う高濃度腫瘤。微細線状石灰化を伴う。左乳房下部に見られる境界明瞭な腫瘤は超音波で濃縮嚢胞であった。カテゴリー5。

マンモグラフィ MLO

> **最終診断** 浸潤性乳癌 NST（硬癌）

- 組織学的には 2.2×1.5 cm の範囲に腫瘍の浸潤がある。硝子化に伴う線維間質の増生を背景に異型の高度な腫瘍細胞が小胞巣状や索状，小型腺管状となって浸潤している。小石灰化も見られる。浸潤は脂肪織に及んでいる。浸潤巣から周囲にかけて comedo 壊死や小石灰化を伴う非浸潤性乳管癌が進展しており，全体の大きさは 4.5×3.5 cm である。
- pT2 pN0 cM0 Stage IIA ER（＋）PgR（＋/－）HER2 FISH（－）MIB-1 index 14.7％

> **解 説** かなり大きな腫瘤であるが，保健師の問診では自覚症状がなかった。検出，診断には問題のない症例である。超音波でも点状および粗大な石灰化（この症例ではもともとあった良性石灰化が巻き込まれたのかもしれない）は見られるが，マンモグラフィのほうがよりよく見える。

症例 11　40歳代前半　　　　　　　　　　　　　腫瘤

1年前：超音波検診　　C-1

Bモード

Bモード

カラードプラ

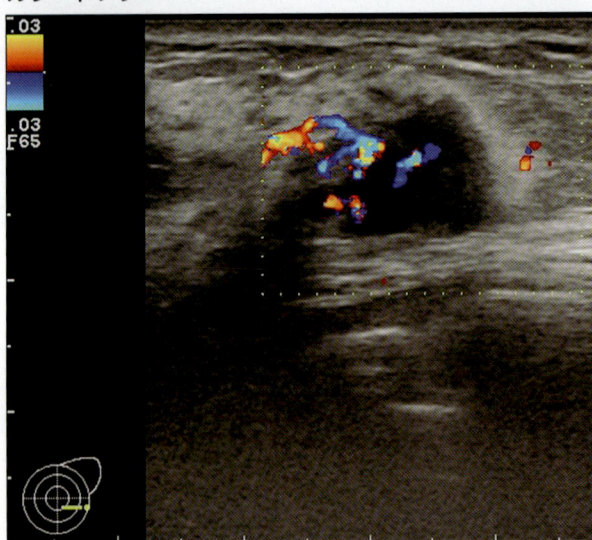

エラストグラフィ

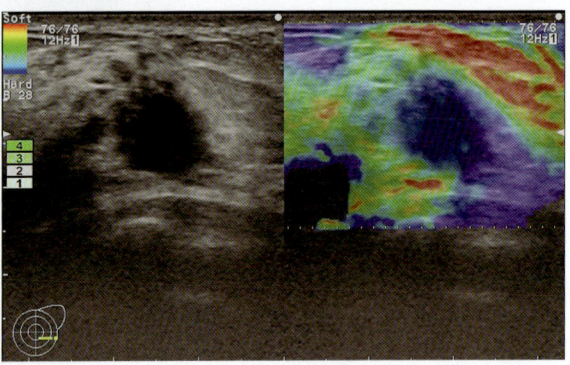

所見　左4時Mに，最大径21.9 mm，縦横比0.7の低エコー腫瘤を認める。後方エコーは不変。不整形，境界不明瞭，前方境界線断裂なし，haloあり。内部に点状高エコーを認める。血流豊富，ES＝5，前回なし。

鑑別診断　浸潤性乳癌（硬癌）

カテゴリー　5

病理診断　浸潤性乳癌 NST（硬癌疑い）（針生検のみ）
- ER（＋）PgR（＋）HER2 FISH（－）MIB-1 index 60％
- 手術は他院で行われたが，センチネルリンパ節に転移があり，リンパ節郭清が施行された。

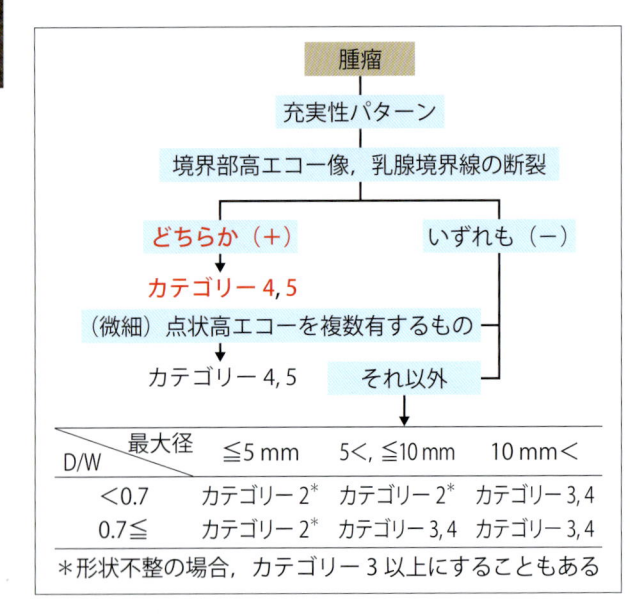

腫瘤
充実性パターン
境界部高エコー像，乳腺境界線の断裂

どちらか（＋）　　　いずれも（－）
カテゴリー 4, 5
（微細）点状高エコーを複数有するもの　　　それ以外
カテゴリー 4, 5

D/W＼最大径	≦5 mm	5＜, ≦10 mm	10 mm＜
＜0.7	カテゴリー 2*	カテゴリー 2*	カテゴリー 3, 4
0.7≦	カテゴリー 2*	カテゴリー 3, 4	カテゴリー 3, 4

＊形状不整の場合，カテゴリー3以上にすることもある

解説　1年で出現した乳癌である。MIB-1 index 60％で増殖能の高さがうかがえる。動画ではhaloの存在に気づいてほしい。検出・診断は問題がないが，検診間隔を考えさせられる症例である。

症例 12　40歳代後半　　　　　　　　　　　　　　　　　　　　　腫瘤
1年前：超音波検診：囊胞多発，乳管拡張　　　C-2

Bモード　　　　　　　　　　　　　　　　　　　Bモード

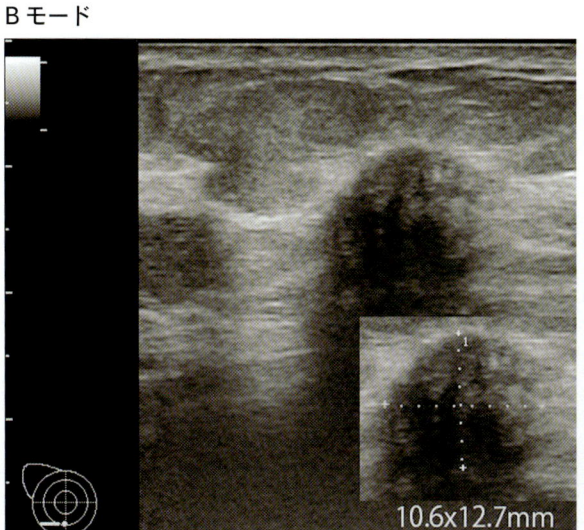

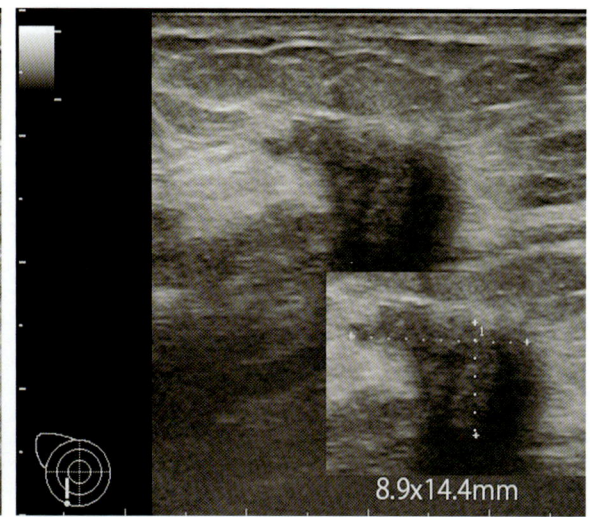

10.6x12.7mm　　　　　　　　　　　　　　　　8.9x14.4mm

カラードプラ 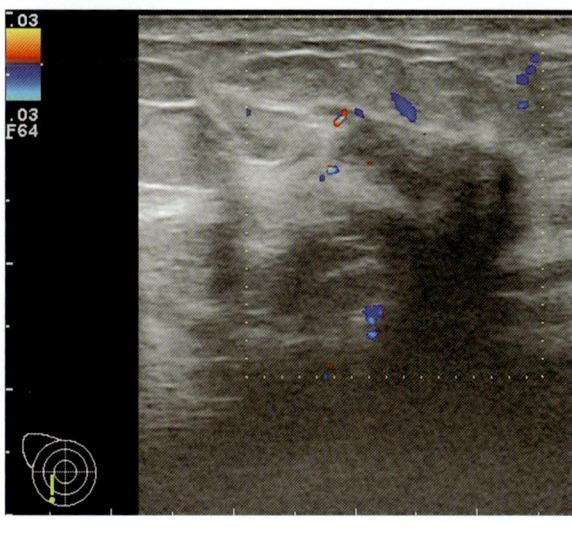　　　　　　　　　　　　　　　　　エラストグラフィ

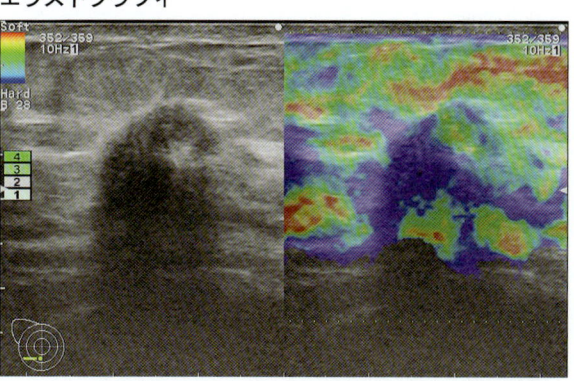

所見　右8時Mに，最大径14.4 mm，縦横比0.6の低エコー腫瘤を認め，後方エコーは減弱している。不整形，境界は不明瞭。halo，前方境界線の断裂は明らかではない。血流なし（周囲のみ），エラストグラフィ困難，前回なし。

鑑別診断　浸潤性乳癌

カテゴリー　4, 5（検診時は4）

病理診断　浸潤性乳癌 NST（硬癌疑い）（針生検のみ）
- ER（+）PgR（+）HER2 FISH（-）MIB-1 index 4.9%
- 手術は他院で行われた。

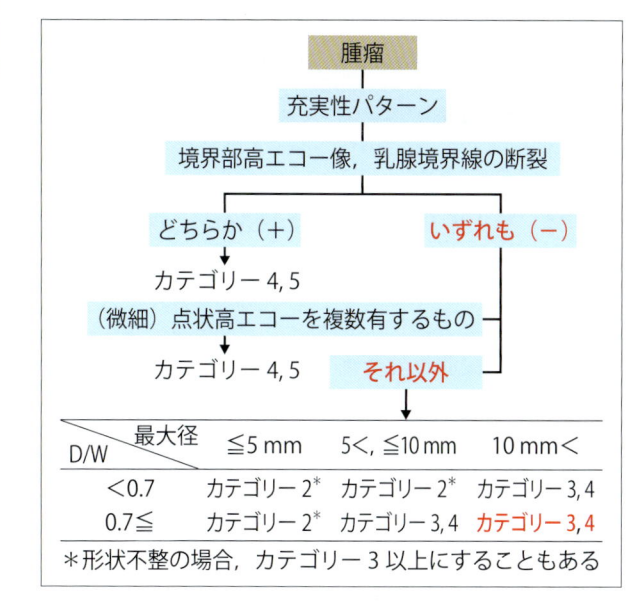

腫瘤
↓
充実性パターン
↓
境界部高エコー像，乳腺境界線の断裂

どちらか（+）	いずれも（-）
カテゴリー4, 5	（微細）点状高エコーを複数有するもの
	カテゴリー4, 5
	それ以外

D/W　最大径	≦5 mm	5＜, ≦10 mm	10 mm＜
＜0.7	カテゴリー2*	カテゴリー2*	カテゴリー3, 4
0.7≦	カテゴリー2*	カテゴリー3, 4	カテゴリー3, 4

＊形状不整の場合，カテゴリー3以上にすることもある

解説　非常に不整な形で，1つの腫瘤というより低エコー域のほうがよいかもしれない。動画のほうが全体的な形態の把握がしやすい。腫瘤とすればその周囲に乳管内病巣を疑う管状構造が広がっているように見える。1年で出現したとしては大きな腫瘤であるが，小さいうちは分かりにくかった可能性がある。

症例 13　40歳代後半　　　　　　　　　　　　　　　　　　　　腫瘤

初回

Bモード　　　　　　　　　　　　　　　Bモード
11.7×10.7mm　　　　　　　　　　　　17.5mm

カラードプラ　　　　　　　　　　　　　エラストグラフィ

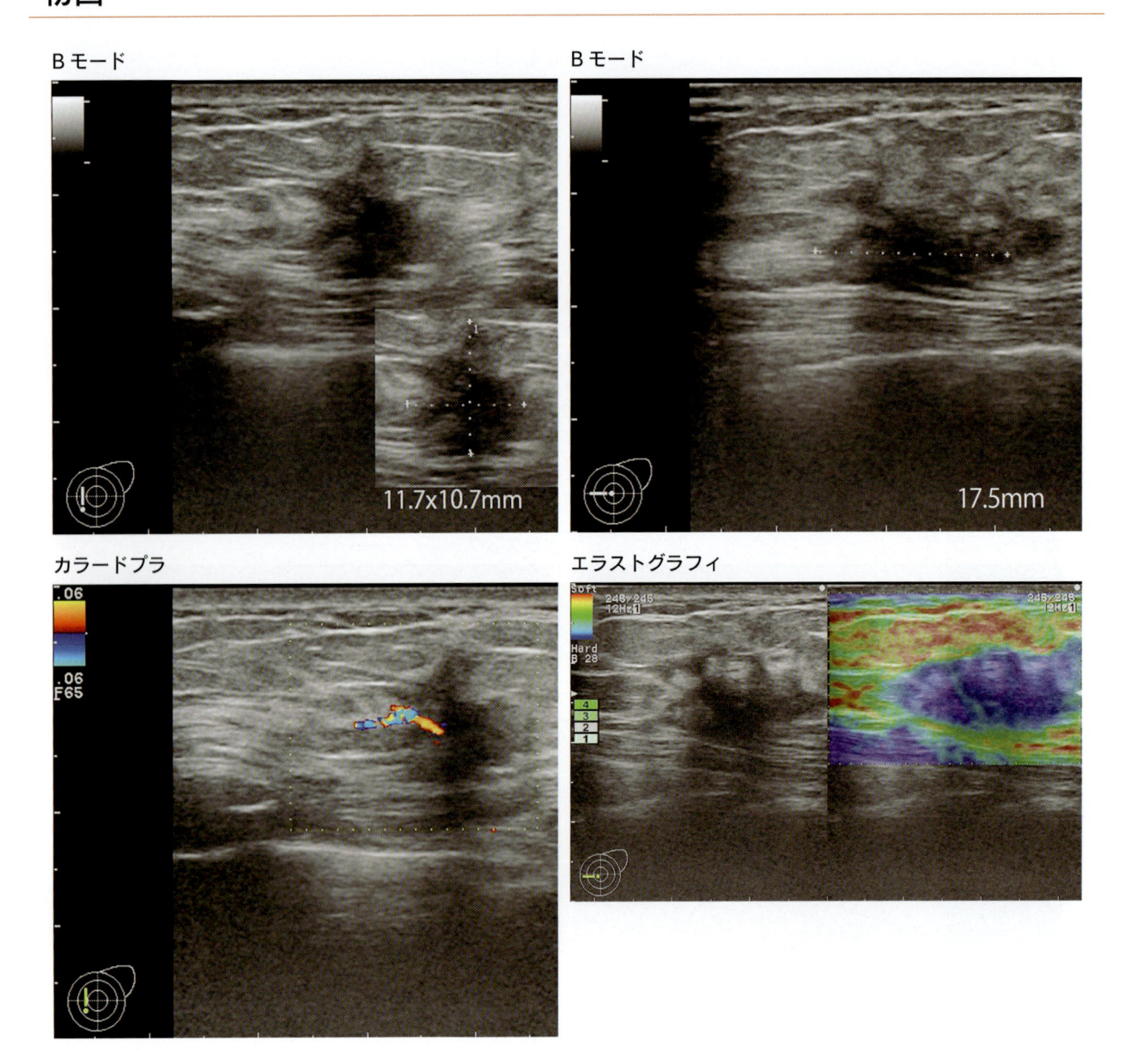

所見　左9時Mに，最大径17.5mm，縦横比0.7の後方エコーの減弱する腫瘤がある。不整形，境界不明瞭，血流あり，ES＝4。初回。

鑑別診断　浸潤性乳管癌（硬癌），浸潤性小葉癌

カテゴリー　4

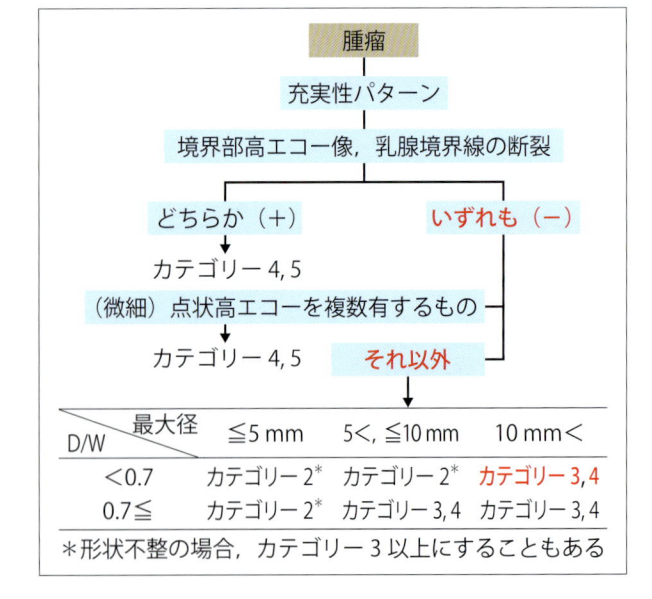

腫瘤			
充実性パターン			
境界部高エコー像，乳腺境界線の断裂			

どちらか（＋）→ カテゴリー 4, 5
（微細）点状高エコーを複数有するもの → カテゴリー 4, 5
いずれも（－）→ それ以外

D/W＼最大径	≦5mm	5＜, ≦10mm	10mm＜
＜0.7	カテゴリー 2*	カテゴリー 2*	カテゴリー 3, 4
0.7≦	カテゴリー 2*	カテゴリー 3, 4	カテゴリー 3, 4

＊形状不整の場合，カテゴリー3以上にすることもある

症例 13

病理診断 浸潤性乳癌 NST（硬癌）

- 肉眼では境界不明瞭な黄白色調の不整形を認める。
- 組織学的には異型細胞が小胞巣状や索状，崩れた腺管状となって浸潤増殖している。癌は脂肪織に浸潤している。浸潤癌の範囲は 4.7×4.3×1.6 cm の範囲である。
- リンパ節転移が 1/15（センチネルリンパ節に長径 0.1 cm の転移，節外浸潤あり）。
- pT2 pN1mi cN0 Stage IIB ER（＋）PgR（＋）HER2 FISH（－）MIB-1 index 5-10%

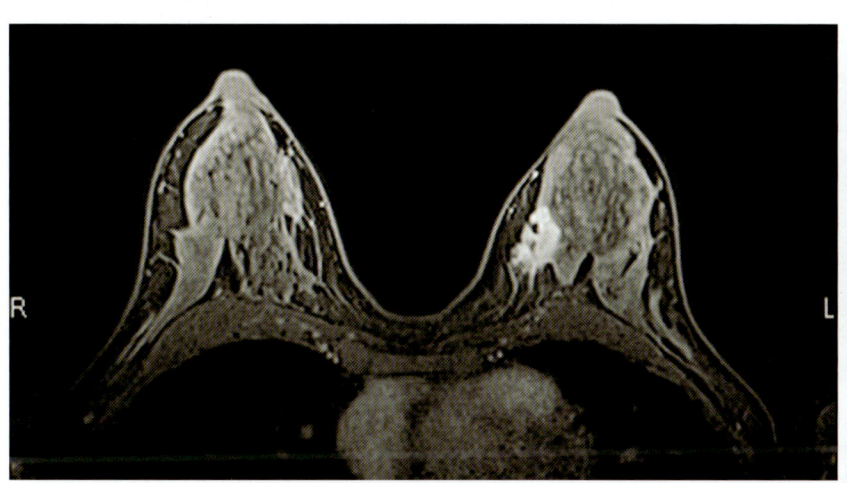

造影 MRI 横断像

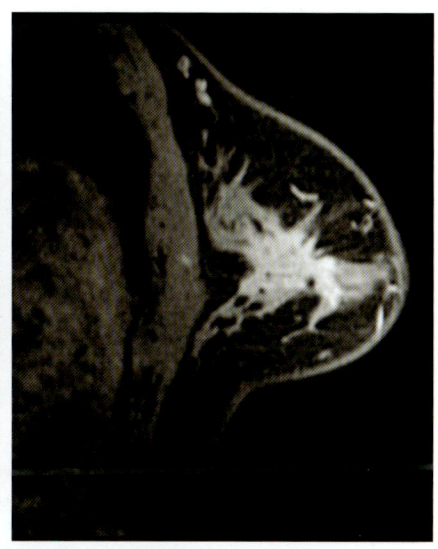

造影 MRI 矢状断像

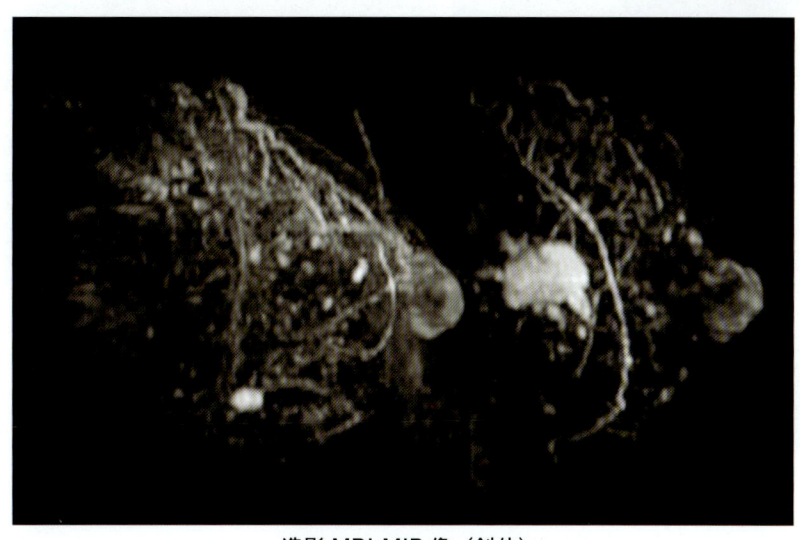

造影 MRI MIP 像（斜位）

解説 右乳房腫瘤があり，3 年前他院で精査。良性と診断され検診受診。検診時，右乳房には異常がなかったが MRI では造影されている。線維腺腫を考える。左乳房の病変は動画では低エコー域とするほうがよいかもしれない。実際には MRI でも分かるように検診時の評価よりもかなり広く浸潤癌が広がっていた。低エコー域は大きさ，範囲の評価が難しい。B モードでは明らかではないが，エラストグラフィでは青い部分が広く，レトロスペクティブには病変の広がりを反映するものであった。

症例 14　30歳代前半　　　　　　　　　　　　　　　　　腫瘤

6カ月前：超音波検診　　　C-2（姉が乳癌）

Bモード　　　　　　　　　　　　　　　**Bモード**

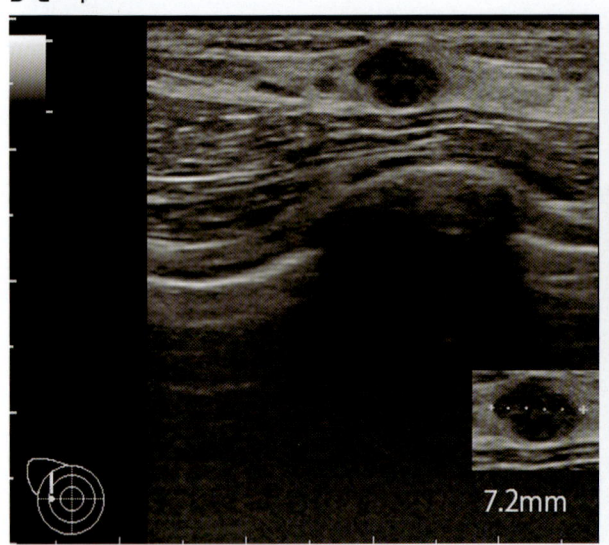

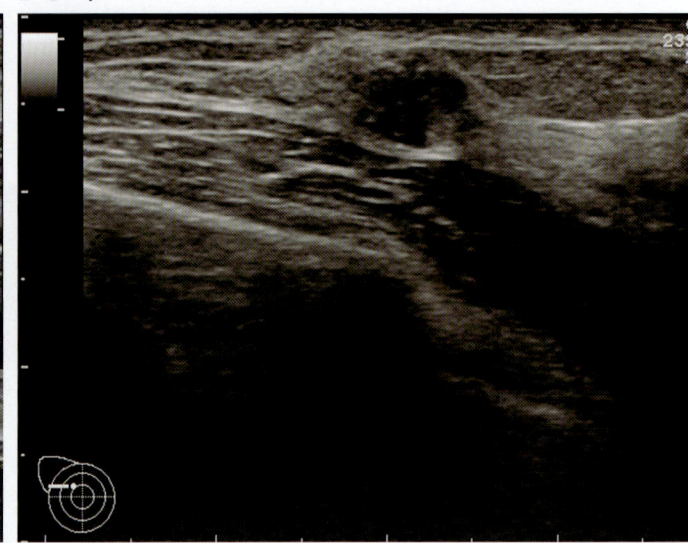

7.2mm　　　　　　　　　　　　　　　　　拡大横断像

カラードプラ　　　　　　　　　　　　**エラストグラフィ**

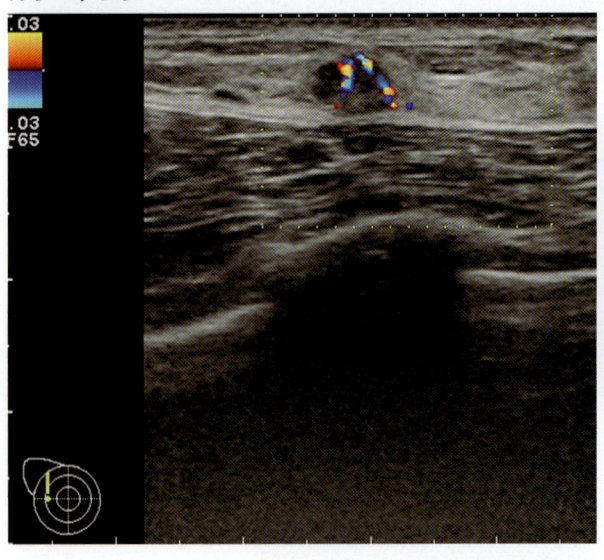

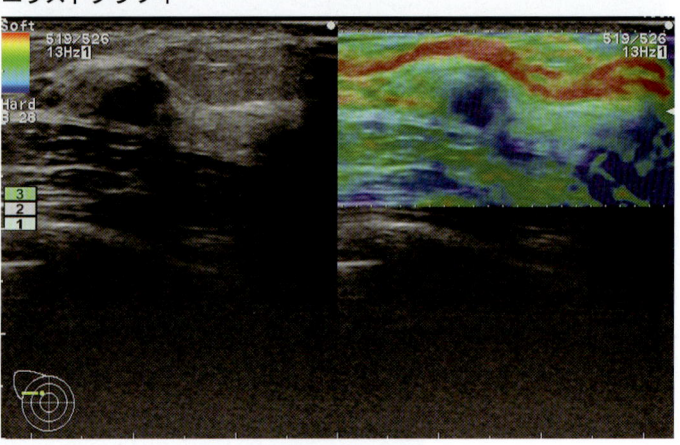

所見　右10時Pに，最大径7.2mm，縦横比0.7の腫瘤がある．多角形，境界は明瞭粗ぞう，血流豊富，ES＝4（動画ではES＝3に見える），増大．

鑑別診断　非浸潤性乳癌，浸潤性乳癌，乳管内乳頭腫

カテゴリー　4，3

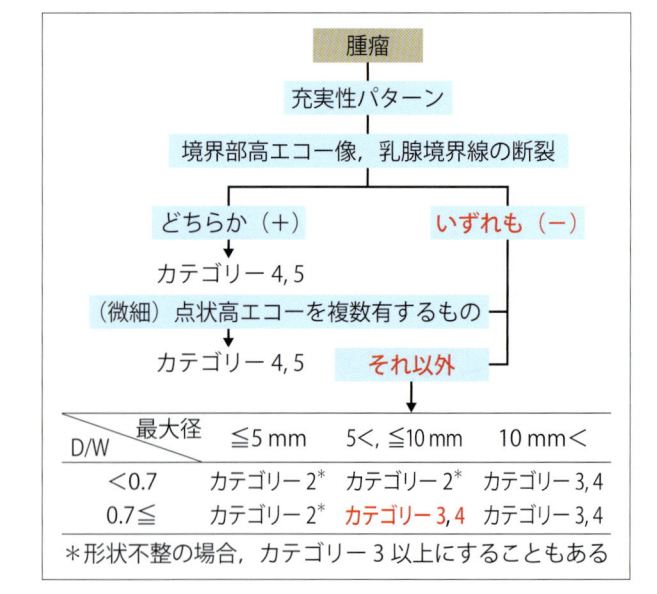

```
                    腫瘤
                     ↓
                  充実性パターン
                     ↓
             境界部高エコー像，乳腺境界線の断裂
              ↙                    ↘
         どちらか（＋）           いずれも（－）
              ↓                      ↓
         カテゴリー4，5
         （微細）点状高エコーを複数有するもの
              ↓                      ↓
         カテゴリー4，5            それ以外
```

D/W＼最大径	≦5 mm	5＜,≦10 mm	10 mm＜
＜0.7	カテゴリー2*	カテゴリー2*	カテゴリー3，4
0.7≦	カテゴリー2*	**カテゴリー3，4**	カテゴリー3，4

＊形状不整の場合，カテゴリー3以上にすることもある

症例 14

病理診断 浸潤性乳癌（針生検のみ）
- ER(＋) PgR(＋) MIB-1 index 5%
- 手術は他院にて施行。

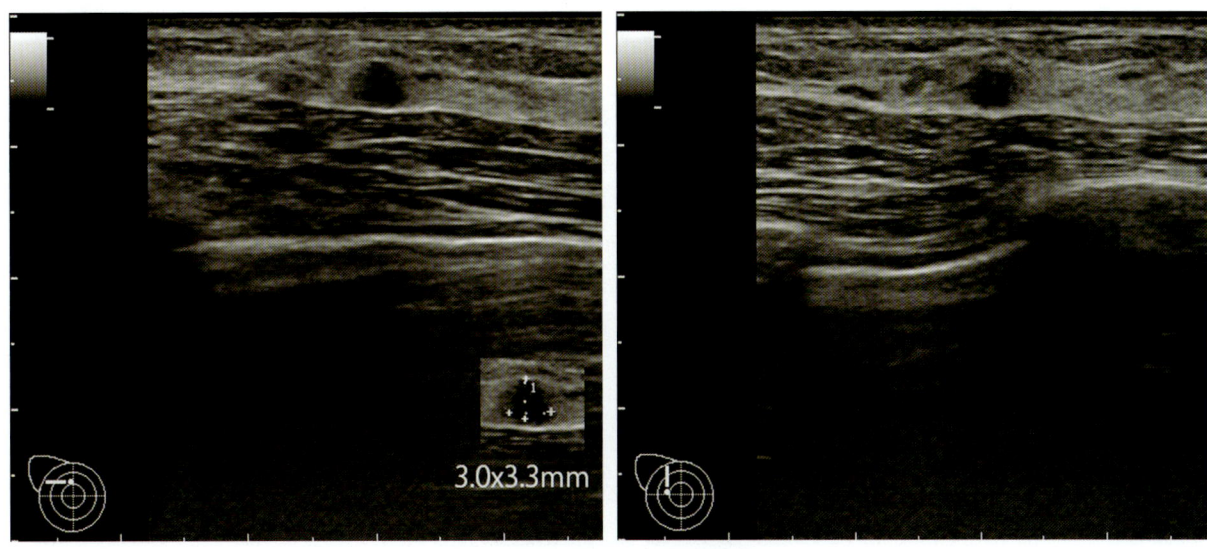

6カ月前（初回）の超音波像

> **解説** 年齢が若く，通常は検診を受ける年齢ではないが，姉が乳癌ということで，6カ月前にも超音波による乳癌検診を受診していた。そのときはカテゴリー2と判定された。今回増大しており，カテゴリー4としたが，初回であれば年齢を考慮してカテゴリー3が妥当であろう。手術は他院で行われた。6カ月で明らかに増大しており，1年後であればさらに大きくなるであろうが，6カ月後もT1bの大きさであり，T1cの範囲にとどまっている可能性もある。今回は自覚症状はなかったが，部位的に，増大すれば自覚症状が出現するかもしれない。若年のハイリスク者に対する検診間隔を考えさせられる症例である。

症例 15　70歳代後半　腫瘤

初回：ペースメーカ使用中のためマンモグラフィ検診不能

Bモード　　　　　　　　　　　　　　　　Bモード

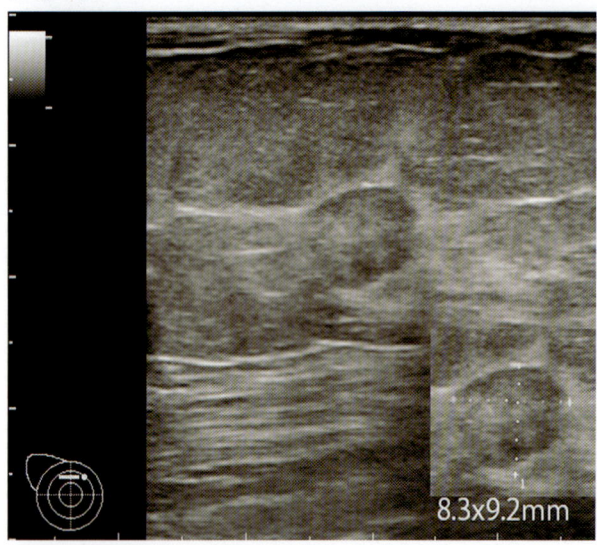

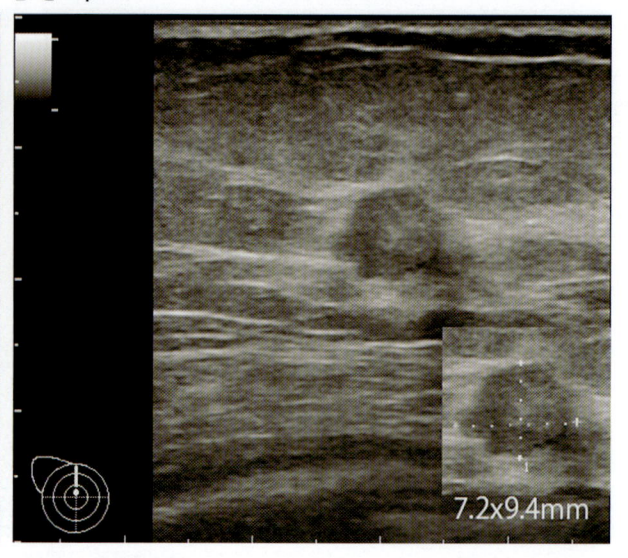

8.3x9.2mm　　　　　　　　　　　　　　　7.2x9.4mm

カラードプラ 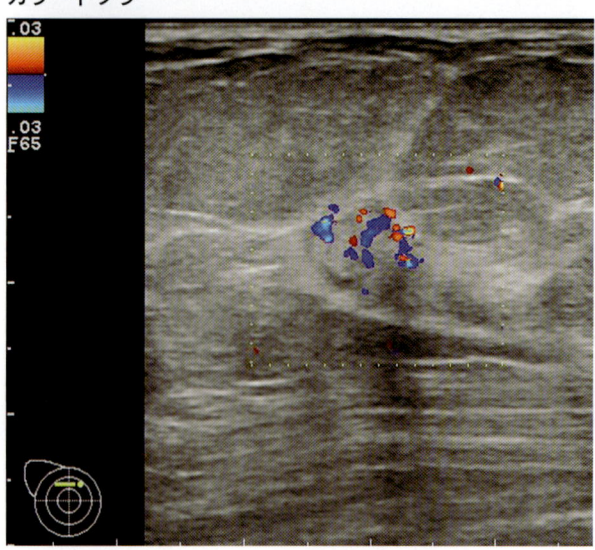　　　　　　　　　　　　　エラストグラフィ

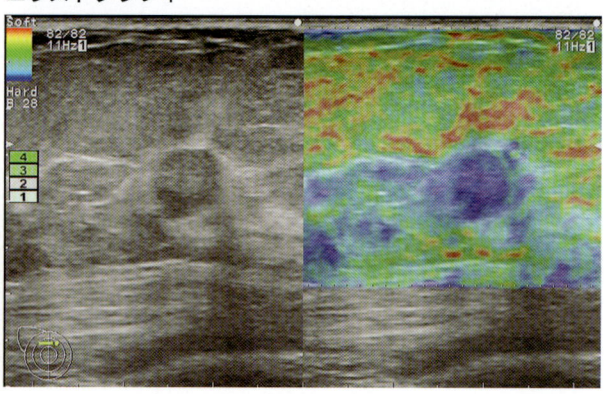

所見　左12時に，最大径9.4mm，縦横比0.8の腫瘤を認め，分葉形，境界明瞭平滑，内部不均質，前方境界線の断裂なし。血流あり，ES＝4，初回。

鑑別診断　浸潤性乳癌（粘液癌），非浸潤性乳癌（嚢胞内乳頭癌），線維腺腫，乳管内乳頭腫

カテゴリー　4，3（検診時3）

病理診断　浸潤性乳管癌（他院にて手術）

```
                    腫瘤
                     │
                 充実性パターン
                     │
            境界部高エコー像，乳腺境界線の断裂
                 │              │
            どちらか（+）     いずれも（−）
             カテゴリー4,5          │
         (微細)点状高エコーを複数有するもの
             カテゴリー4,5       それ以外
```

D/W＼最大径	≦5 mm	5＜，≦10 mm	10 mm＜
＜0.7	カテゴリー2*	カテゴリー2*	カテゴリー3,4
0.7≦	カテゴリー2*	カテゴリー3,4	カテゴリー3,4

＊形状不整の場合，カテゴリー3以上にすることもある

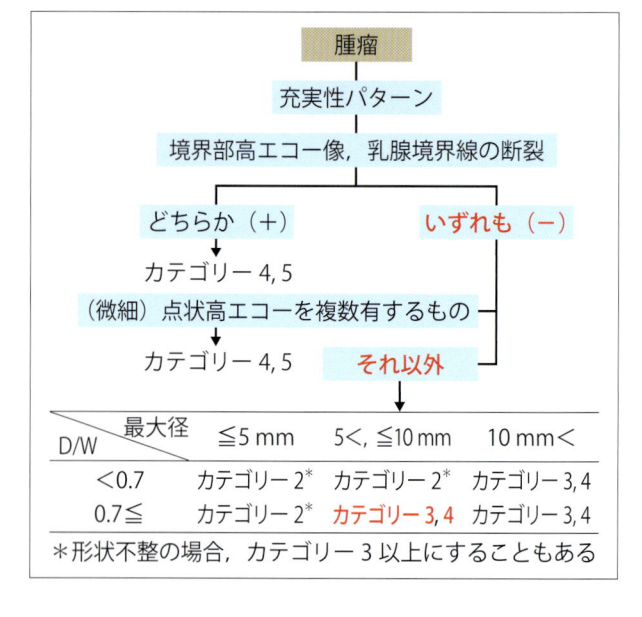

解説　圧排性発育をする比較的境界明瞭な腫瘤である。年齢を考慮するとカテゴリー4が推奨される。内部エコーが比較的高く，癌であれば粘液癌を疑ったが，最終診断は浸潤性乳管癌とのことであった。

症例16　40歳代後半　腫瘤

初回

Bモード　　　　　　　　　　　Bモード

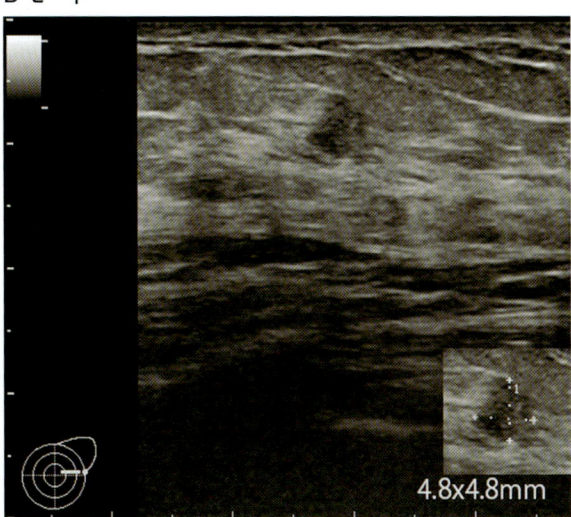

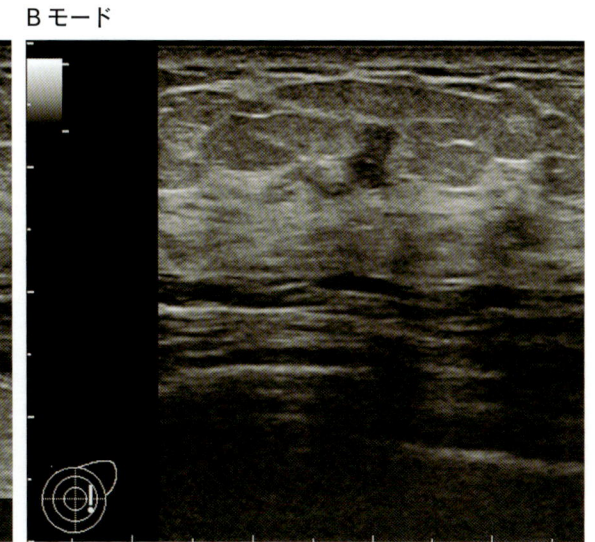

4.8×4.8mm

カラードプラ 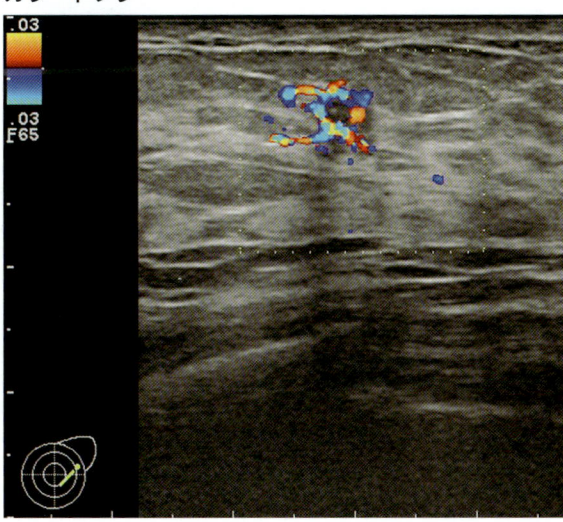　　　　　　　　　エラストグラフィ

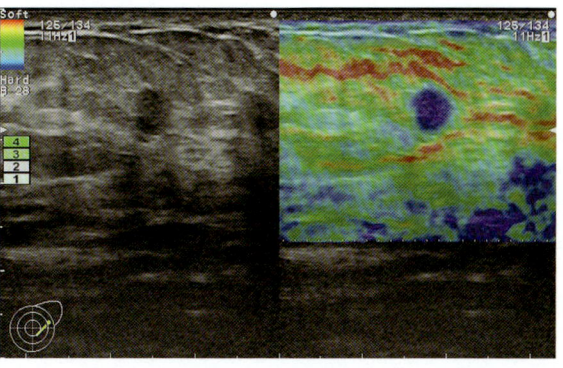

所見　左3時Mに，最大径4.8mm，縦横比1.0の腫瘤がある。後方エコーは不変，不整形，境界は明瞭粗ぞう，血流豊富，ES＝4。

鑑別診断　非浸潤性乳癌，乳管内乳頭腫，浸潤性乳癌

カテゴリー　4，3（検診時は4）

病理診断　浸潤性乳管癌

- 針生検では非浸潤性乳管癌であったが，手術は他院で行われ，4mmの浸潤性乳管癌で周囲に非浸潤性乳管癌が見られた。

```
        腫瘤
         │
      充実性パターン
         │
   境界部高エコー像，乳腺境界線の断裂
      ／         ＼
  どちらか（＋）   いずれも（－）
      │              │
  カテゴリー4,5   （微細）点状高エコーを複数有するもの
                     │
                 カテゴリー4,5
                     │
                   それ以外
```

D/W	最大径 ≦5mm	5＜, ≦10mm	10mm＜
＜0.7	カテゴリー2*	カテゴリー2*	カテゴリー3,4
0.7≦	カテゴリー2*	カテゴリー3,4	カテゴリー3,4

＊形状不整の場合，カテゴリー3以上にすることもある

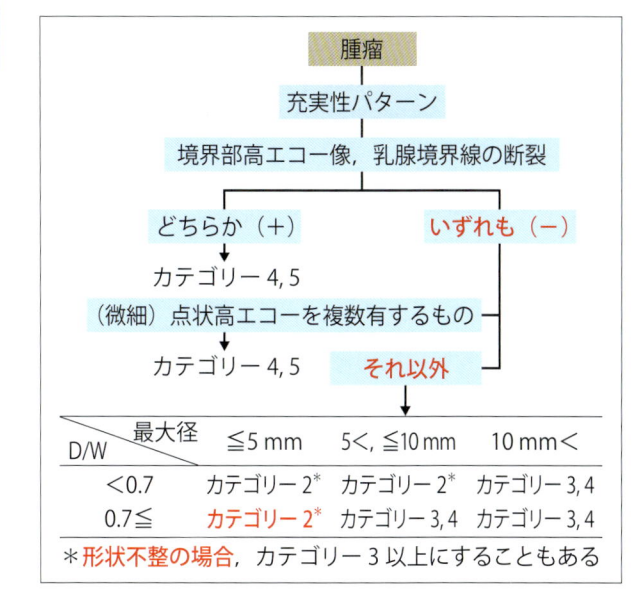

解説　同日の検診マンモグラフィ2方向は異常なしであった。前方境界線の断裂は疑われるが明らかではない。5mm以下であるが，不整形である。カラードプラとエラストグラフィ所見からも悪性が疑われ，カテゴリー4となった。

症例 17　40歳代後半　　腫瘤

1年前：超音波検診：嚢胞，低エコー域（反対側乳房）　　C-2

Bモード

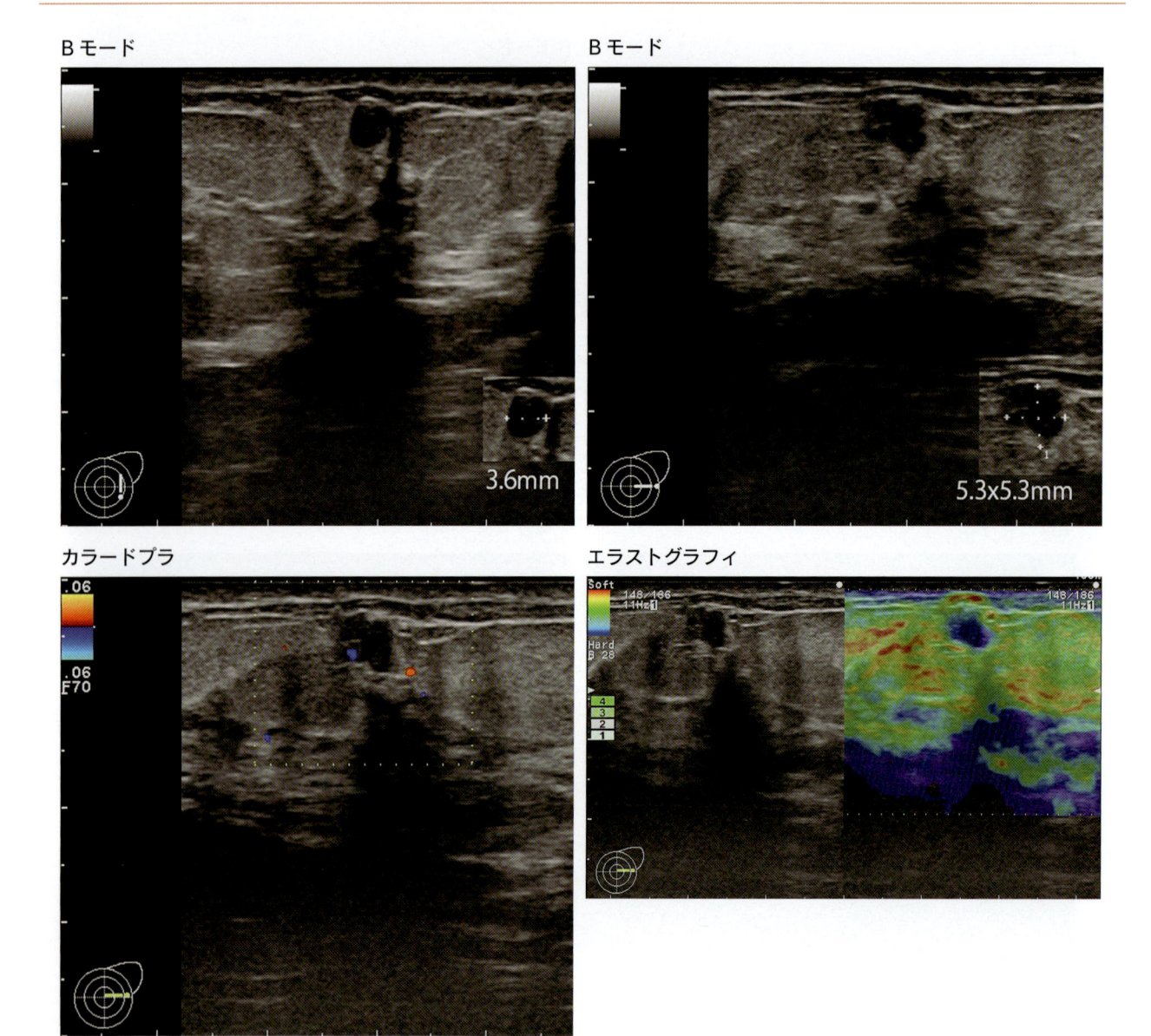

3.6mm

Bモード

5.3×5.3mm

カラードプラ

エラストグラフィ

所見　左3時Mに，最大径5.3mm，縦横比1.0の低エコー腫瘤を認める。不整形，境界は明瞭平滑（やや粗ぞう），血流はわずかにあり，ES＝4，前回なし。

鑑別診断　乳管内乳頭腫，非浸潤性乳管癌，浸潤性乳管癌

カテゴリー　3, 4（検診時3）

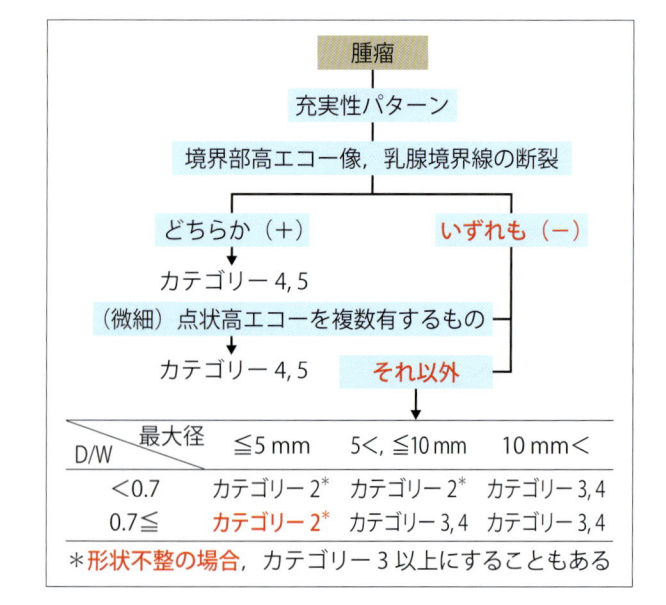

	腫瘤
	充実性パターン
	境界部高エコー像，乳腺境界線の断裂
どちらか（＋）	いずれも（－）
カテゴリー 4, 5	
（微細）点状高エコーを複数有するもの	
カテゴリー 4, 5	それ以外

D/W \ 最大径	≦5 mm	5<, ≦10 mm	10 mm<
<0.7	カテゴリー2*	カテゴリー2*	カテゴリー3, 4
0.7≦	**カテゴリー2***	カテゴリー3, 4	カテゴリー3, 4

*形状不整の場合，カテゴリー3以上にすることもある

症例 17

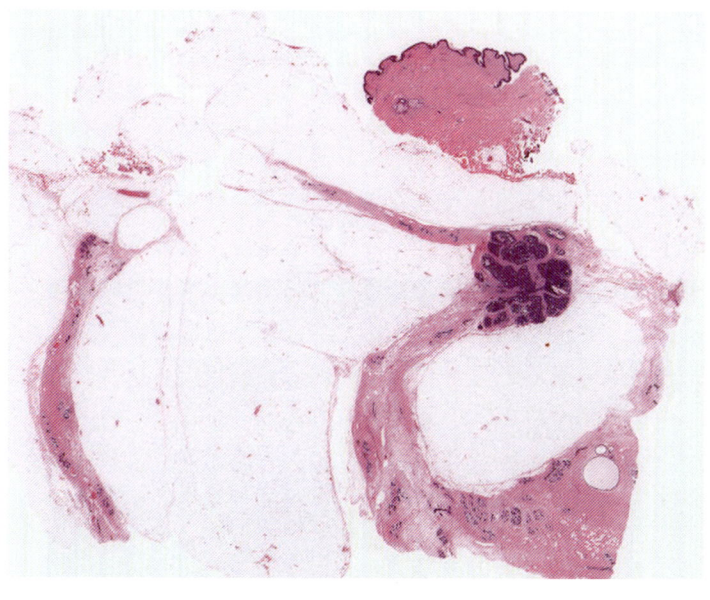

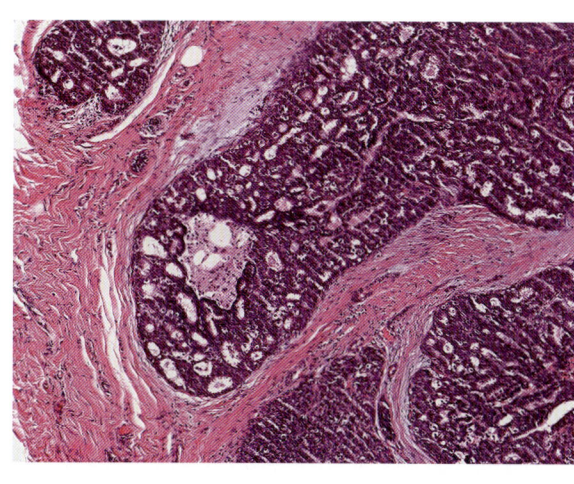

病理診断 非浸潤性乳管癌（DCIS）

- 肉眼的には 0.4×0.3 cm の黄白色調の腫瘤。組織学的には腫瘤では異型細胞が乳管内において癒合腺管状や篩状となって増殖している。
- pTis pN0 cM0 Stage 0 ER（+）PgR（+）

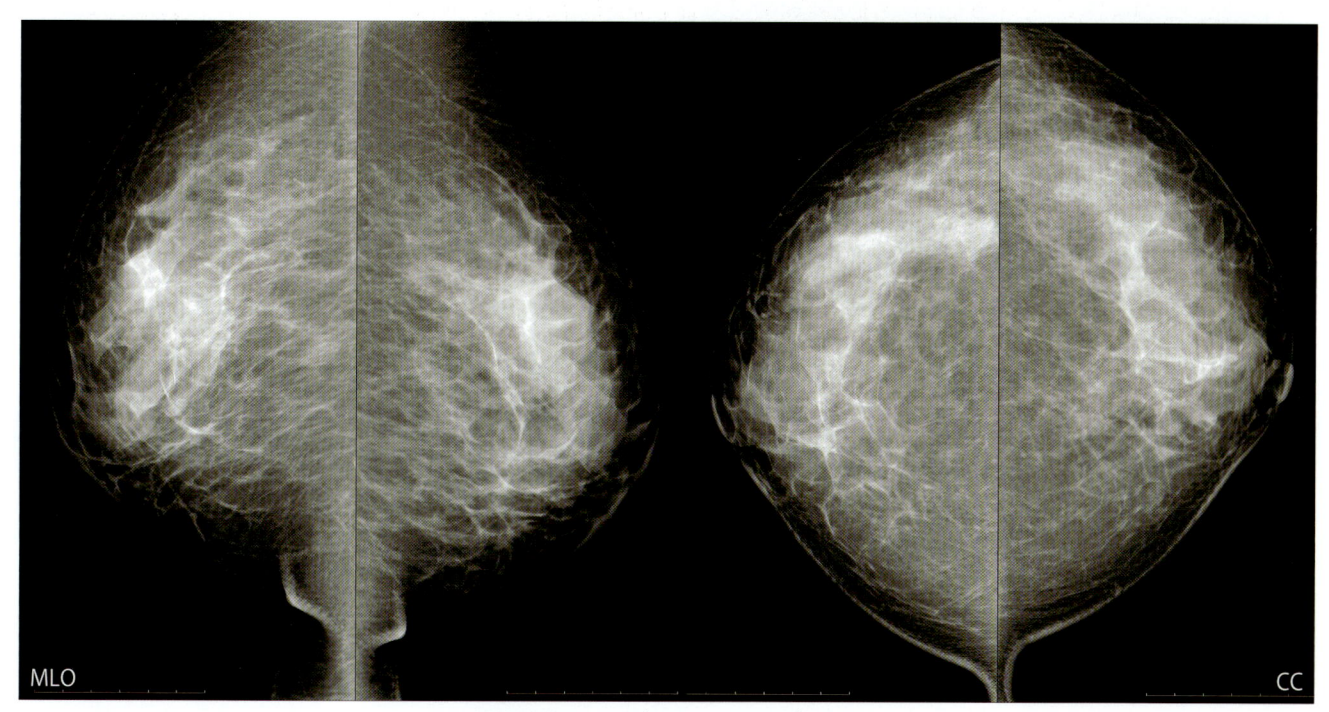

検診時のマンモグラフィ：カテゴリー1

解説 小さな病変である。5mm 以下であるが、形状、前回なし、エラストグラフィ所見からカテゴリー3で要精査とした。前方境界線の断裂があるようにも見えるが、境界明瞭な腫瘤であり、クーパー靭帯内に存在する乳腺内病変がこのように見えることがある。ただし、クーパー靭帯内で増殖する所見は乳癌のほうがみられやすいので、カテゴリー4であってもよかったかもしれない。検診時にマンモグラフィも撮影されているが、マンモグラフィでは異常は検出できなかった。

症例 18　50歳代後半　　　　　　　　　　　　　　　　　　　　　腫瘤

初回
10年前：左乳癌に対し部分切除

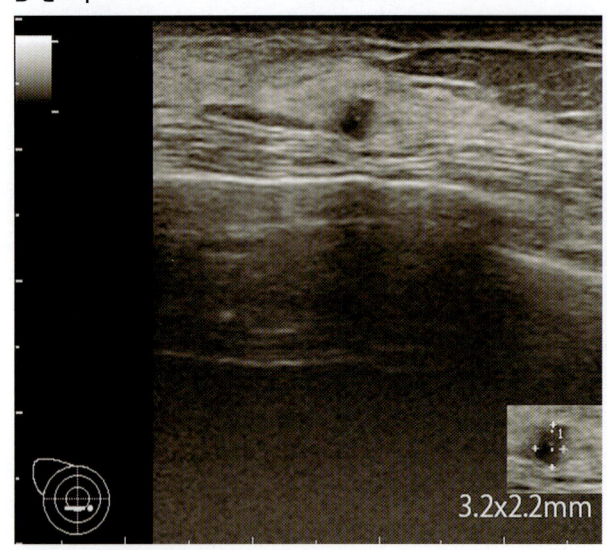

Bモード　　　　　　　　　　　　　　　　　　　Bモード

3.2x2.2mm　　　　　　　　　　　　　　　　　　3.2x5.2mm

エラストグラフィ

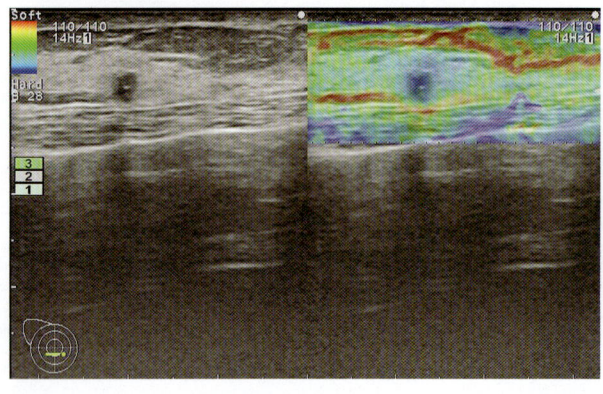

所見　右6時Mに，最大径5.2mm，縦横比0.6の低エコー腫瘤がある。分葉形で境界は明瞭粗ぞう，内部に点状高エコーが2個ある。血流なし，ES＝4，初回。

鑑別診断　乳腺症に伴う腺症・硬化性腺症など，濃縮囊胞，線維腺腫，非浸潤性乳管癌，浸潤性乳管癌

カテゴリー　3

```
                    腫瘤
                     │
                 充実性パターン
                     │
          境界部高エコー像，乳腺境界線の断裂
              ┌──────┴──────┐
         どちらか（＋）      いずれも（－）
              │                 │
         カテゴリー4,5
         （微細）点状高エコーを複数有するもの
              │                 │
         カテゴリー4,5         それ以外
```

最大径 D/W	≦5 mm	5＜, ≦10 mm	10 mm＜
＜0.7	カテゴリー2*	カテゴリー2*	カテゴリー3,4
0.7≦	カテゴリー2*	カテゴリー3,4	カテゴリー3,4

＊形状不整の場合，カテゴリー3以上にすることもある

この症例では，ハイリスクでありカテゴリー3とした

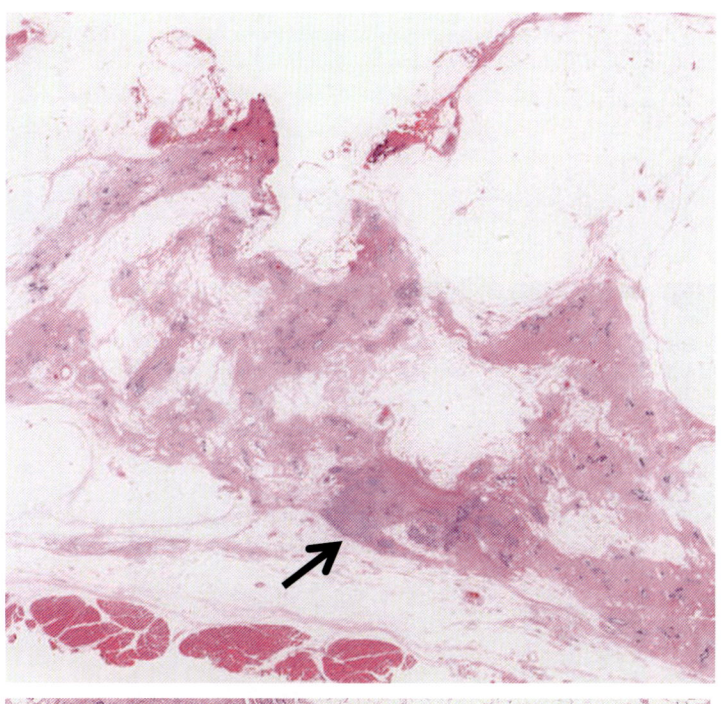

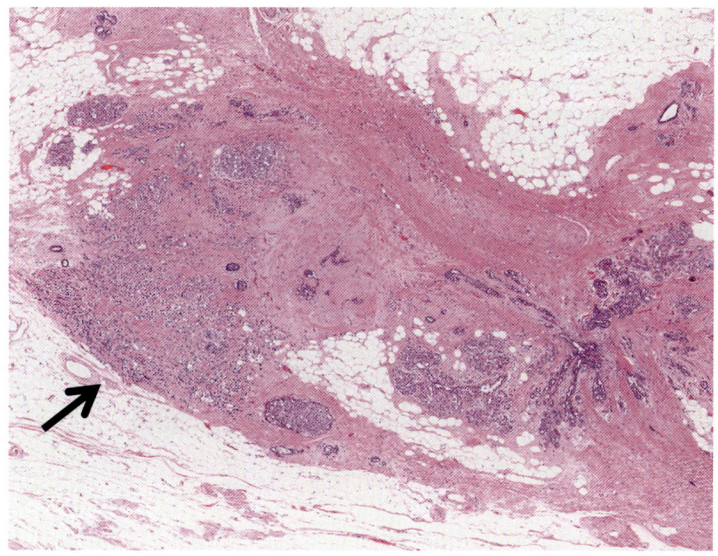

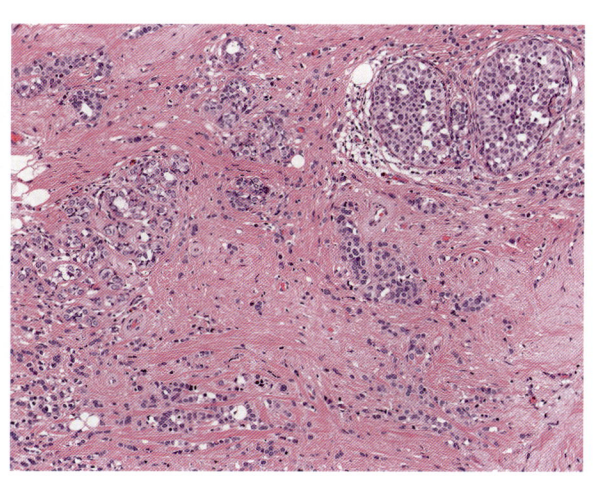

> **病理診断**　浸潤性小葉癌

- 肉眼的には境界不明瞭な硬化巣を認める。組織学的には腫瘍細胞が弧在性に浸潤増殖している。浸潤性小葉癌に相当する病変である。浸潤巣は 0.4×0.2 cm（矢印）。癌は脂肪織に浸潤している。浸潤巣近傍の 2.0×1.3 cm の範囲に非浸潤性小葉癌から atypical lobular hyperplasia 相当の異型病変を認める。
  患者さんの都合で 2 カ月間アロマターゼ阻害薬を服用し，その後に手術を行った。
- ypT1a ypN0 ycM0 Stage IA（y は術前薬物療法後であることを示す）
  針生検時 ER（+）PgR（+）HER2 FISH（+）MIB-1 index 20%

> **解説**　10 年前の反対側の乳癌は非浸潤性乳管癌であった。今回の検査では大きさからは通常要精査とならない。既往歴から高危険群である。形状はやや不整であるが，乳腺症に伴う腫瘤でも説明可能である。内部の点状高エコーは気になるが，2 個しかなく，これからも要精査とはなりにくい。検診時のマンモグラフィでは両側に石灰化が散在し，カテゴリー 2 と判定された。エラストグラフィが硬めであり，この症例では反対側の乳癌の既往があり，総合的にはカテゴリー 3 で要精査となった。

症例19　60歳代前半　　　　　　　　　　　　　　　　　　　腫瘤

1年前：マンモグラフィ検診	C-1
2年前：超音波検診	C-1

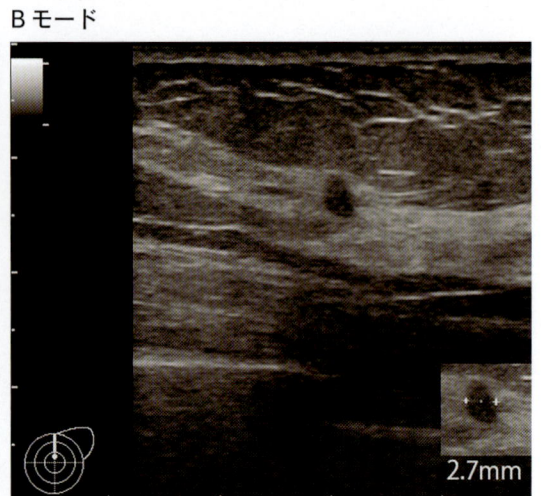

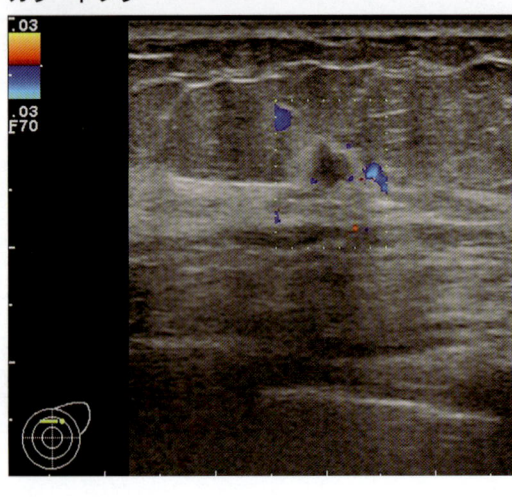

Bモード　　　　　　　　　　　　　　　Bモード

3.5×3.7mm　　　　　　　　　　　　　2.7mm

カラードプラ　　　　　　　　　　　　エラストグラフィ

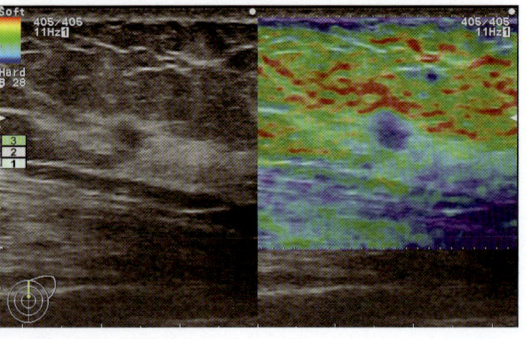

所見　左12時Mに，最大径3.7mm，縦横比0.9の腫瘤がある。分葉形で境界は明瞭粗ぞう，前方境界線の断裂の疑い，ES=5，前回なし。

鑑別診断　浸潤性乳癌，非浸潤性乳癌，乳管内乳頭腫，乳腺症に伴う腺症，硬化性腺症など

カテゴリー　4

病理診断　浸潤性乳管癌（針生検のみ）
- ER（+）PgR（+）HER2 FISH（－）MIB-1 index 7％

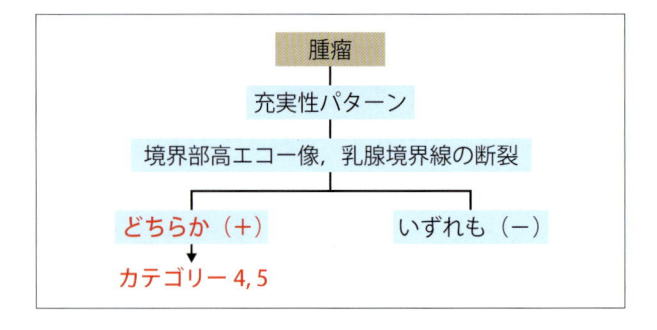

```
腫瘤
 │
充実性パターン
 │
境界部高エコー像，乳腺境界線の断裂
 │
どちらか（+）　　　　　いずれも（－）
 │
カテゴリー4,5
```

解説　小さな腫瘤であるが，乳腺から突出して認められ，前方境界線の断裂を疑う。haloも画像からは認められる。haloありと考えると，計測はhaloを含んでいないので，やや過小評価であった。外来ではhaloを含んで6.3×5.9×6.6mmと計測されている。エラストグラフィは低エコー部分を越えて硬いのでスコア5とした。カテゴリー5でもよいが，小さな腫瘤であり，カテゴリー4とした。治療は他院で行われた（ラジオ波による治療を希望した）。

症例20　50歳代前半　　　　　　　　　　　　　　　　　　　　　　腫瘤
1年前：超音波検診　　　C-1

Bモード　　　　　　　　　　　　　　Bモード

10.8×8.0mm　　　　　　　　　　　　9.5mm

所見　左3時Pに，最大径10.8mm，縦横比0.7の腫瘤を認め，分葉形，境界は明瞭粗ぞう，血流あり，ES＝4，前回なし。

鑑別診断　浸潤性乳癌，線維腺腫

カテゴリー　4

病理診断　浸潤性乳癌

- 針生検では粘液癌が疑われた。手術は他院で行われた。

```
腫瘤
 │
充実性パターン
 │
境界部高エコー像，乳腺境界線の断裂
 ├─ どちらか（＋） ──→ カテゴリー4,5
 └─ いずれも（－）
      │
   （微細）点状高エコーを複数有するもの
      ├─ カテゴリー4,5
      └─ それ以外
```

D/W \ 最大径	≦5 mm	5＜，≦10 mm	10 mm＜
＜0.7	カテゴリー2*	カテゴリー2*	カテゴリー3,4
0.7≦	カテゴリー2*	カテゴリー3,4	カテゴリー3,4

＊形状不整の場合，カテゴリー3以上にすることもある

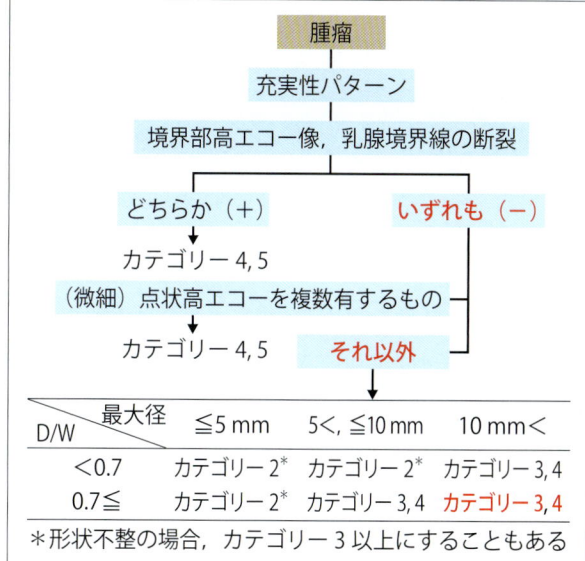

解説　分葉形であり，比較的圧排性に発育しており，halo，前方境界線の断裂もないので，カテゴリー4は妥当である。組織型の推定は難しい。形態は粘液癌であってもよい。検査時は後方エコーの減衰する腫瘤とされたが，分葉状部分での側方陰影が目立ち，厳密には後方エコーは減弱していないようである。

症例 21　40歳代前半　　　　　　　　　　　　　　　　　　腫瘤

初回
1年前：マンモグラフィ検診　　C-1

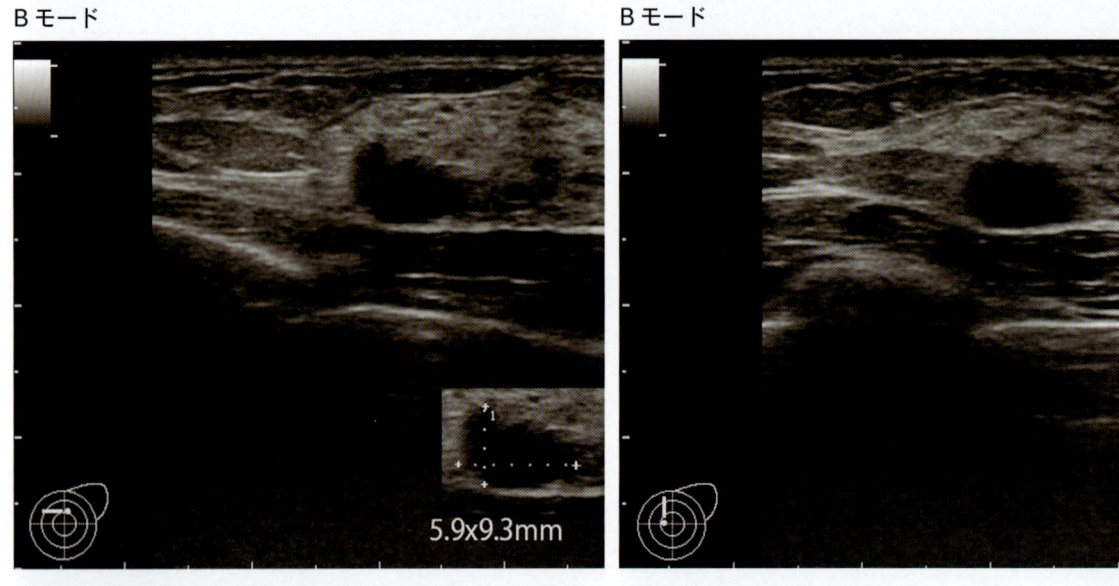

B モード

B モード

5.9×9.3mm

カラードプラ

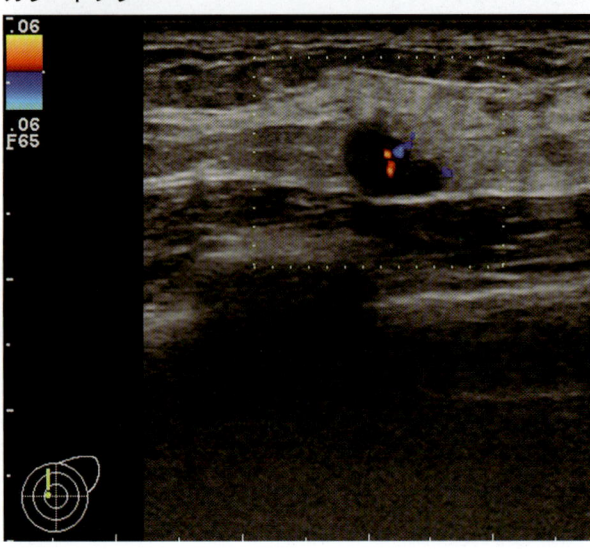

エラストグラフィ

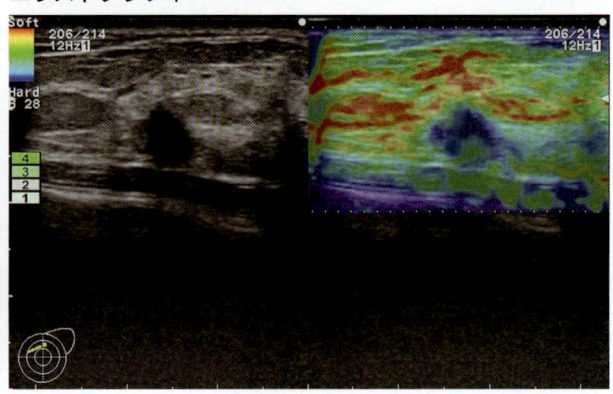

所見　左10時Mに，最大径9.3mm，縦横比0.6の(極)低エコー腫瘤を認める。後方エコーは不変である。分葉形，境界は明瞭粗ぞう，haloや前方境界線の断裂はない。血流あり，ES=3，初回。

鑑別診断　線維腺腫，浸潤性乳癌

カテゴリー　3

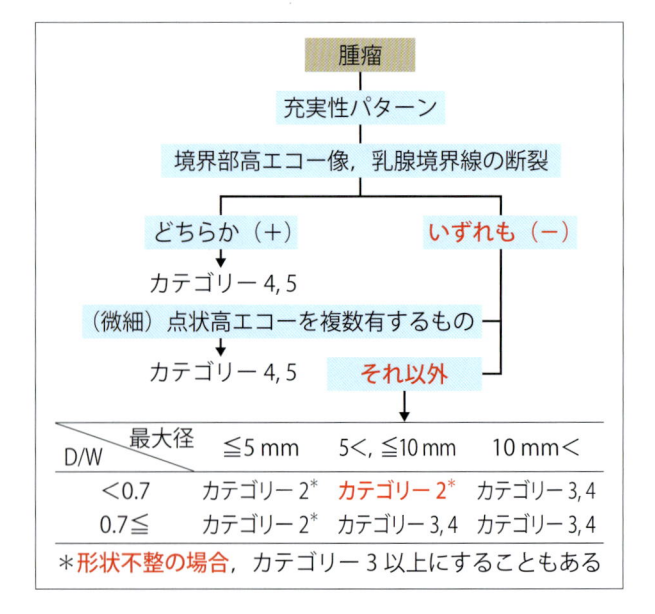

```
                    腫瘤
                     │
                 充実性パターン
                     │
          境界部高エコー像，乳腺境界線の断裂
                 │              │
           どちらか（＋）     いずれも（－）
                 ↓              ↓
            カテゴリー 4,5
                        （微細）点状高エコーを複数有するもの
                              ↓
                         カテゴリー 4,5      それ以外
```

最大径 D/W	≦5 mm	5＜,≦10 mm	10 mm＜
＜0.7	カテゴリー 2*	カテゴリー 2*	カテゴリー 3,4
0.7≦	カテゴリー 2*	カテゴリー 3,4	カテゴリー 3,4

＊形状不整の場合，カテゴリー3以上にすることもある

症例 21

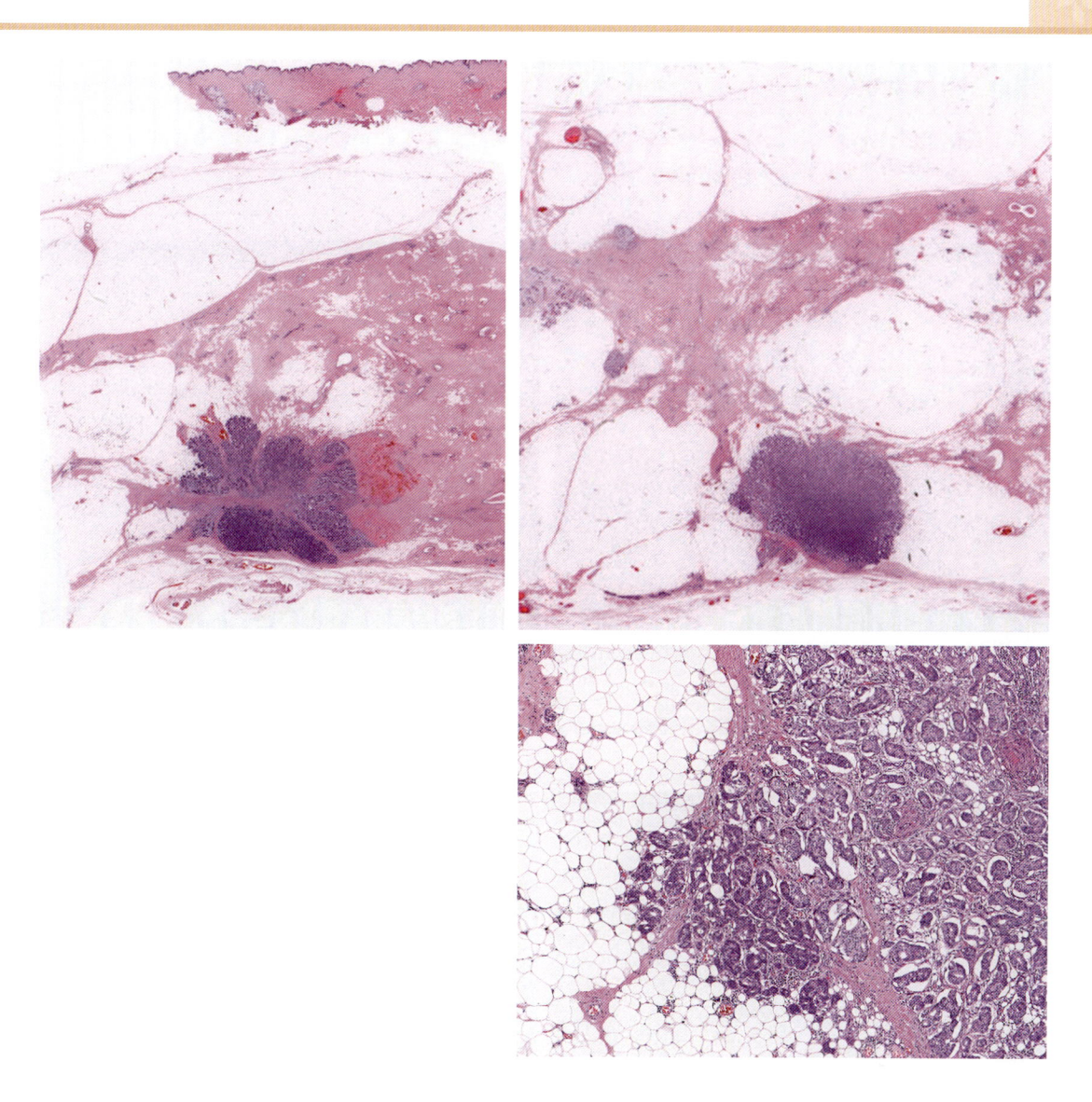

病理診断　浸潤性乳癌 NST（乳頭腺管癌）

- 肉眼的には 0.9×0.6 cm の黄白色調腫瘤を認める。組織学的には類円形に腫大した核を有する異型細胞が小型腺管状や癒合腺管状，小胞巣状となって浸潤増殖している。浸潤は周囲脂肪織に及んでいる。
- pT1b pN0 cN0 Stage IA ER(＋) PgR(＋) HER2 FISH(－) MIB-1 index 5–10%

解説　最大径と縦横比からではカテゴリー2となるが，形状の不整から要精査となった。静止画では分かりにくいが，小さな瘤状の突起がある。

症例 22　40歳代後半　　　　　　　　　　　　　　　腫瘤

初回

Bモード　　　　　　　　　　　　　　　　　Bモード

9.9×11.7mm　　　　　　　　　　　　　11.3mm

カラードプラ　　　　　　　　　　　　　エラストグラフィ

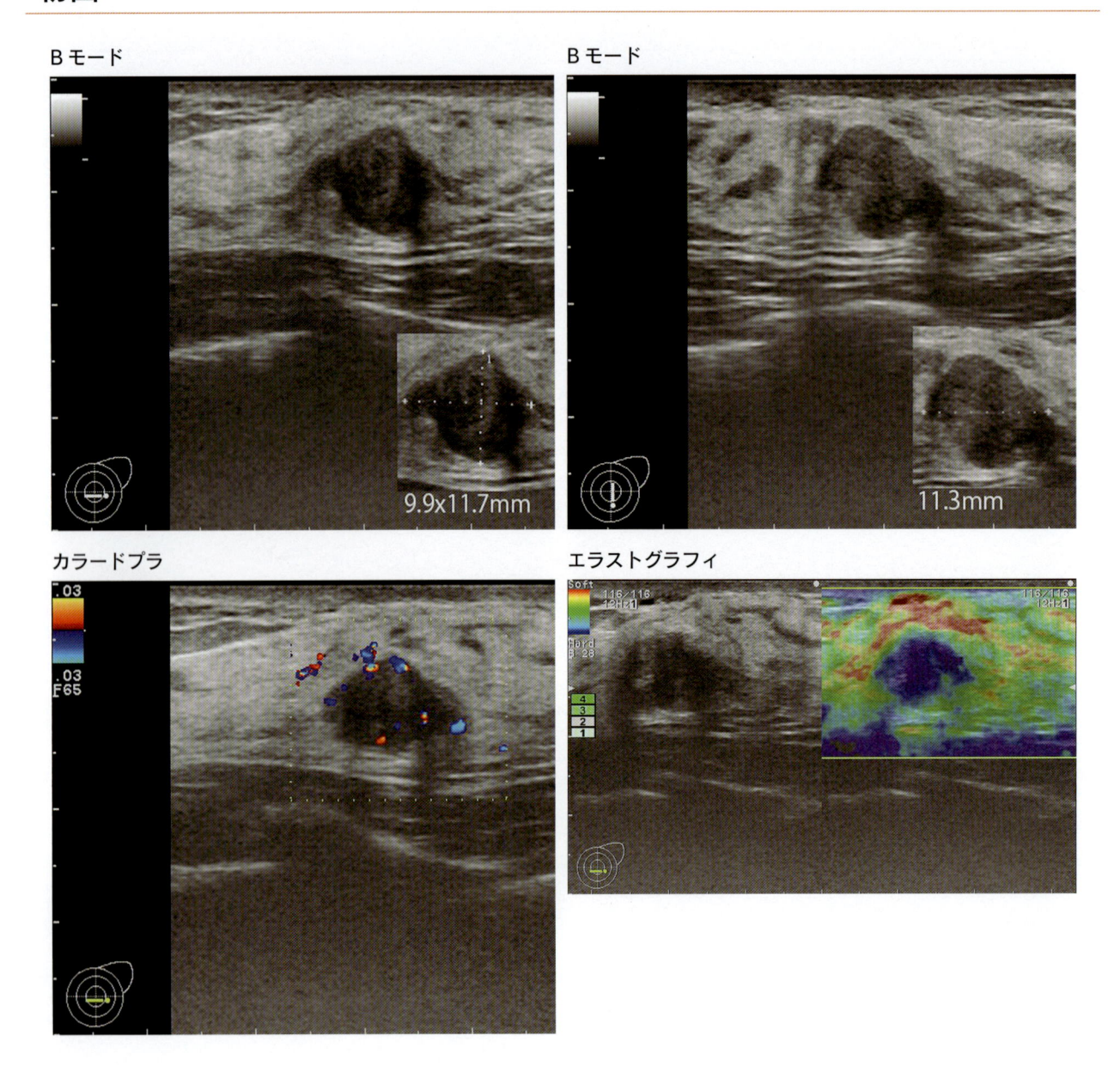

所見　左6時Cに，最大径11.7 mm，縦横比0.8の低エコー腫瘤がある。後方エコーは増強。形状は多角形から分葉形，境界は明瞭粗ぞう，血流あり，ES＝4。

鑑別診断　線維腺腫，乳管内乳頭腫，浸潤性乳癌（充実腺管癌，乳頭腺管癌）

カテゴリー　3(4)

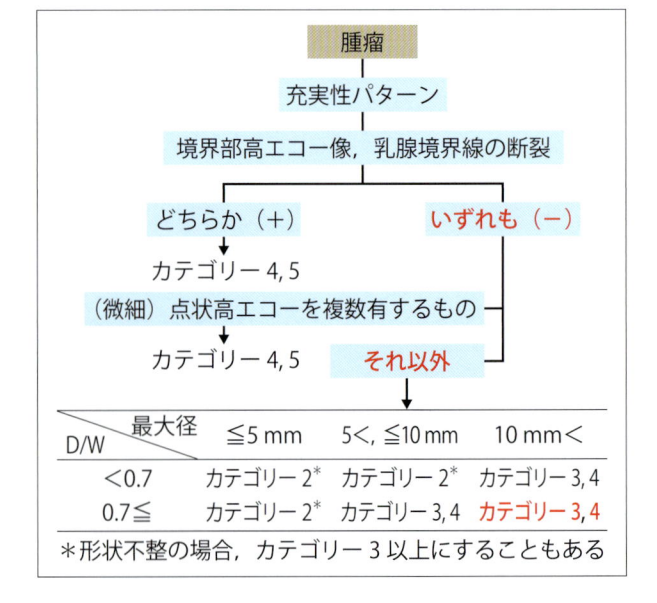

	最大径	≦5 mm	5＜, ≦10 mm	10 mm＜
D/W				
＜0.7		カテゴリー2*	カテゴリー2*	カテゴリー3, 4
0.7≦		カテゴリー2*	カテゴリー3, 4	カテゴリー3, 4

＊形状不整の場合，カテゴリー3以上にすることもある

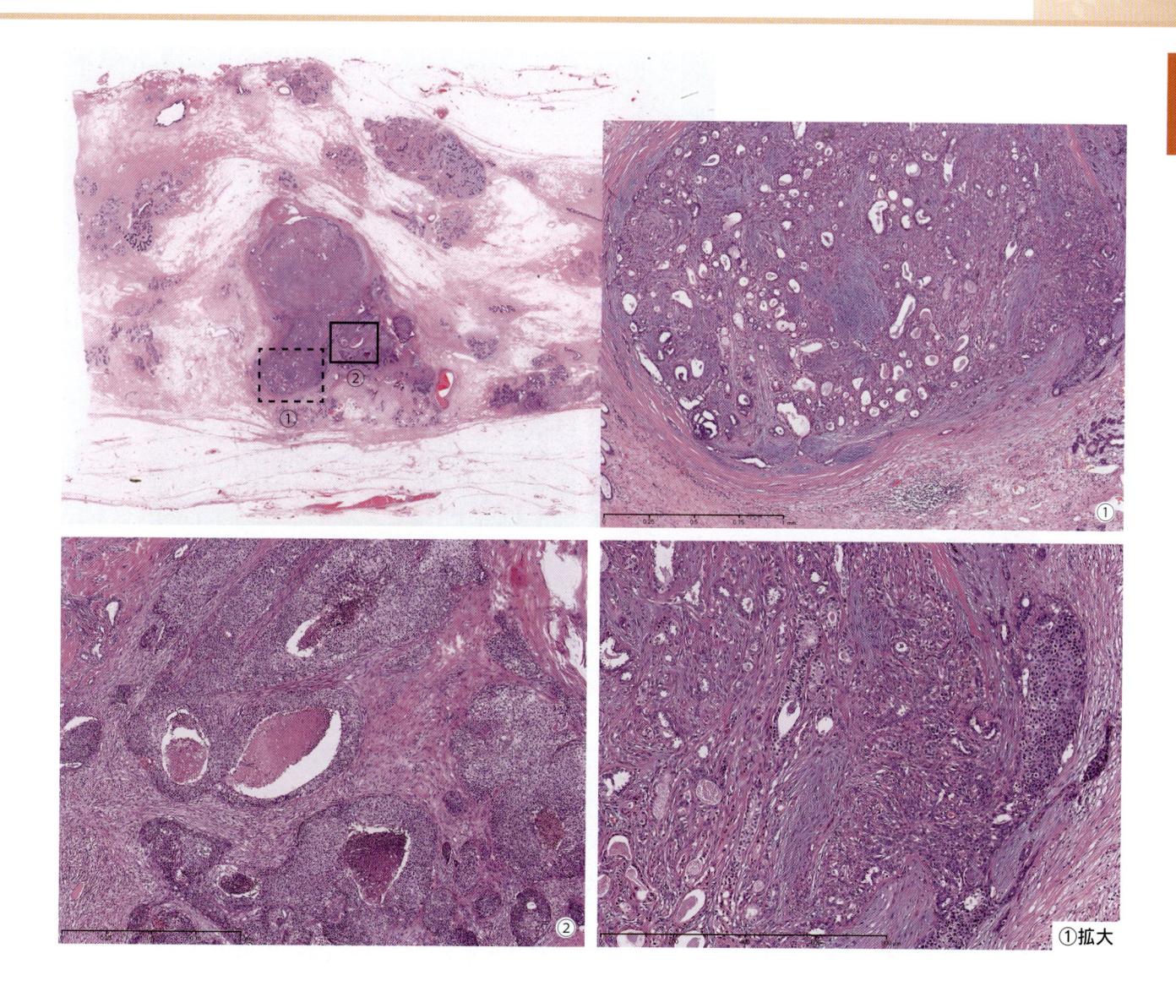

病理診断　微小浸潤癌

- 肉眼的に 1.1×0.8 cm の腫瘤が見られた。被包化された部分は良性病変（乳管腺腫のような病変，①）内に癌細胞が認められる。またその横では非浸潤性乳管癌が認められ，一部浸潤している（②）。浸潤巣は散在しており，浸潤部全体の大きさを評価するのは難しい。微小浸潤としたが，pT1a 位の大きさかもしれない。
- pT1mi pN0 cM0 Stage IA ER(＋) PgR(＋)

解説　10 mm を超え，縦横比も十分小さいとはいえず，要精査となる。分葉形ではあるが，比較的境界明瞭で，圧排性発育をしている。B モードでは良性を第一に考えてもよいと思う。エラストグラフィで硬いのが気になる所見である。病理像を見ると良性病変内に癌細胞が見られ，超音波の画像とよく一致している。超音波動画で見られる周囲の管状構造も病理所見とよく一致しており，この部分が一部に浸潤を伴う非浸潤癌であった。同時に受けたマンモグラフィ検診（両側 MLO のみ）はカテゴリー 1 であった。

症例 23　40歳代前半　　　　　　　　　　　　　　　腫瘤

4年前：超音波検診　　　C-1
6年前：当施設で超音波検診で異常を指摘し，右乳癌にて他院で部分切除術を受けた

Bモード　　　　　　　　　　　　　　Bモード

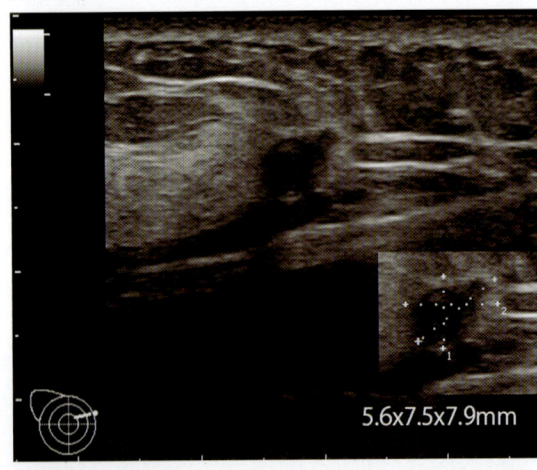

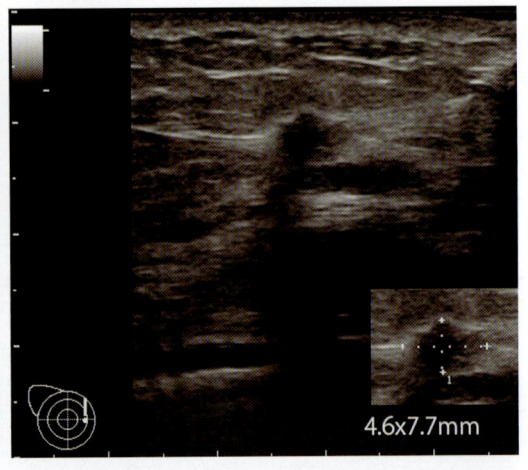

5.6×7.5×7.9mm　　　　　　　　4.6×7.7mm

カラードプラ 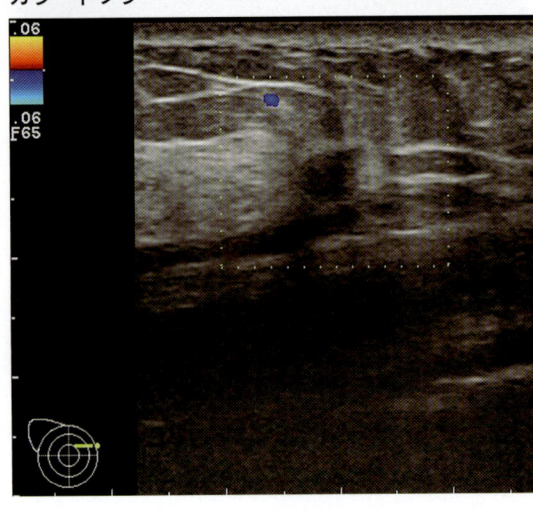　　　　　　　　　　　エラストグラフィ

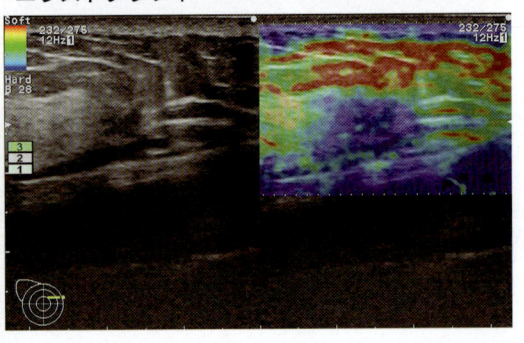

所見　右3時に，手術瘢痕がある。手術瘢痕に近接する2時に最大径7.9 mm，縦横比0.7の腫瘤がある。形状は不整，境界は不明瞭，血流なし，haloを伴う。ES＝5，前回なし。

鑑別診断　乳癌局所再発，浸潤性乳癌

カテゴリー　5，4（検診時5）

病理診断　乳癌局所再発

- 手術は他院で行われ，乳癌局所再発であったとの報告を受けている。

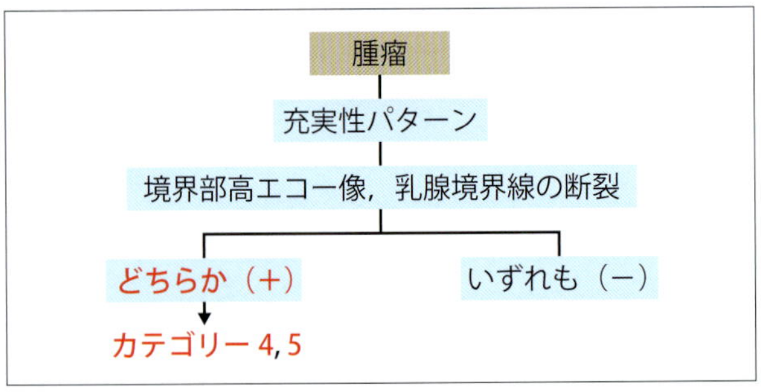

```
           腫瘤
            │
         充実性パターン
            │
    境界部高エコー像，乳腺境界線の断裂
         │           │
     どちらか（＋）   いずれも（－）
         ↓
     カテゴリー4,5
```

解説　局所再発は稀である。術後の乳房はやや難しいことがあるが，この症例では少し皮膚が厚いように見えるが，背景乳腺には変化がなく，病変の検出には特に問題はない。術後で，前回異常なく，今回haloを伴う腫瘤ということでカテゴリー5とされた。乳腺内にあって，haloはあまり明らかではないので，カテゴリー4でもよいと思う。最大径が斜めになる場合には縦横比のための計測は別に行う必要がある。

> **ワンポイント** "たかが囊胞，されど囊胞"（濃縮囊胞は難しい）

囊胞が濃縮囊胞となり，形態的には疑わしくなってきた症例です。

初回

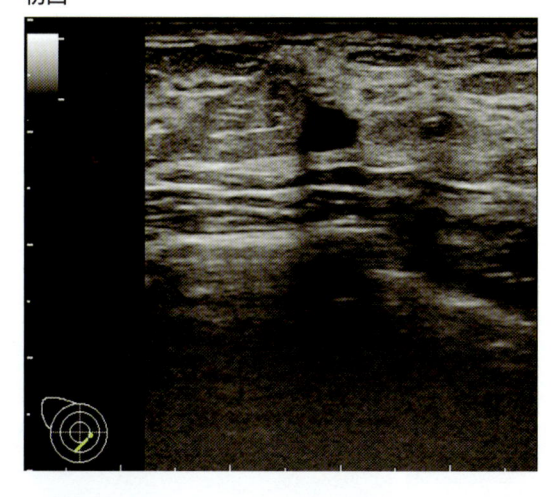

- 初回は囊胞で問題ない。画像は1枚しか記録されていない。
- 2年後になると境界が不明瞭となっている。エラストグラフィでもやや硬い。もしこの画像のみであればカテゴリー4，硬癌疑いとなり，針生検が行われる可能性が高い。しかし，エラストグラフィはスコア3である。もし乳癌であれば，このタイプはスコア5になることが多い。経過から濃縮囊胞と考え，要精査としていない。
- 現在の受診時もBモード画像はかなり疑わしいが，エラストグラフィではより軟らかくなっている。

2年後

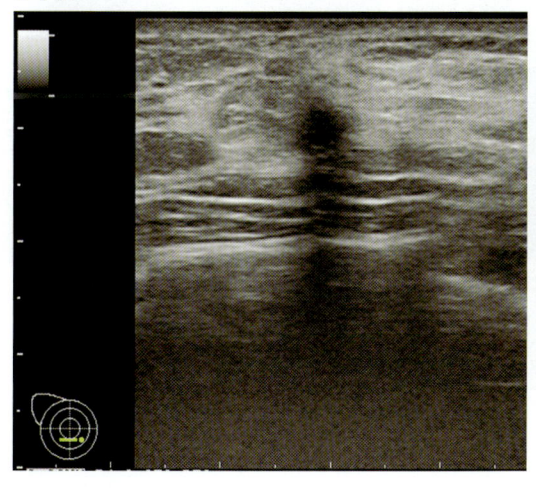

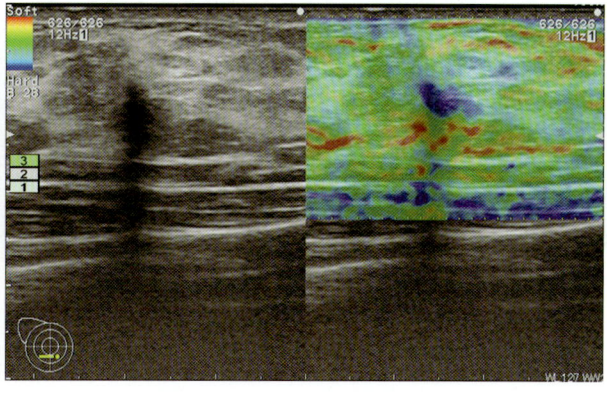

現在

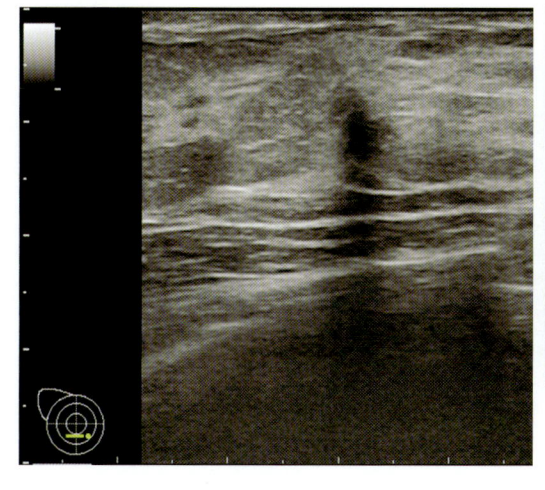

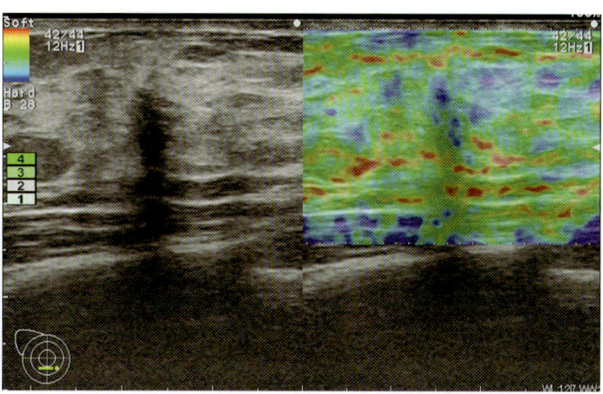

　この症例の最も重要な点は **Bモードで縮小してきている** ということです。この症例では画像を記録し，比較することによって不要な精密検査を行わずに済みました。濃縮囊胞は新しく出現することもあり，検診で要精査となることが多く，難しい病変です。

症例 24　40歳代前半　腫瘤

初回

Bモード

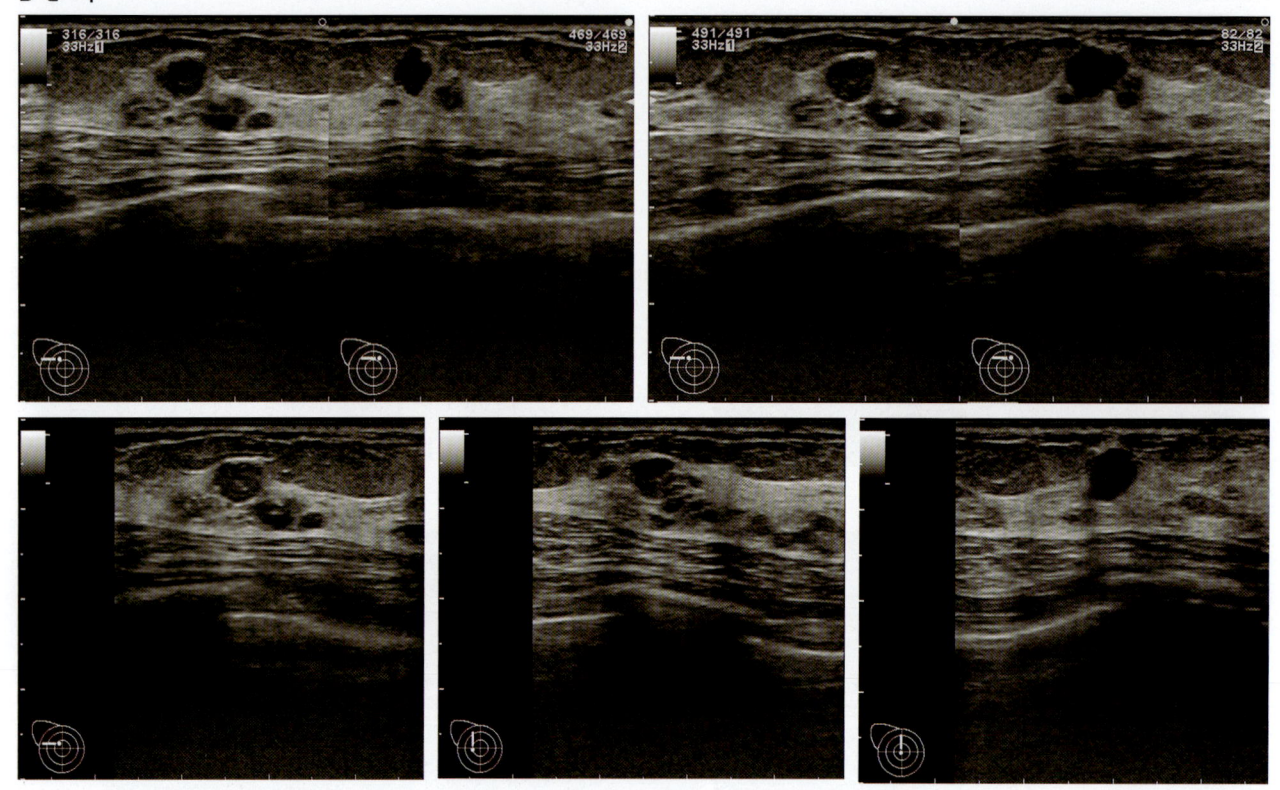

所見　腫瘤が区域性に多発している。動画および上記画像のみではすべての腫瘤の所見は読みとれないが，下記が所見用紙に記載されたもののなかでカテゴリー3とされた病変である。

- 右11時M腫瘤，最大径6.1 mm，縦横比0.8，後方エコーは不変，多角形，明瞭平滑，血流あり，ES=4。
- 右12時M腫瘤，最大径7.0 mm，縦横比0.8，後方エコーは不変，多角形，明瞭平滑，血流あり，ES=4。
- 右12時M腫瘤，最大径3.9 mm，縦横比0.9，後方エコーは不変，円形，明瞭平滑，血流なしES=3。
- 右2時，低エコー域，最大径7.3 mm，血流あり，ES=3。

鑑別診断　非浸潤性乳癌，乳管内乳頭腫，乳管内成分優位の浸潤癌

カテゴリー　3，4（検診時3）

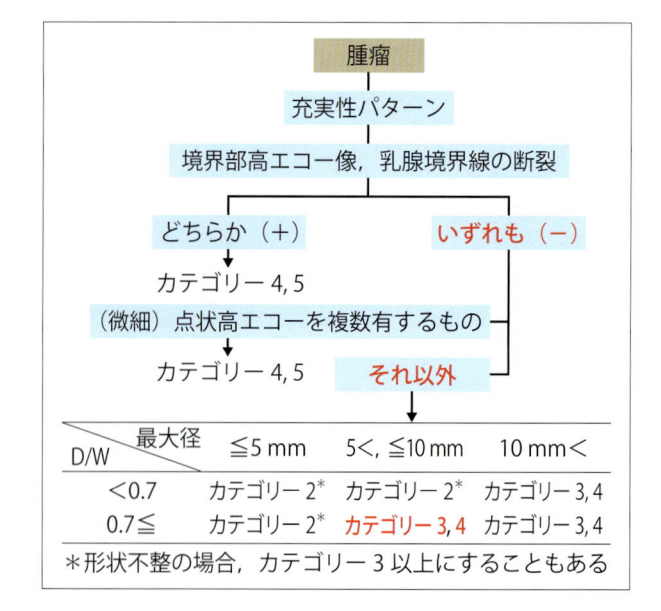

```
             腫瘤
              │
           充実性パターン
              │
    境界部高エコー像，乳腺境界線の断裂
         │              │
     どちらか（＋）    いずれも（－）
         ↓              ↓
     カテゴリー4,5
              （微細）点状高エコーを複数有するもの
                        ↓
                    カテゴリー4,5     それ以外
```

D/W＼最大径	≦5 mm	5<, ≦10 mm	10 mm<
<0.7	カテゴリー2*	カテゴリー2*	カテゴリー3,4
0.7≦	カテゴリー2*	カテゴリー3,4	カテゴリー3,4

＊形状不整の場合，カテゴリー3以上にすることもある

症例 24

6章 超音波検診でみつかった異常

カラードプラ　　　エラストグラフィ

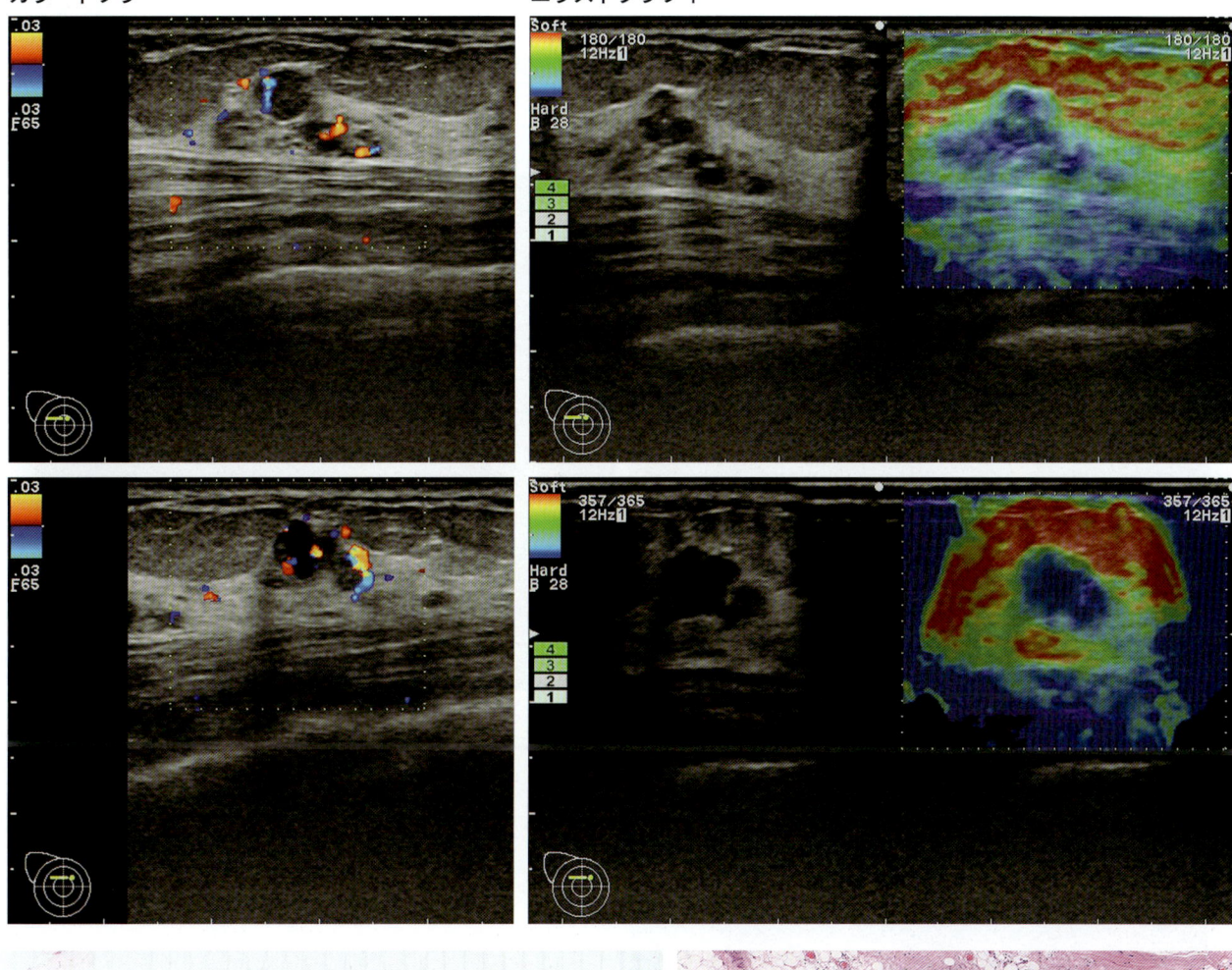

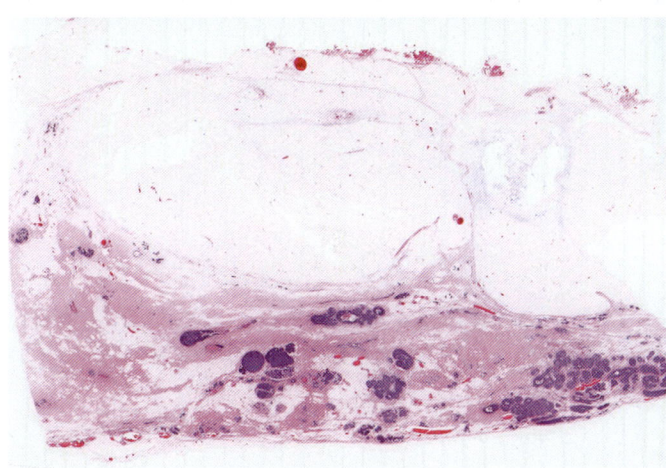

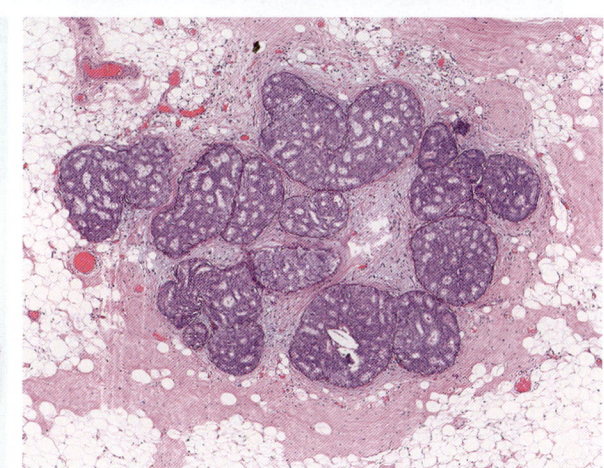

病理診断　非浸潤性乳管癌（DCIS）

- 肉眼的には右乳房内上部乳腺主体に割面で最大 0.4×0.3 cm の白色調結節が散在している。
- 組織学的には類円形から楕円形の核を有する腫瘍細胞が，乳管内で篩状や充実状，乳頭状，comedo 壊死を伴いながら増殖している。間質浸潤は見られない。
- 腫瘍内に石灰化がある。腫瘍の範囲は 6.1×3.5×0.8 cm。
- pTis pN0 cM0 Stage 0 ER（＋）PgR（＋）

解説　1個1個の腫瘍は小さく，浸潤所見はないが，区域性に多発している場合には乳管内増殖性病変（非浸潤性乳癌や多発性・末梢性の乳管内乳頭腫）を疑う。血流の増加，エラストグラフィでスコア4の所見は両者ともに認められる。この症例では年齢，初回受診であることからカテゴリー3とされたが，所見的にはカテゴリー4でもよい。

| 症例 25 | 50歳代後半 | | 低エコー域 |

1年前：超音波検診：多発性嚢胞　　C-2

Bモード　　　　　　　　　　　　　　　Bモード

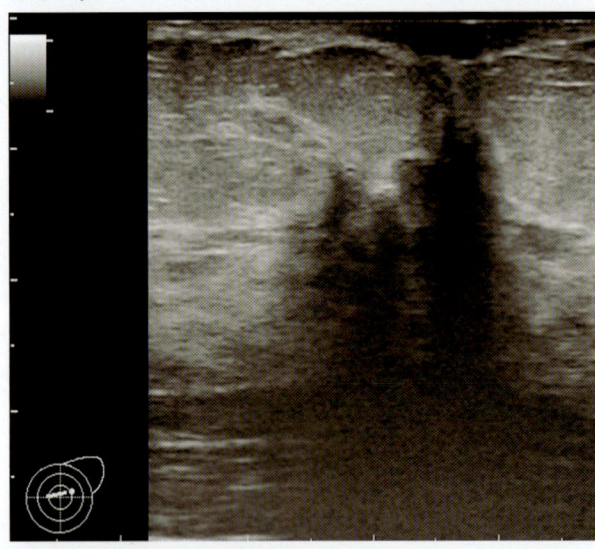

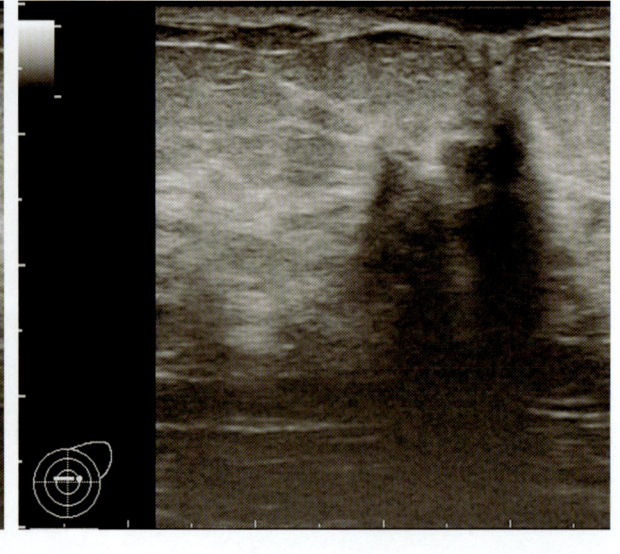

エラストグラフィ

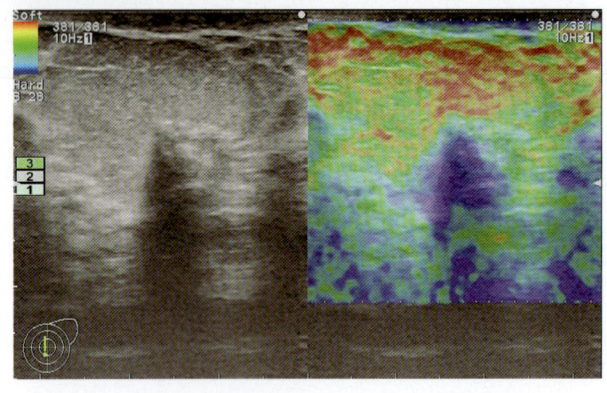

所見　左10時Cに，低エコー域がある．後方エコーは減弱し，周囲に引きつれがある．周囲に血流が豊富．エラストグラフィは乳頭に近く難しいが，硬い印象でスコア5とされている．前回なし．

鑑別診断　浸潤性乳管癌（硬癌），浸潤性小葉癌

カテゴリー　4

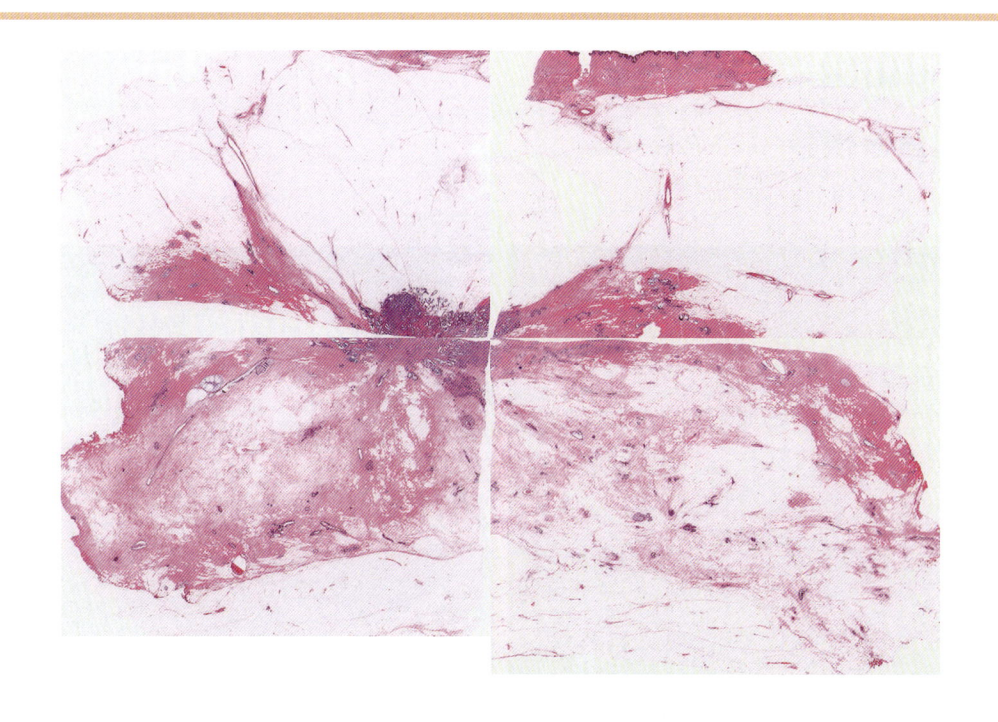

病理診断 浸潤性乳癌 NST（乳頭腺管癌）

- 肉眼的には腫瘤は明らかではい。組織学的には 1.5×1.2×1.2 cm の範囲に非浸潤性乳管癌があり，その中の 1.1×0.6 cm の範囲に CD10（－），p63（－）となる異型細胞の小腺管や小胞巣が混在して見られ，浸潤と考える。癌は一部で脂肪織に浸潤している。
- pT1c pN0 cM0 Stage IA ER（＋）PgR（＋）HER2 FISH（－）MIB-1 index ＜1%

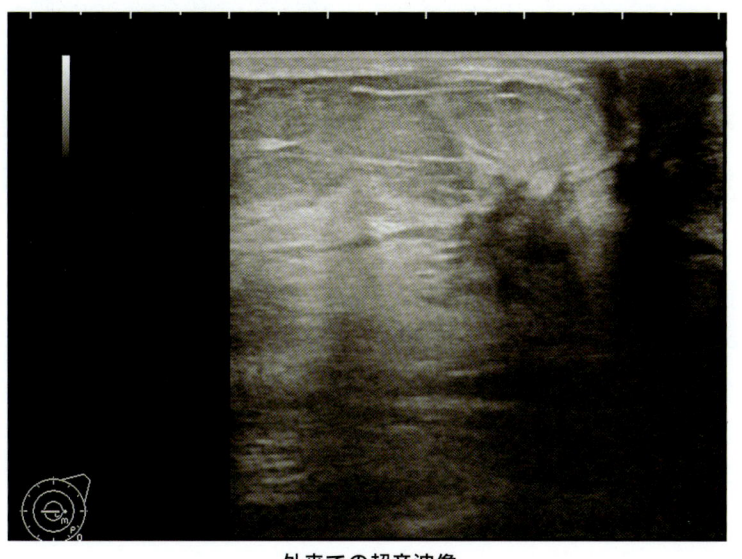

外来での超音波像

解説 乳頭に近く，後方エコーの減弱が強く，評価が難しい病変である。このような症例は外来では稀ではないが，検診ではあまり見ない。検診では2個の低エコーが融合したような変化と捉えられていた。静止画では表面の低エコーしか評価できないので，外来での超音波画像を付した。外来の画像では腫瘤＋乳管内病巣に見える。大きく，引きつれがあるのでカテゴリー5でもよいが，低エコー域の場合，点状高エコーがないとカテゴリー5はつけにくい。この病変では全体像が評価できないので，カテゴリー4でよいと思う。

針生検では ductal carcinoma，浸潤を疑う，とのことで手術が行われた。最終的には画像が派手な割には浸潤巣は小さく，早期の乳癌であった。

症例 26　30歳代後半　　　　　　　　　　　　　　低エコー域

1年前：超音波検診　　C-1

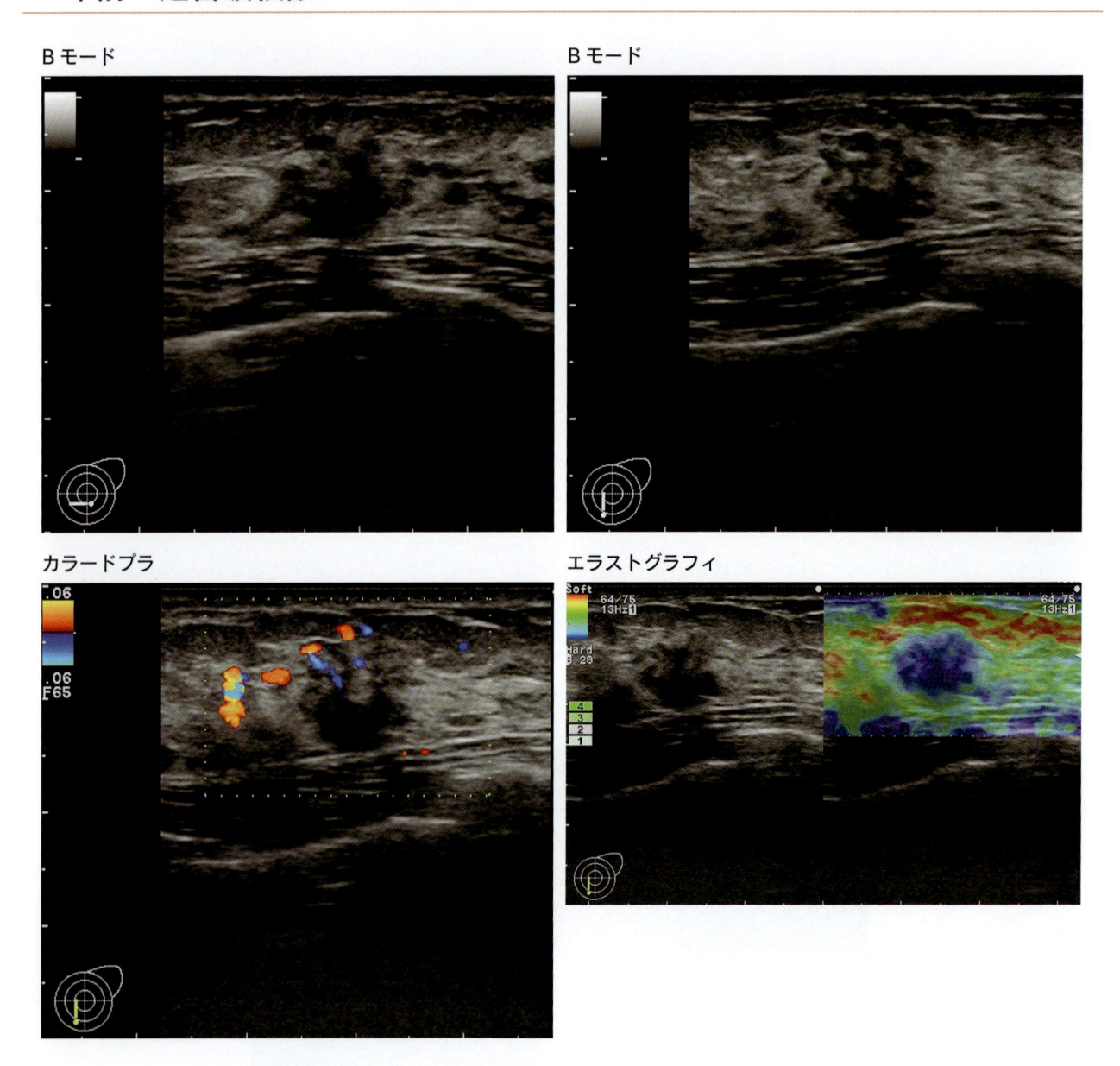

Bモード　　　　　　　　　　　　　　　　　Bモード

カラードプラ　　　　　　　　　　　　　　　エラストグラフィ

所見　左8時Mに，低エコー域がある．近くに既存の血管があるが，内部にも血流あり，ES＝4．

鑑別診断　浸潤性乳癌，非浸潤性乳癌

カテゴリー　4

症例 26

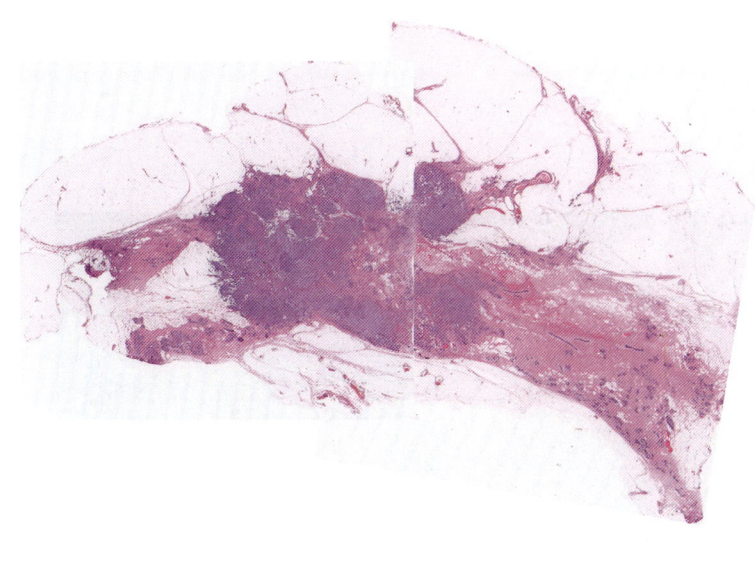

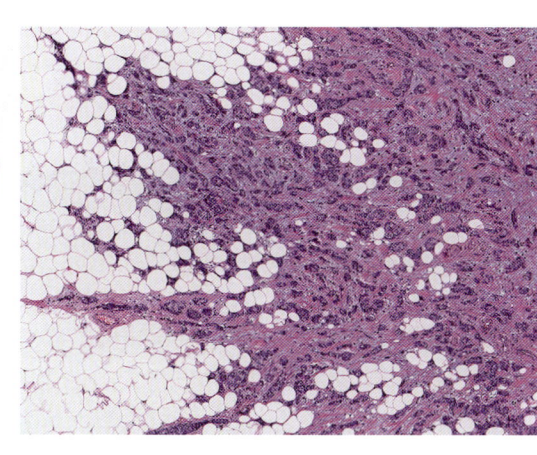

病理診断 浸潤性乳癌 NST（硬癌）

- 肉眼的には 2.0×1.8×2.0 cm の腫瘤が見られる。組織学的には異型細胞が小胞巣状や小腺管状となって浸潤増殖している。腫瘍内には石灰化がある。リンパ管主体の脈管侵襲が目立つ。リンパ節に 0.2〜2.0 mm の微小転移が見られる。
- pT1c pN1mi cM0 Stage IB ER（＋） PgR（＋） HER2 FISH（－） MIB-1 index 20–30％

解説 Bモードでは非浸潤癌も考えられるが、エラストグラフィではかなり硬く、エラストグラフィ所見を加味すると浸潤癌を疑う。低エコー域のため、大きさの計測がなかった。低エコー域は大きさの計測が難しいが、だいたいの大きさを測っておくとよい。浸潤癌であった場合に術前のStage分類に役立つし、良性の場合には経過観察に役立つ。

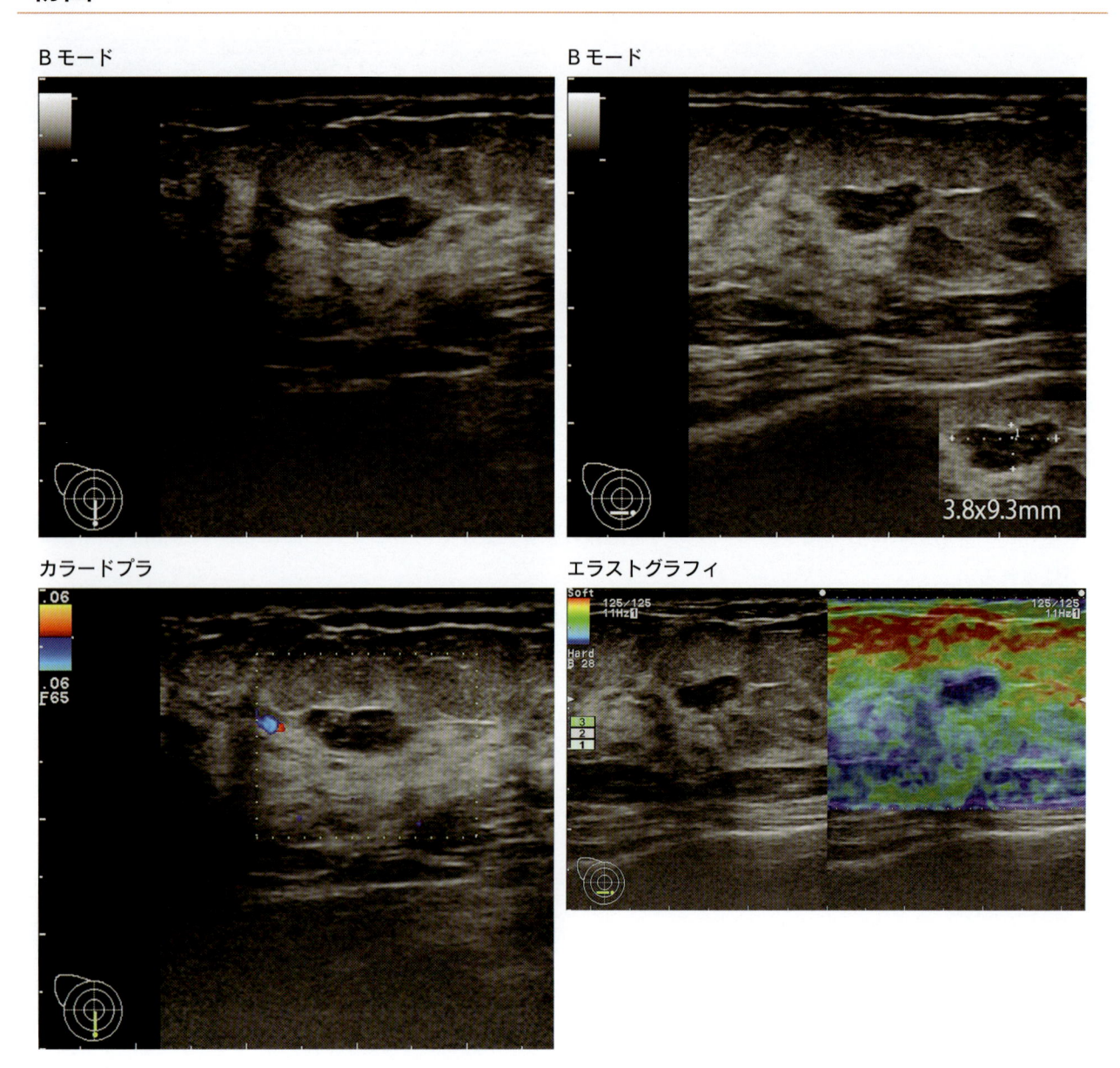

症例 27　40歳代後半　　　低エコー域

初回

Bモード　　　　　　　　　　　　　　　Bモード

3.8×9.3mm

カラードプラ　　　　　　　　　　　　エラストグラフィ

所見　右6時Mに，低エコー域がある。微細点状高エコーあり。血流なし，ES＝4。乳頭方向に乳管がつながるように見える。

鑑別診断　乳管内乳頭腫，非浸潤性乳管癌，線維腺腫

カテゴリー　3

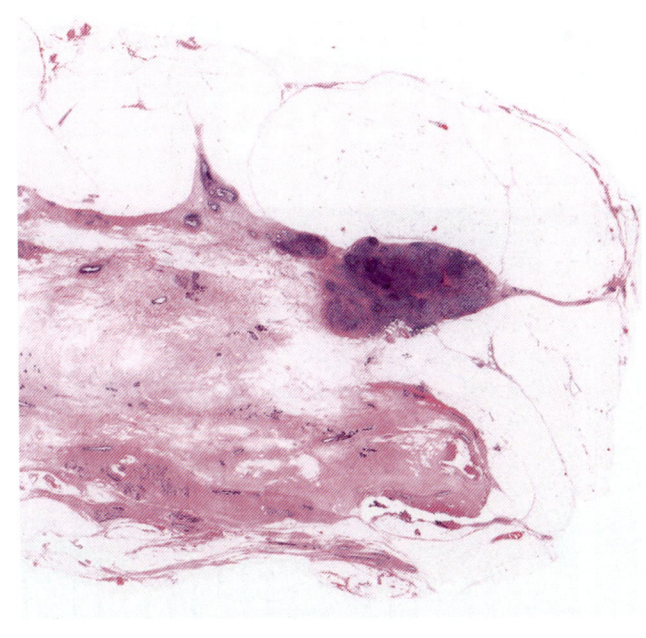

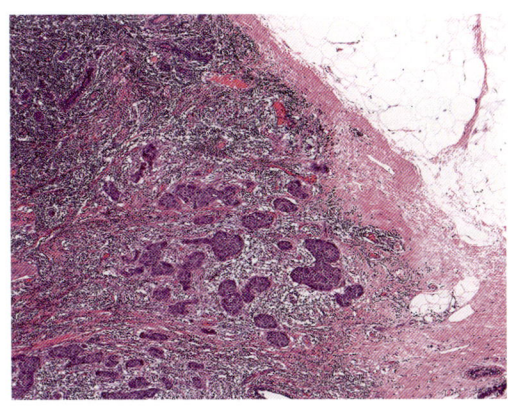

> **病理診断**　浸潤性乳癌 NST（硬癌）

- 肉眼的には 0.8×0.3 cm の結節性腫瘍が見られる。組織学的には異型細胞が多数のリンパ球を背景に小胞巣状となって浸潤増殖している。浸潤部は 0.8×0.3 cm，非浸潤部併せて 1.7×0.7×0.3 cm である。一部で脂肪織に浸潤している。
- pT1b pN0 cM0 Stage IA ER（＋）PgR（＋）HER2 FISH（－）MIB-1 index 50%

> **解説**　点状高エコーがあるかもしれないという記載があったが，動画，静止画では明らかではない（マンモグラフィは撮影されなかった）。病変内部の不均質性をみているようにも見える。この病変は腫瘍ととると，非常に扁平で，前方境界線の断裂もなく，現行の要精査基準ではカテゴリー2となる。
> 　非腫瘍と判断し，エラストグラフィで硬かったことで要精査となった。乳管内増殖性病変を考えてもよい所見である。細胞診が判定悪性（クラスV）で針生検を行い，浸潤性乳癌の診断を得た。最終的には浸潤癌は病変の一部ではあったが，浸潤癌の診断は特にBモードではかなり難しい症例である。エラストグラフィの硬さは浸潤癌であってもよい。

症例 28　50歳代前半　　　　低エコー域

初回

Bモード　　　　　　　　　　　Bモード

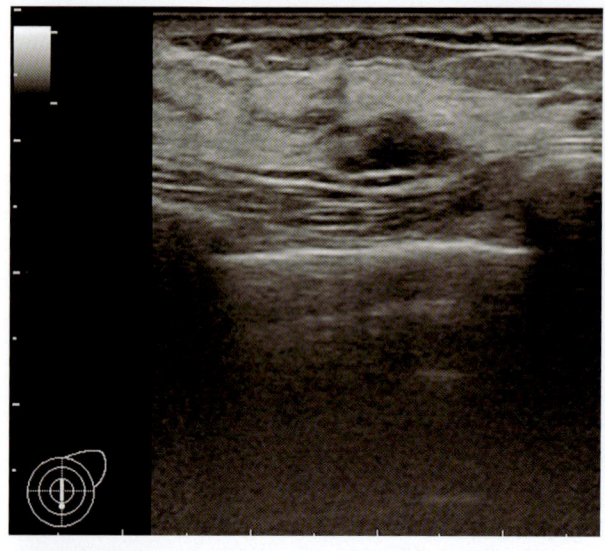

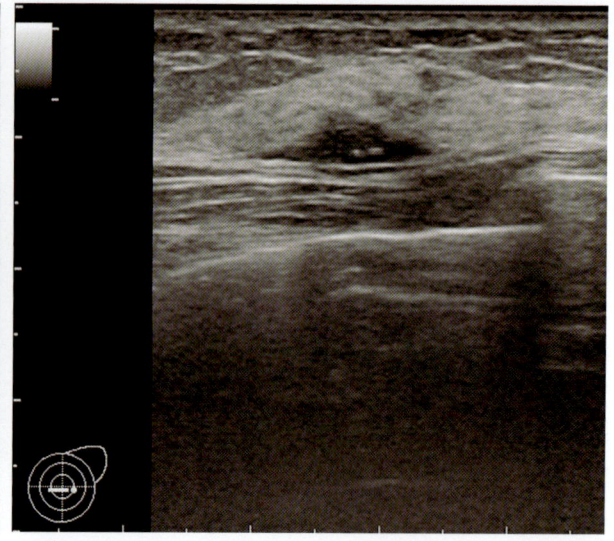

カラードプラ 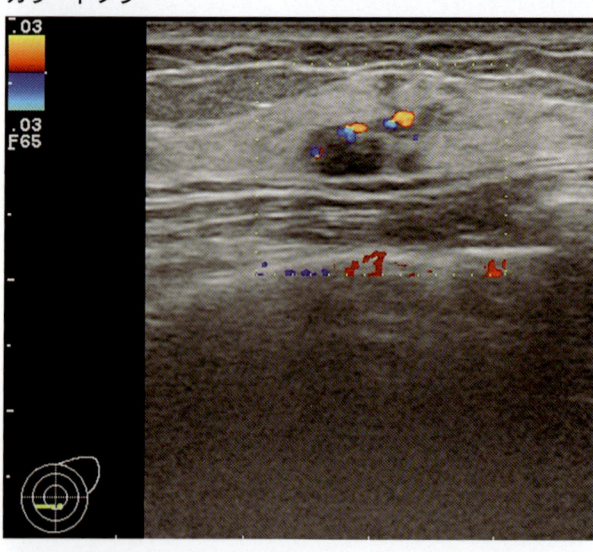　　　　　　　　　Bモード

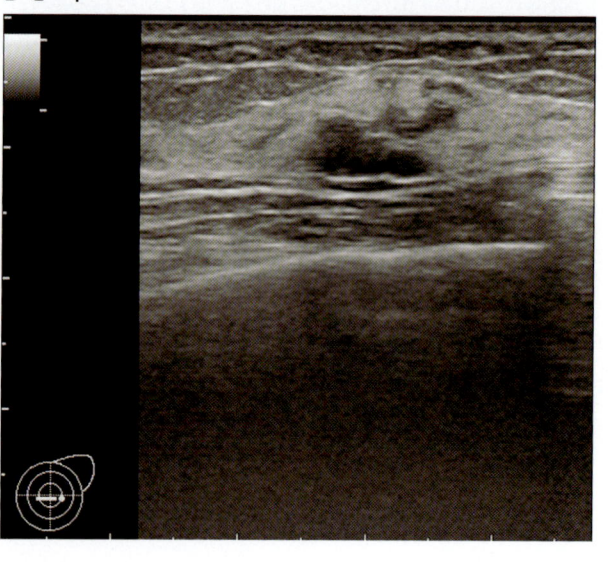

エラストグラフィ

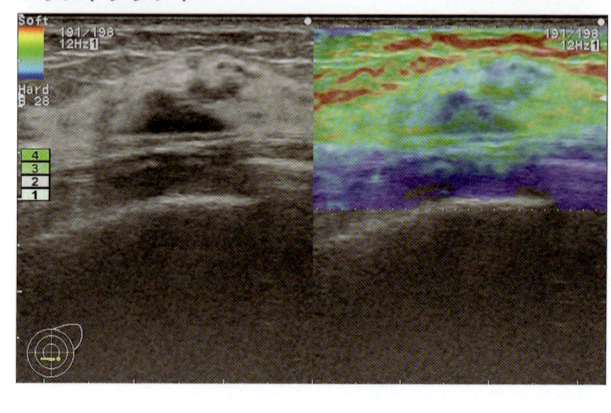

所見　左7時Mに，低エコー域がある。最大径11.8 mm，点状高エコーあり。血流あり，ES＝3。低エコー域から拡張した充実性の乳管様構造が（乳頭方向に）伸びているように見える。

鑑別診断　非浸潤性乳管癌，乳腺症

カテゴリー　4，3（検診時3）

症例 28

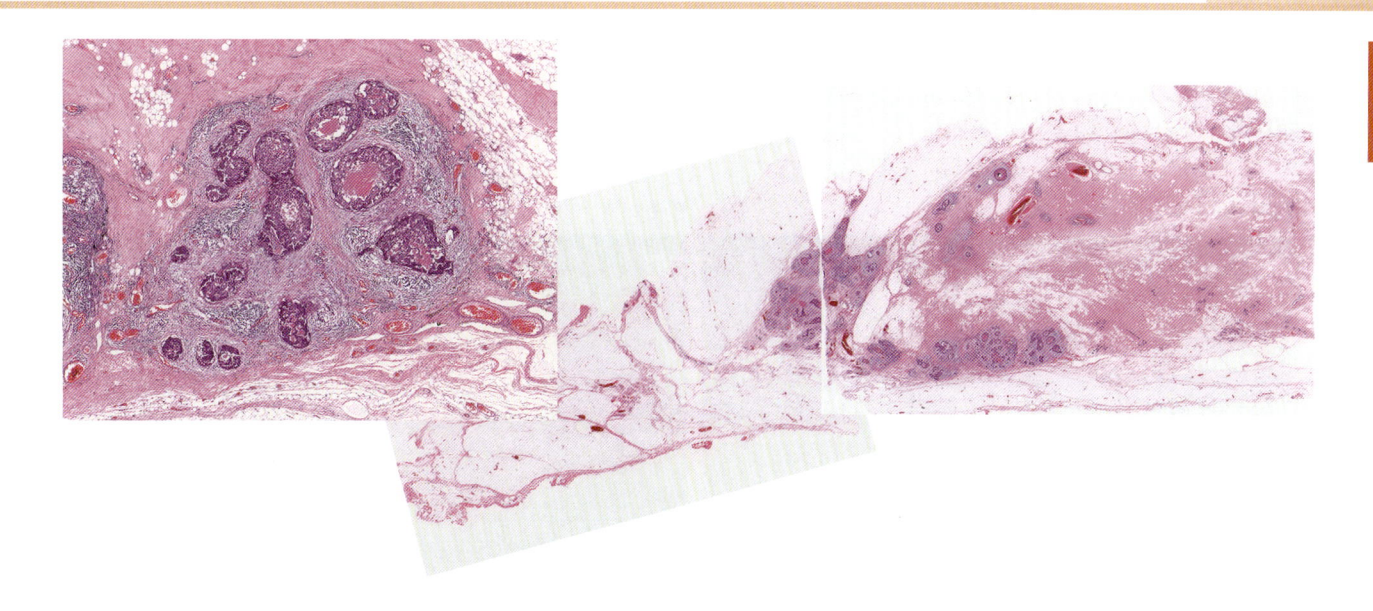

最終診断　浸潤性乳癌 NST（乳頭腺管癌）

- 肉眼的には 2.7×1.5 cm の黄白色調の小腫瘤を認める。
- 組織学的には異型細胞が大小の乳管内で充実性に増殖する非浸潤性乳管癌が主体である。非浸潤性乳管癌では石灰化や comedo 壊死が目立つ。これら非浸潤性乳管癌に加えて，基底膜が不明瞭化した腺管が目立ち，また腫瘍腺管近傍に 0.1 cm 未満から最大でも 0.2 cm までの不整な癌の小胞巣が散在性に見られ，いずれも浸潤と考える。
- pT1a pN0 cM0 Stage IA ER（＋／−） PgR（−／＋） HER2 FISH（＋） MIB-1 index 60％

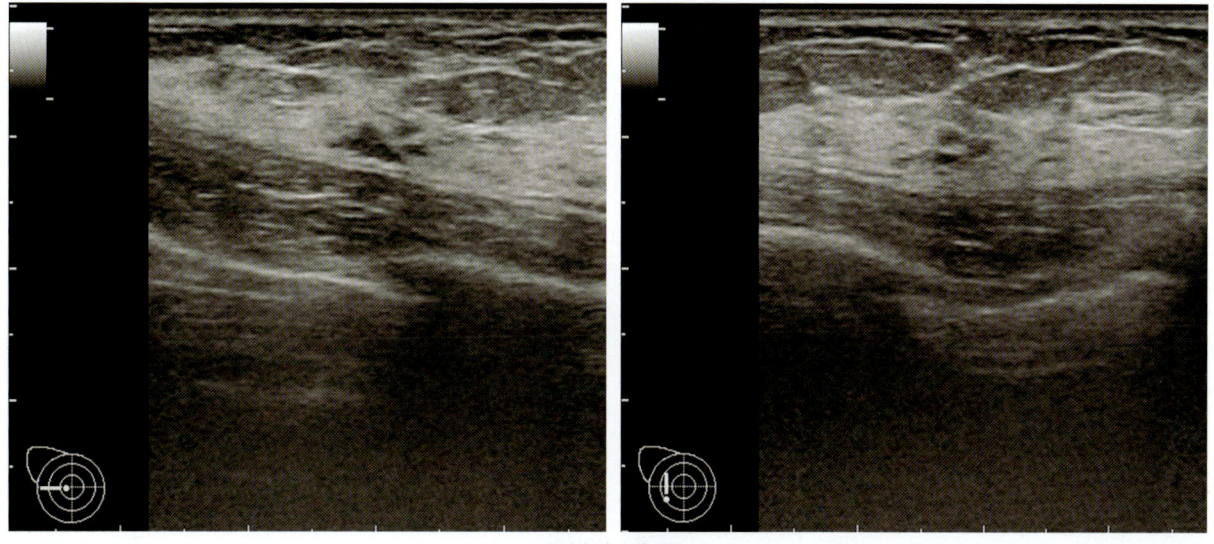

反対側の乳房

解説

動画では低エコー域内に明らかに点状高エコーがあり，管状構造も目立ち，非浸潤性乳管癌を疑う所見である。実際には低エコー域は反対側にもあり，低エコー域のみでは要精査にするかどうか，迷う例ではある。そのために検診時はカテゴリー3となったと考えられる。マンモグラフィは撮影されていなかったが，点状高エコーが重要な根拠となり，要精査となった。外来で撮影されたマンモグラフィでは微小円形〜amorphous な石灰化が区域性に認められカテゴリー4と判定された。最終診断は浸潤癌であるが，その範囲は小さく，画像的には非浸潤癌と考えてよい。

症例 29　50歳代前半　　　　　　　　　　　　　　　　　低エコー域

初回

Bモード　　　　　　　　　　　Bモード

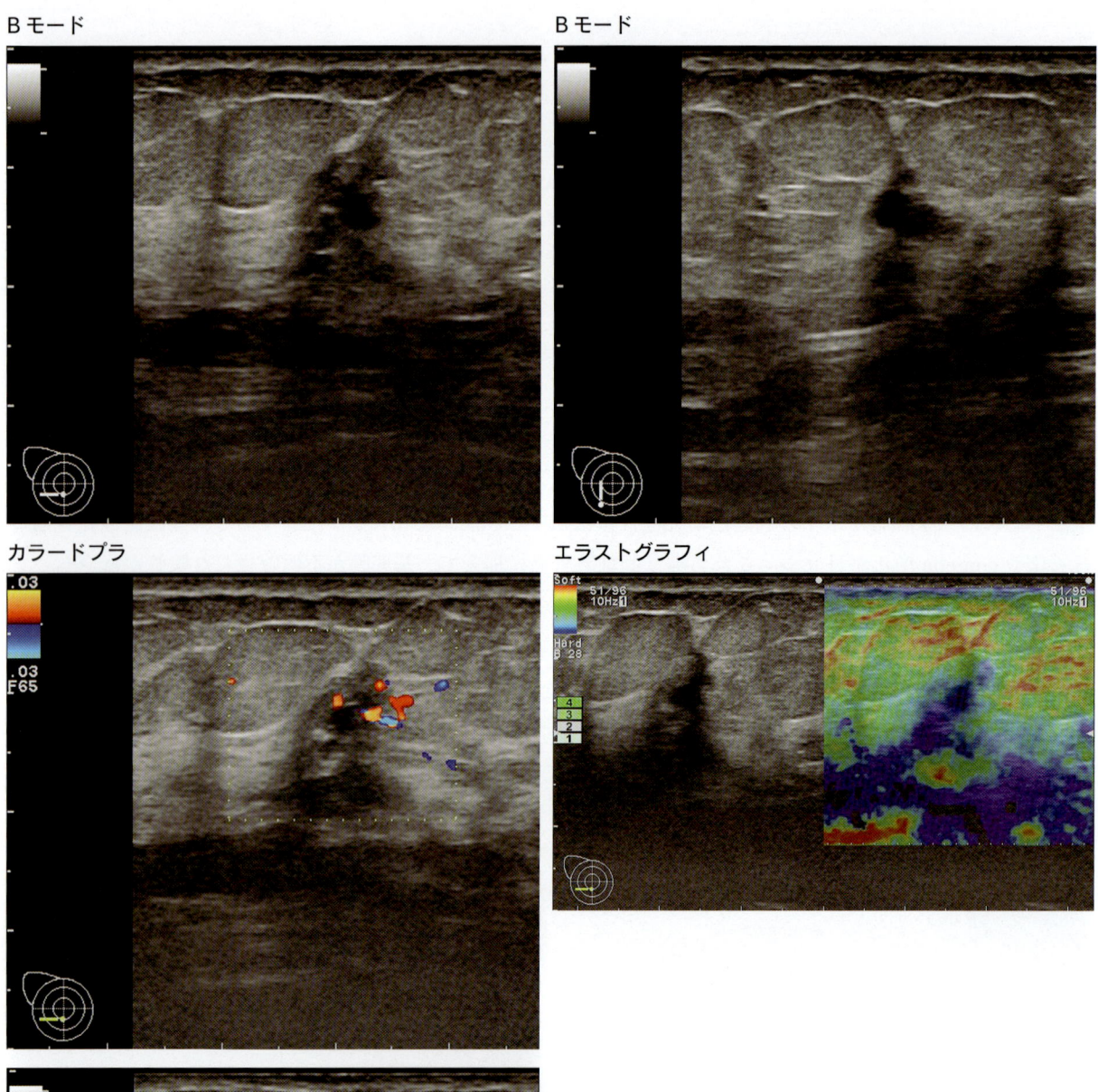

カラードプラ　　　　　　　　　エラストグラフィ

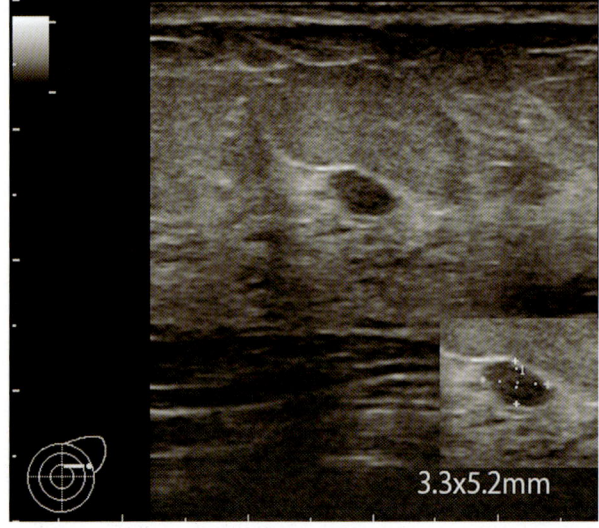

反対側の乳房　　3.3×5.2mm

所見　右8時に，低エコー域がある。クーパー靱帯の直下で評価が難しいが，低エコー域は明らかにある。形状は不整。血流が豊富で，エラストグラフィでやや硬い（ES＝3）のが気になる。反対側2時Mの腫瘤は良性（カテゴリー2）。

鑑別診断　乳腺症，乳管内増殖性病変（乳管内乳頭腫あるいは非浸潤性乳管癌），浸潤性乳管癌

カテゴリー　3，4（検診時3）

症例 29

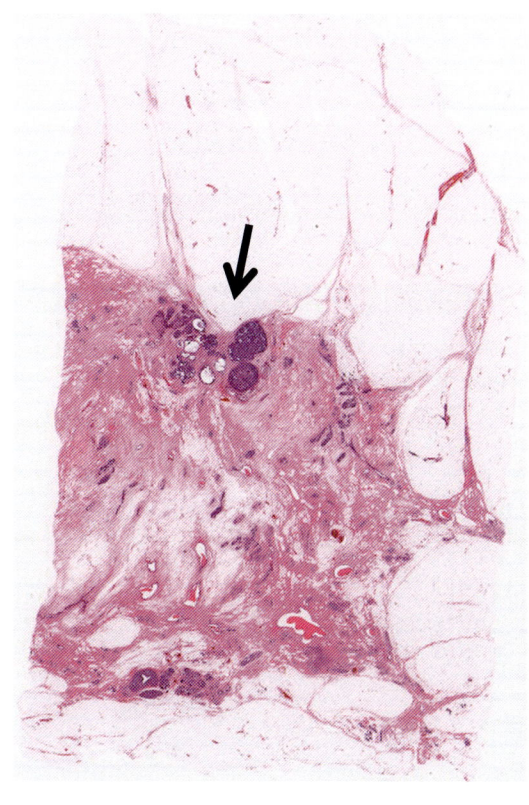

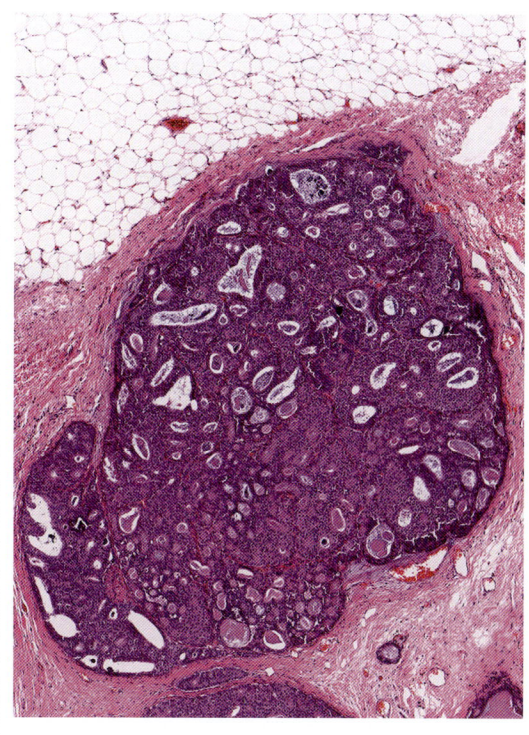

病理診断　非浸潤性乳管癌（DCIS）

- 肉眼的には腫瘍は明らかではない。組織学的には 4.7×2.5 cm の範囲に散在性に腫瘍が認められる（矢印）。小型の異型細胞が小乳管内，小葉内で充実性や癒合腺管状となって増殖している。腫瘍内には石灰化もある。
- pTis pN0 cM0 Stage 0 ER（＋）PgR（＋）

解説　腫瘤とみなすこともできるが，低エコー部分が周囲の構造を壊さずに乳腺を置き換えるように存在し，クーパー靱帯にも入り込んでいることから低エコー域と判定されている。乳腺症に伴う低エコー域とするにはエコーレベルが低く（明らかな低エコー），ドプラ，エラストグラフィ所見が気になる。細胞診が判定鑑別困難（クラスⅢ）で針生検を施行し，非浸潤性乳管癌の結果を得た。

症例 30　60歳代前半　　　　　　　　　　　　　　　　　　低エコー域

1年前：マンモグラフィ検診	C-1
2年前：超音波検診	C-1

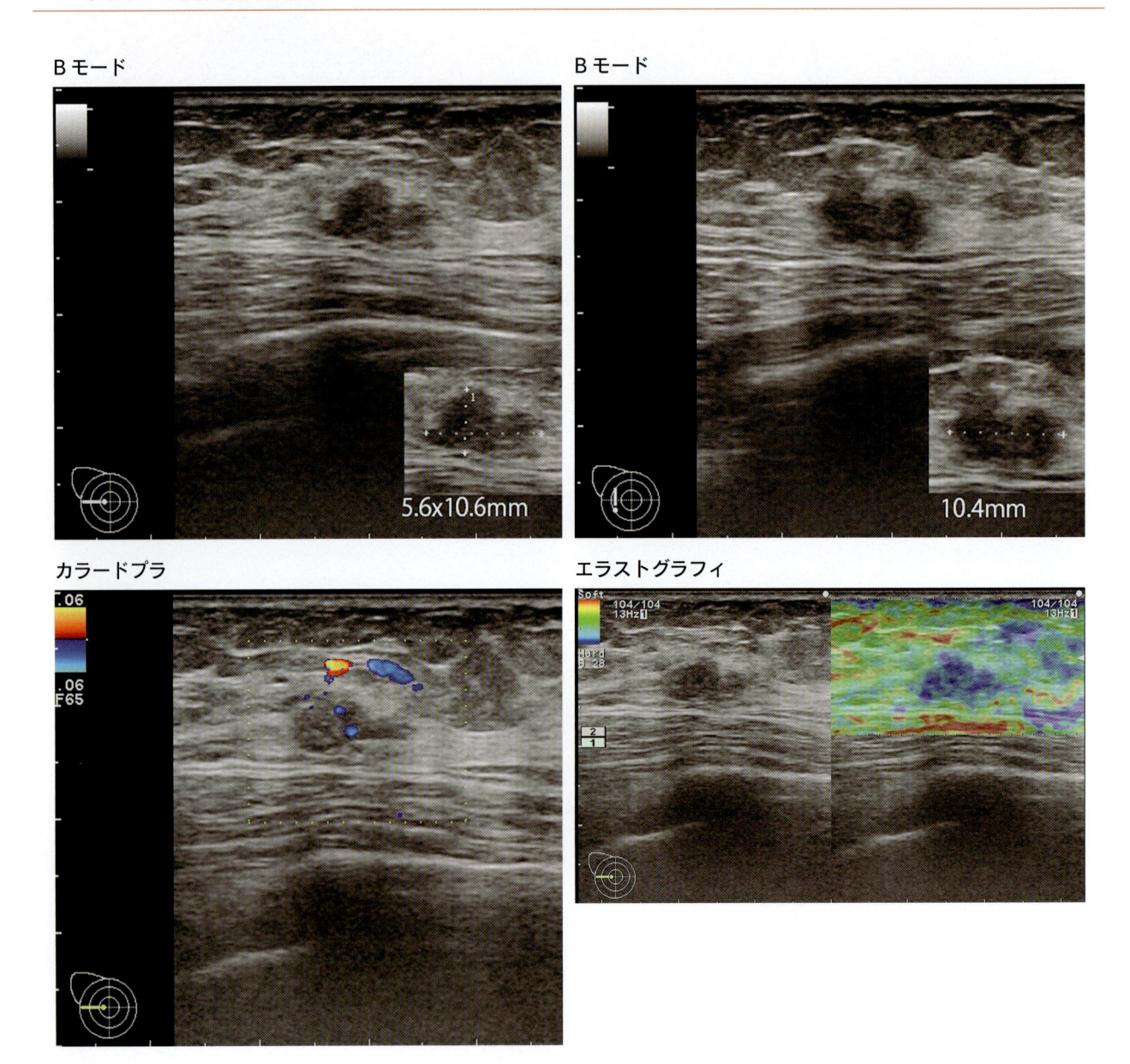

Bモード　　　　　　　　　　　　　　　Bモード

5.6×10.6mm　　　　　　　　　　　10.4mm

カラードプラ　　　　　　　　　　　　エラストグラフィ

所見　右9時Mに，最大径10.6mmの低エコー域（または腫瘤）がある．血流あり，ES＝4（3），前回なし．

鑑別診断　乳腺症（腺症など），非浸潤性乳管癌，浸潤性乳癌（乳頭腺管癌）

カテゴリー　3, 4（検診時3）

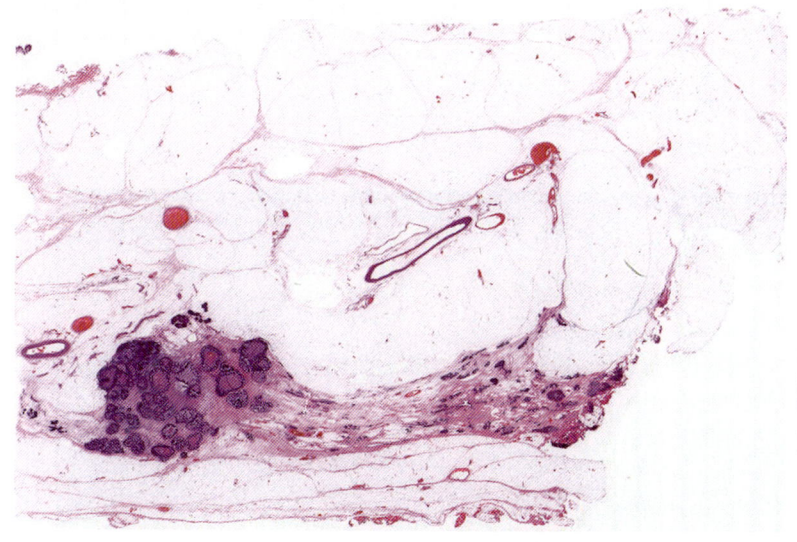

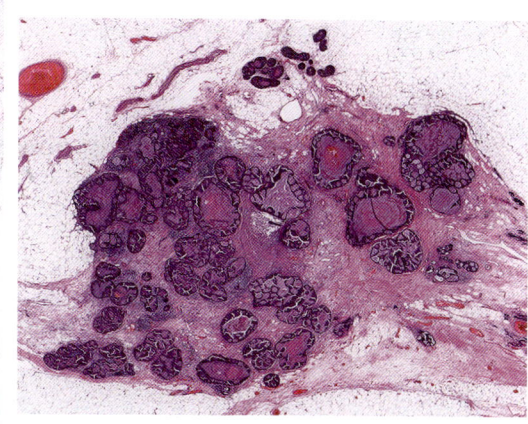

病理診断　非浸潤性乳管癌（DCIS）

- 肉眼的には境界不明瞭な 1.2×1.2×1.0 cm の黄白色調腫瘤を認める。
- 組織学的には大小の乳管内において異形細胞が篩状，乳頭状，充実性となって増殖する非浸潤性乳管癌が集簇して見られる。
- pTis pN0 cM0 Stage 0 ER（＋）PgR（＋）

解説　検査時は腫瘤と判断されている。腫瘤とすると 10 mm 以下で縦横比が 0.7 未満ということになるが，形状の不整でカテゴリー 3 にできる。画像のみからはむしろ低エコー域としたほうがよいように見える。エラストグラフィは検査時スコア 4 と判定されているが，画像からはスコア 3 と判定されるかもしれない。横長で，あまり硬くない病変ということは浸潤癌にはあてはまりにくいが，非浸潤癌であれば十分に説明できる所見である。年齢と前回なしという既往からはカテゴリー 4 とできるかもしれないが，画像のみではカテゴリー 3 でもよい。

症例 31　50歳代前半　　　　　　　　　　低エコー域

1年前：超音波検診：嚢胞　　C-2

Bモード

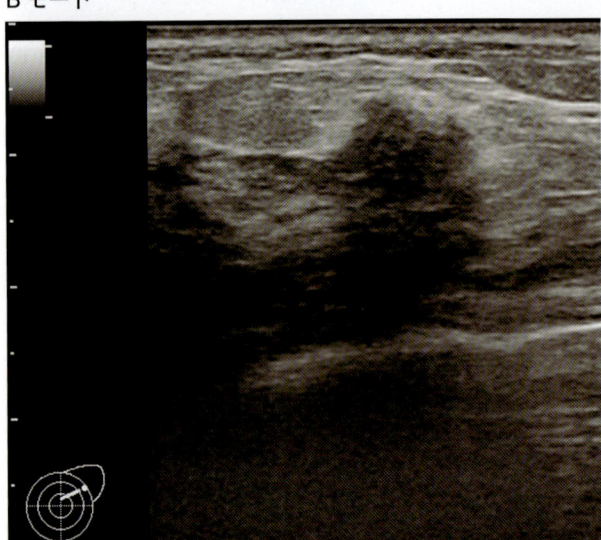

Bモード

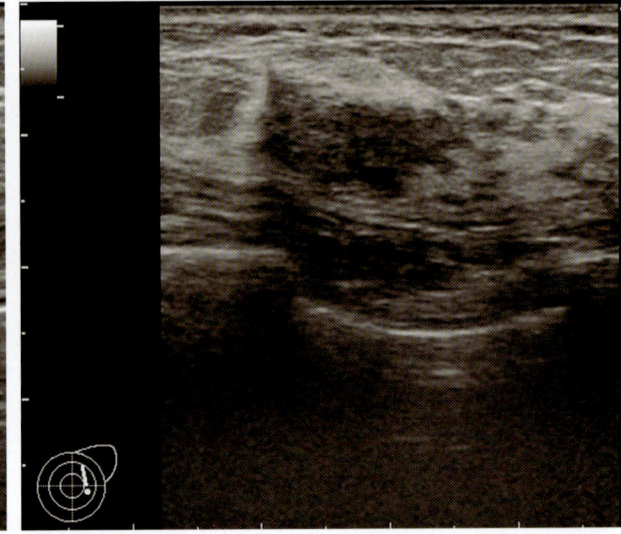

カラードプラ

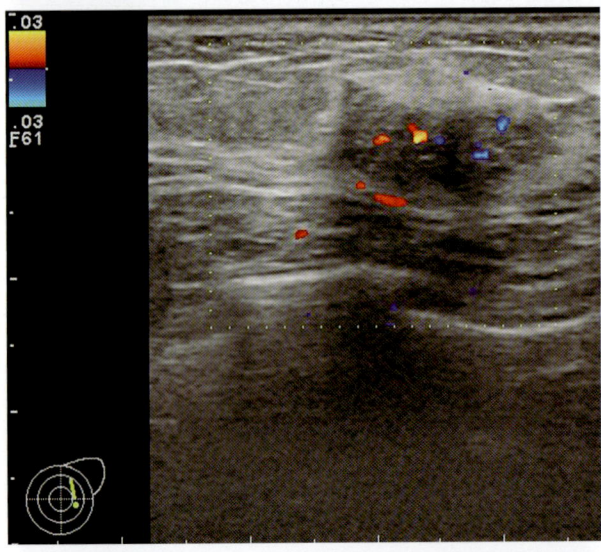

エラストグラフィ

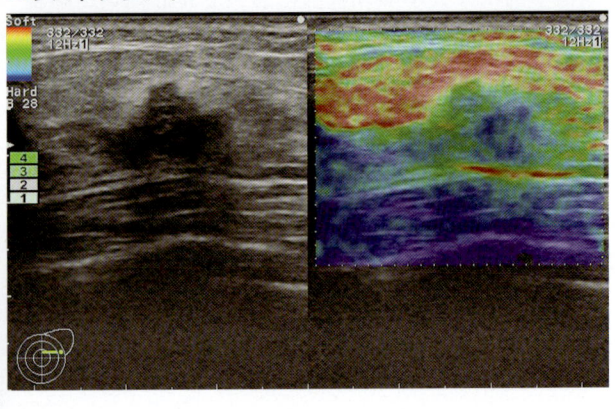

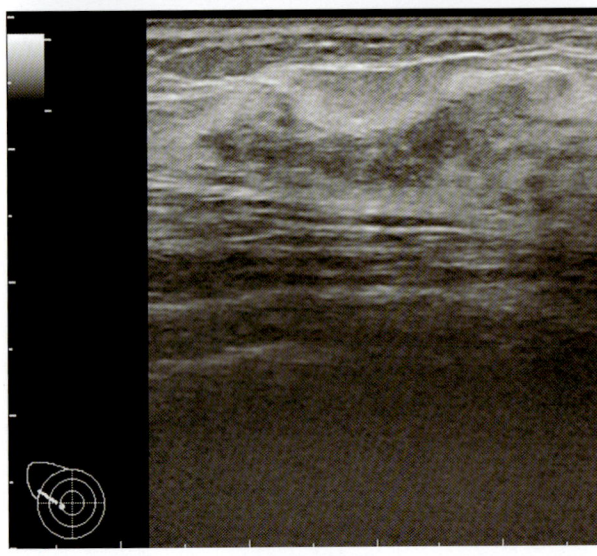

反対側の乳房

所見　左2時Mに，低エコー域がある。最大径18.1 mm，血流あり，ES＝3，前回なし。検査時のコメントでは，低エコーは両側同部位に認めるとあった。右は乳腺症による低エコー域を疑うが，左は血流を認め，エラストグラフィでも周囲乳腺よりも硬く，印象が異なるためカテゴリー3とした。

鑑別診断　乳腺症，非浸潤性乳管癌

カテゴリー　3（Bモードのみでは低エコー域多発で2となるかもしれない）

症例 31

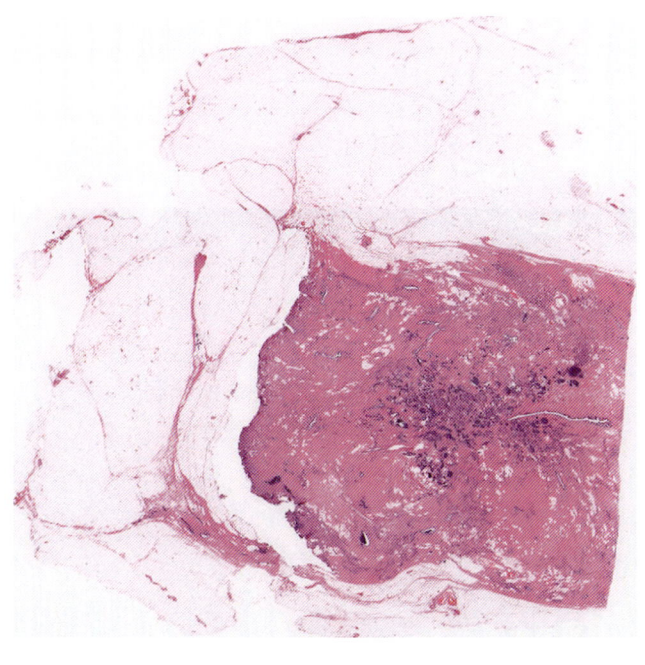

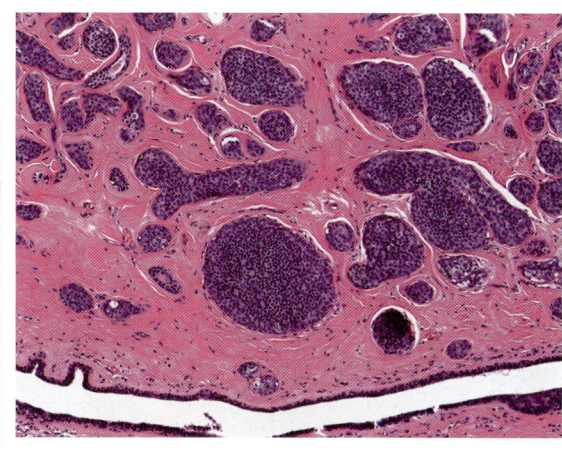

病理診断 非浸潤性乳管癌（DCIS）

- 肉眼的には 1.5×0.9 cm の範囲で境界不明瞭な結節性病変が見られる。組織学には，比較的小型の異型細胞が充実性や癒合腺管状となって，大小の乳管や小葉内で増殖している。
- pTis pN0 cM0 Stage 0 ER（＋）PgR（＋）

6 カ月後：B モード

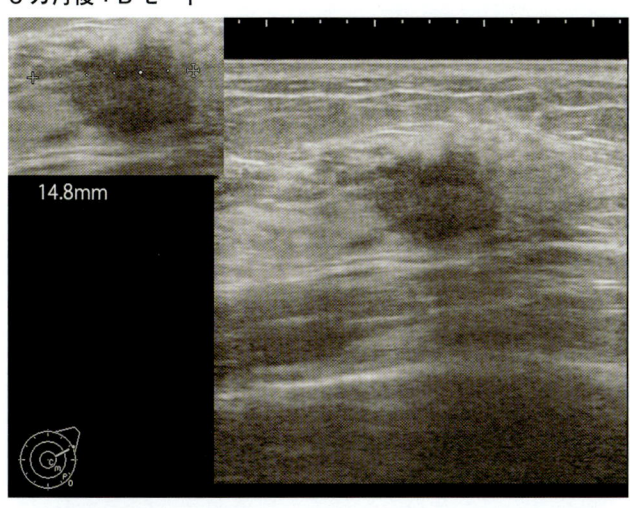

6 カ月後：エラストグラフィ

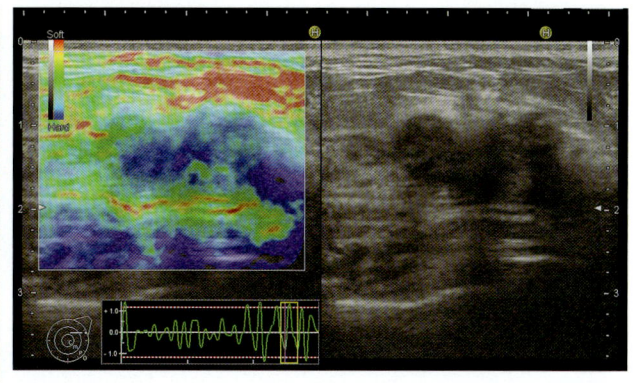

6 カ月後：カラードプラ

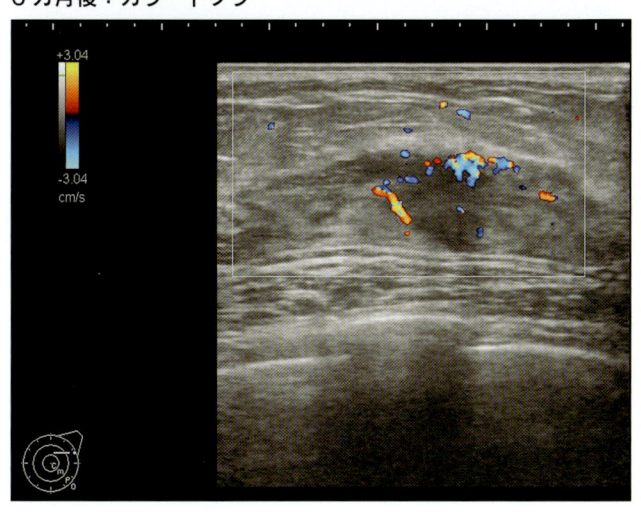

解 説 非常に難しい症例である。外来超音波検査では低エコー域がその他の低エコー域とあまり変わりなしという判断であった。ただ末梢寄りにさらに低エコーな部分があるように見え，その部分に血流があるということで，6 カ月後経過観察となった。

6 カ月後，末梢の腫瘤状部分が明らかになり，血流豊富，エラストグラフィで硬い印象となり，浸潤癌を疑い，針生検を行い，非浸潤性乳管癌の診断を得た。

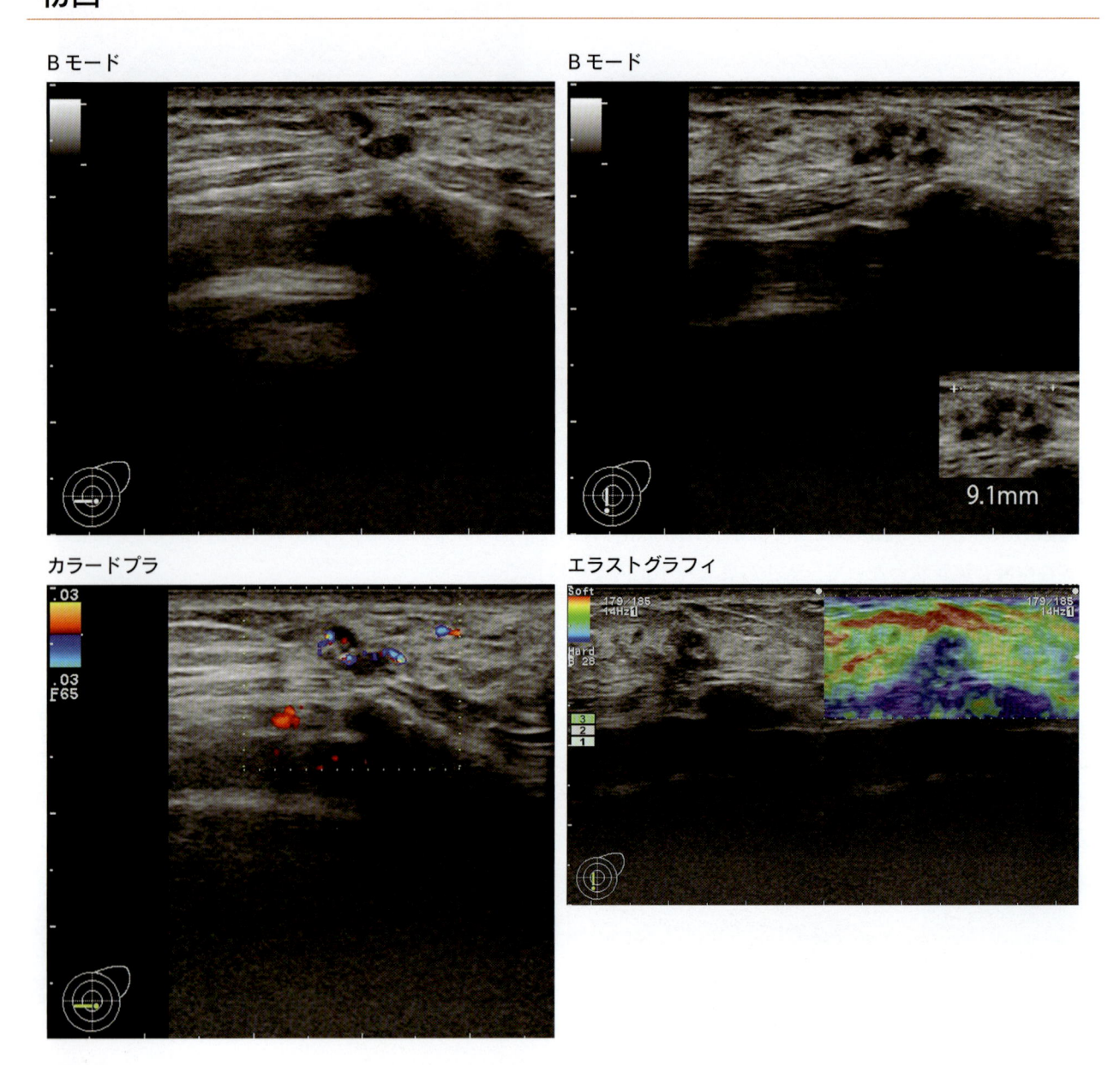

症例32　60歳代前半　　　　低エコー域

初回

Bモード　　　　　　　　　　　　　　　　Bモード

9.1mm

カラードプラ　　　　　　　　　　　　　　エラストグラフィ

所見　左8時Cに，低エコー域がある。最大径9.1mm，点状高エコーがある。増大，血流あり，ES＝3-4。
鑑別診断　乳腺症，非浸潤性乳管癌
カテゴリー　3，4（検診時3）

症例 32

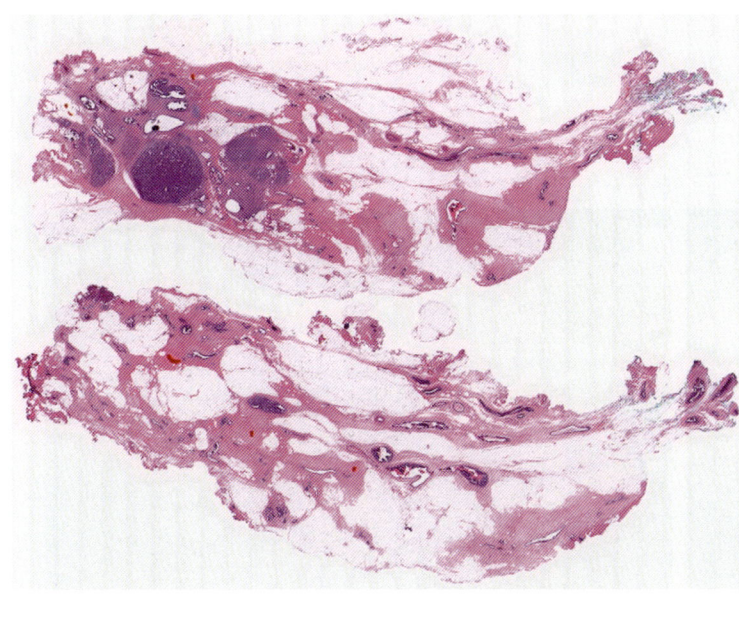

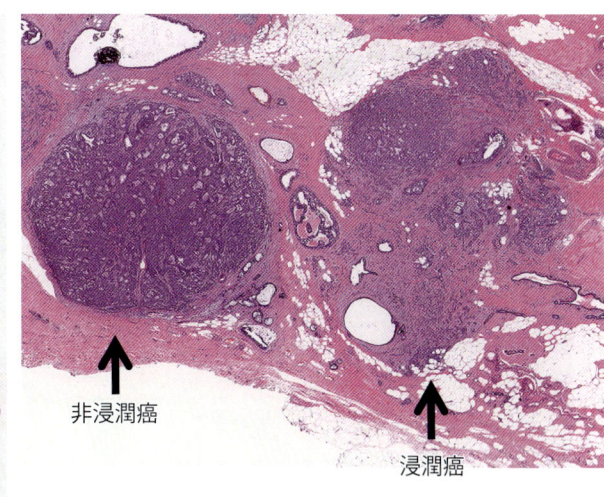

◀ 2スライスが1つのプレパラートに並んでいる

病理診断 浸潤性乳癌 NST（硬癌）

- 摘出標本は 3.2×3.1×1.3 cm 大である。
- 組織学的に 0.8×0.4 cm 大の範囲に腫瘍の浸潤がある。異型細胞が索状や小胞巣状，癒合腺管状となって浸潤増殖している。腫瘍内には微小石灰化が見られる。浸潤は一部脂肪織に及んでいる。浸潤巣内や周囲 0.5 cm 程度までの範囲には非浸潤性乳管癌が認められる。
- pT1b cN0 cM0 Stage IA

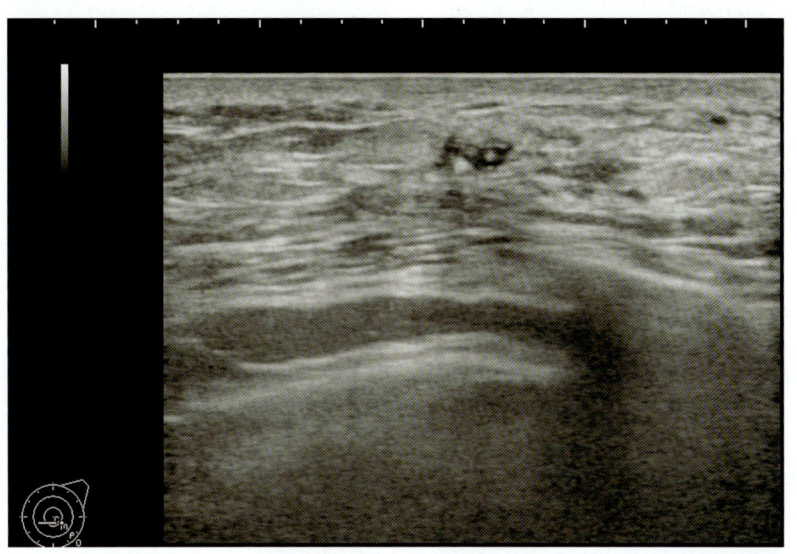

検診受診前の外来：Bモード

解説 病院にてマンモグラフィの石灰化のため経過観察中であった。左8時の低エコー域は2年前に針生検を施行し，ADH（異型乳管上皮過形成），DCISの可能性ありということであった。

今回病院での超音波画像と比較して血流があり，やや増大しているように見えるため要精査の判定とした。点状高エコーが明らかなのでカテゴリー4でもよいが，病変が小さく，また外来での経過があり，カテゴリー3とされた。Bモードでは非浸潤性乳管癌を疑う。エラストグラフィでは浸潤癌の可能性も考慮すべきかもしれない。

病院での精密検査ではまず細胞診が施行され，判定鑑別困難（クラスⅢ）で摘出生検が行われた。後日センチネルリンパ節生検が行われたが，陰性であった。

症例 33　70歳代前半　　　　低エコー域

初回

Bモード

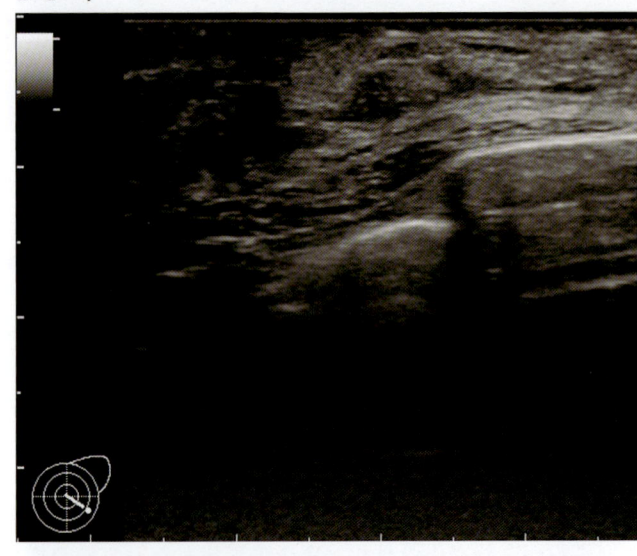

Bモード

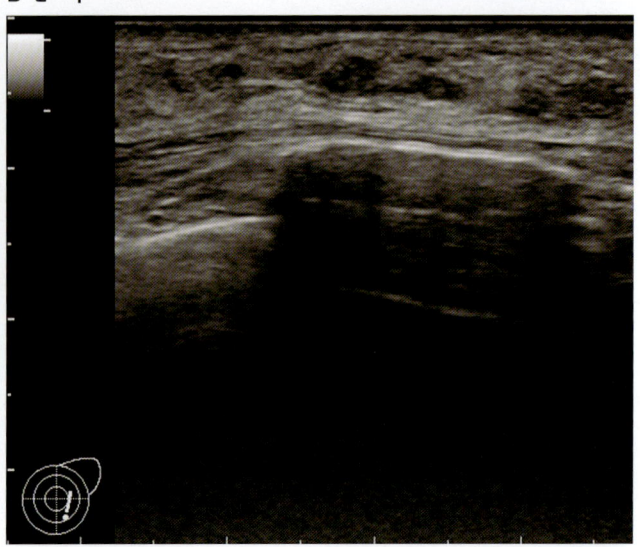

Bモード

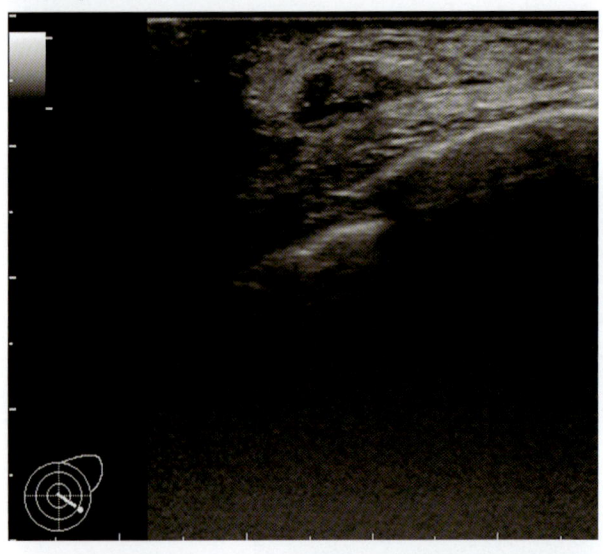

カラードプラ

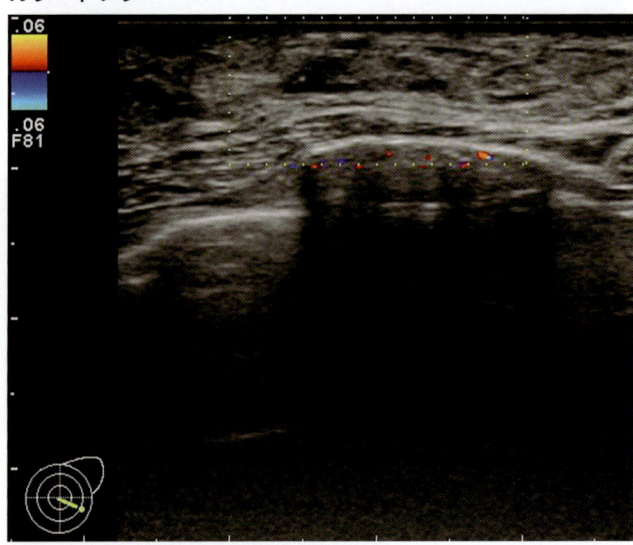

エラストグラフィ

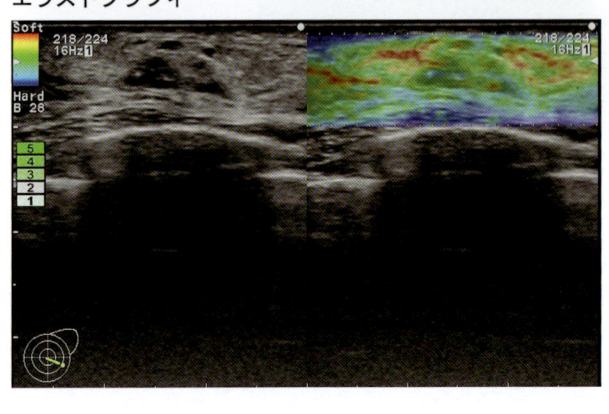

所見　左4時Cに，低エコー域がある。微細点状高エコーを含む。血流なし，ES＝1。

鑑別診断　非浸潤性乳癌，乳腺症

カテゴリー　4，3（検診時3）

症例 33

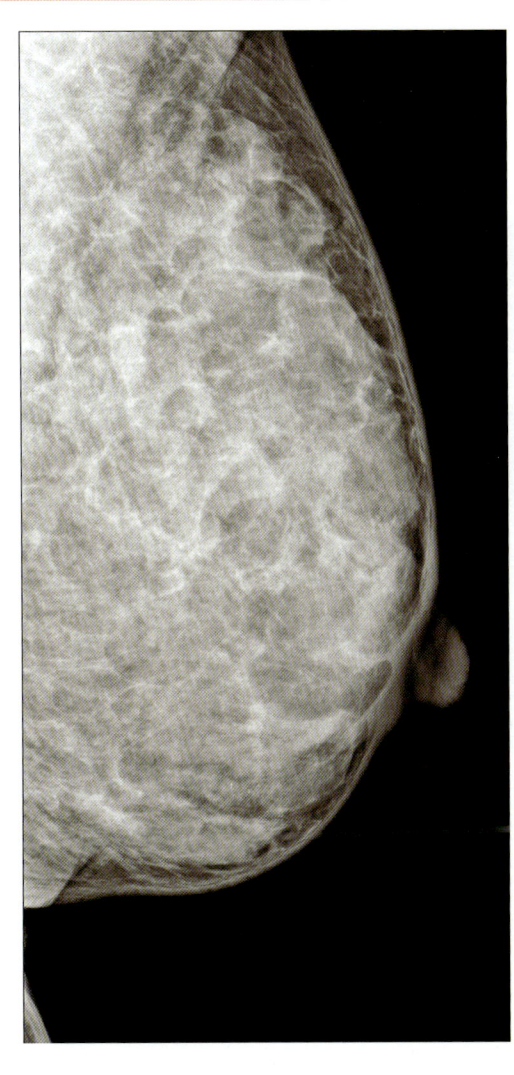

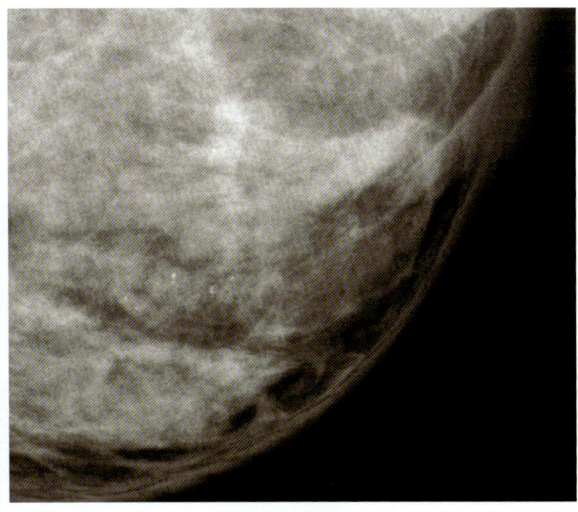

検診マンモグラフィ所見：左乳房下部に微小円形石灰化，区域性ともとれるが典型ではない。数が少なく・密度が低い。初回，カテゴリー3。

経 過　外来で細胞診が施行され，判定悪性（クラスV）であった。針生検が施行されたが良性ということで，吸引式乳房組織生検が施行された。

病理診断（吸引式乳房組織生検）：非浸潤性乳管癌（DCIS）

- 異型細胞が乳管内で充実性に増殖している。その後，ご本人の事情で手術は行われなかった。

解 説　低エコー域＋点状高エコーであり，本来はカテゴリー4である。ただしカテゴリー4にするには点状高エコーは病変部のみに存在することが必要であるが，この症例では点状高エコーの密度も低く，その確信度が低いかもしれない。血流が豊富であればカテゴリー4にできたかもしれない。非浸潤性乳癌はエラストグラフィでスコア1のこともあるので，注意が必要である。

症例 34　70歳代後半　　　　　　　　　　　　　　　　　　　　腫瘤

4年前：超音波検診：右10時M腫瘤　　　C-3

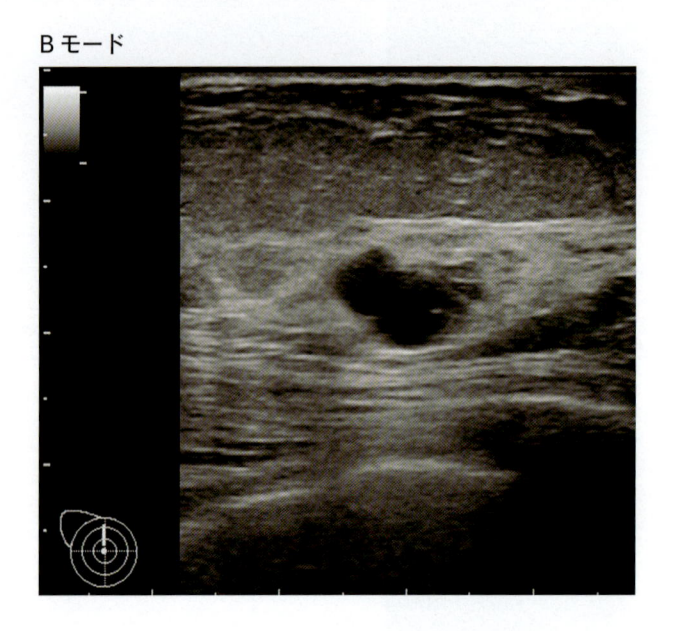

Bモード

所見　右乳房12時に分葉形で隔壁を有する囊胞を認める。充実性部分はない。
鑑別診断　囊胞
カテゴリー　2

解説　前回要精密検査となったものとは別の病変である。やや分葉しているが充実性成分はない。囊胞と診断される。精査不要である。高齢者の単発性囊胞は壁に充実性部分がないかどうか注意して観察する必要があるが，充実性部分がない場合にはカテゴリー2とする。

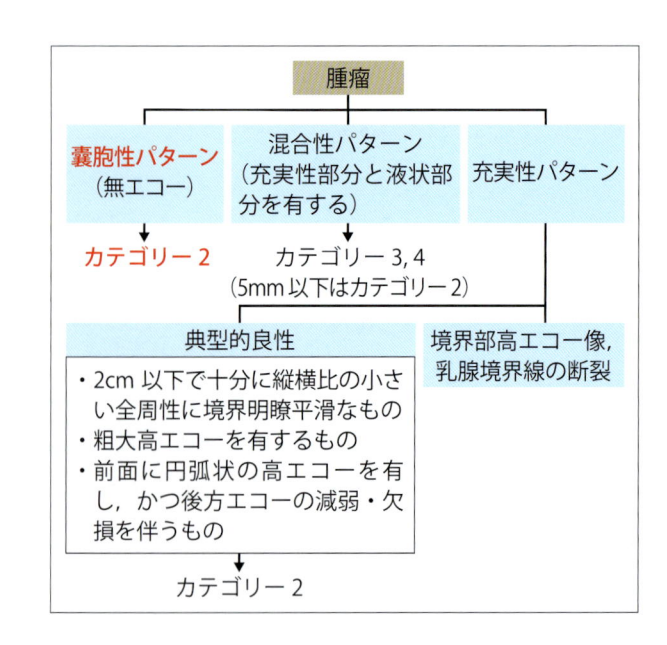

```
                        腫瘤
          ┌──────────────┼──────────────┐
      囊胞性パターン   混合性パターン      充実性パターン
       （無エコー）　 （充実性部分と液状部
                      分を有する）
          ↓              ↓
       カテゴリー2    カテゴリー3, 4
                   （5mm以下はカテゴリー2）
                          ↓
                       典型的良性            境界部高エコー像,
                  ・2cm以下で十分に縦横比の小さ   乳腺境界線の断裂
                    い全周性に境界明瞭平滑なもの
                  ・粗大高エコーを有するもの
                  ・前面に円弧状の高エコーを有
                    し，かつ後方エコーの減弱・欠
                    損を伴うもの
                          ↓
                       カテゴリー2
```

症例 35　50歳代前半　　　腫瘤

初回

B モード　　　5.7×6.7mm

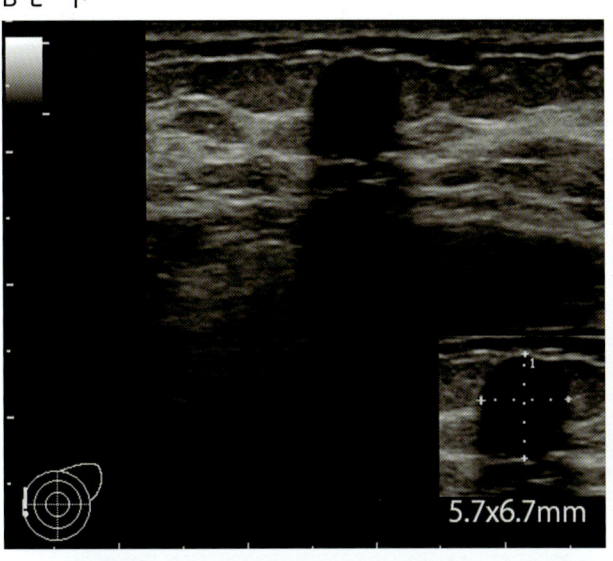

B モード　　　7.9×7.7mm

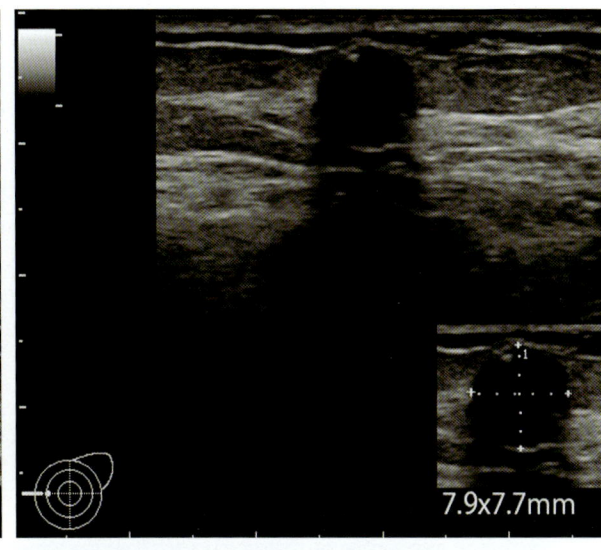

カラードプラ

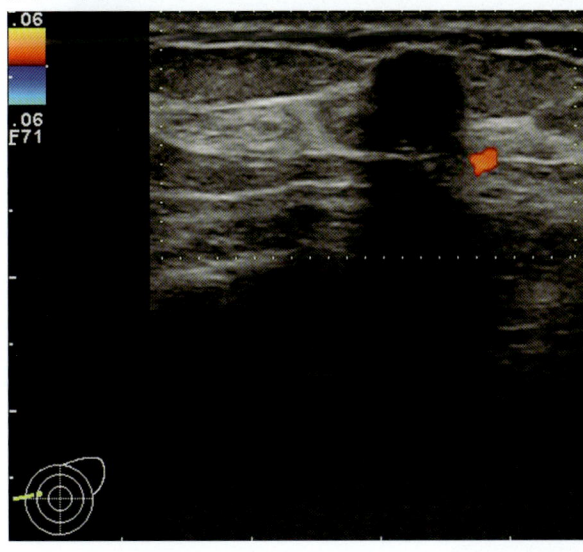

エラストグラフィ

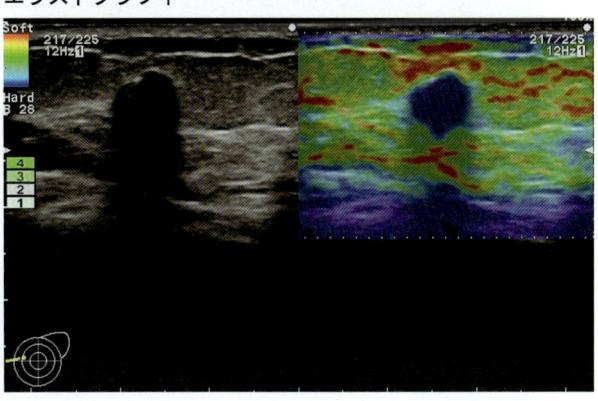

所見　左9時Pに，最大径7.9mm，縦横比1.0の，内部は無〜極低エコーの腫瘤を認める。後方エコーは減弱している。円形，境界明瞭平滑，血流なし，ES＝3-4，初回。

鑑別診断　（濃縮）嚢胞

カテゴリー　2

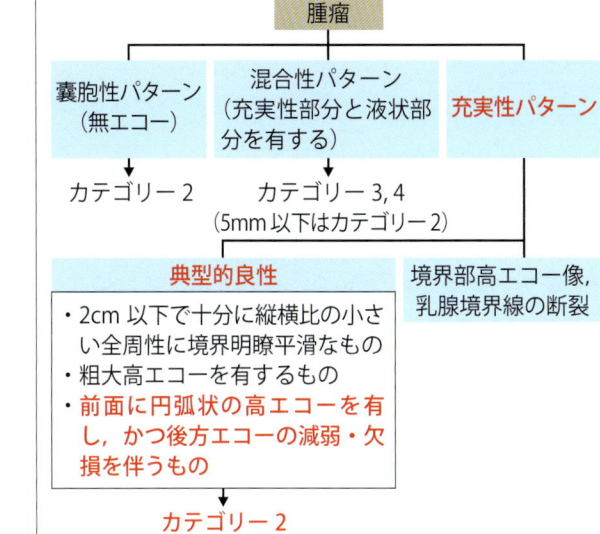

```
                    腫瘤
      ┌──────────────┼──────────────┐
  嚢胞性パターン   混合性パターン      充実性パターン
   （無エコー）  （充実性部分と液状部分を有する）
   カテゴリー2    カテゴリー3, 4
               （5mm以下はカテゴリー2）
     典型的良性                  境界部高エコー像，
                                乳腺境界線の断裂
・2cm以下で十分に縦横比の小さい全周性に境界明瞭平滑なもの
・粗大高エコーを有するもの
・前面に円弧状の高エコーを有し，かつ後方エコーの減弱・欠損を伴うもの
           カテゴリー2
```

解説　後方エコーが減弱しているが，円形で境界明瞭な腫瘤である。後方エコーが減弱する乳癌は不整形である。よって，この病変は乳癌ではなく，濃縮嚢胞と判定する。内部に血流がないことも嚢胞に合致する。濃縮嚢胞は硬いことが多いので注意が必要である。

症例36　60歳代後半　　腫瘤

2年前：超音波検診：右9時M腫瘤　　C-2

Bモード　　Bモード
4.5×7.9mm　　5.4mm

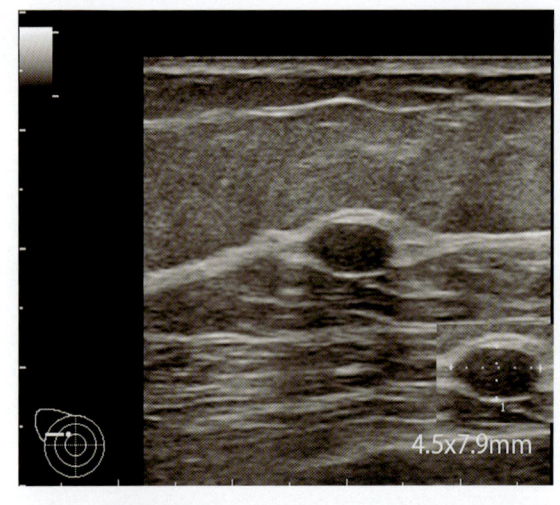

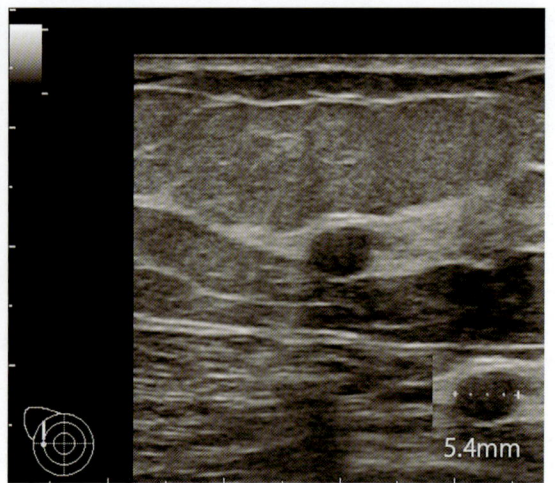

カラードプラ 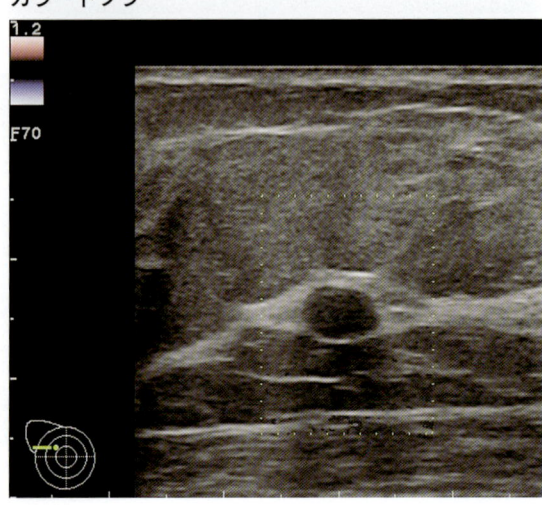　　エラストグラフィ

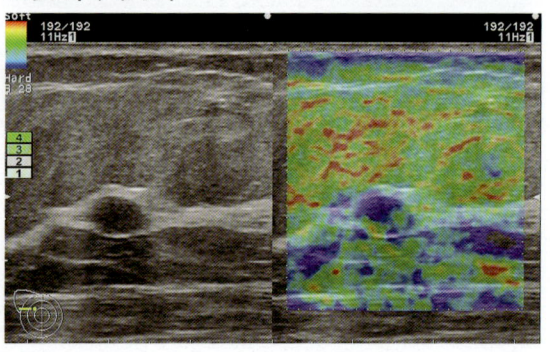

所見　右9時Mに，最大径7.9mm，縦横比0.6，楕円形，境界明瞭平滑の腫瘤がある。血流なし，ES＝2。不変。

鑑別診断　線維腺腫

カテゴリー　2

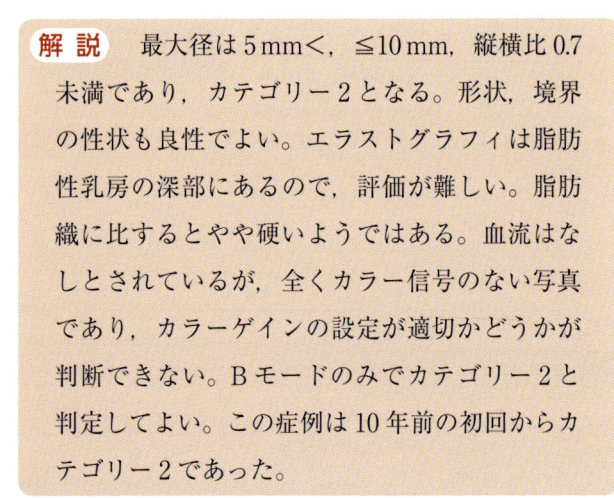

解説　最大径は5mm＜，≦10mm，縦横比0.7未満であり，カテゴリー2となる。形状，境界の性状も良性でよい。エラストグラフィは脂肪性乳房の深部にあるので，評価が難しい。脂肪織に比するとやや硬いようではある。血流はなしとされているが，全くカラー信号のない写真であり，カラーゲインの設定が適切かどうかが判断できない。Bモードのみでカテゴリー2と判定してよい。この症例は10年前の初回からカテゴリー2であった。

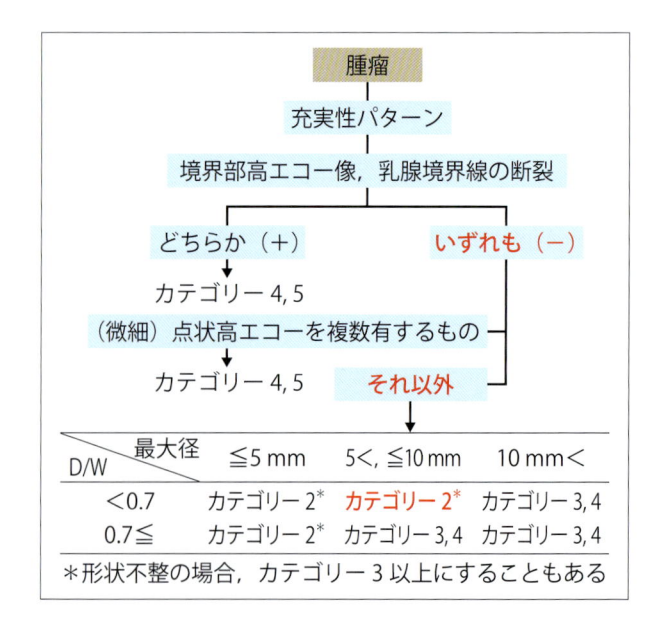

腫瘤 → 充実性パターン → 境界部高エコー像，乳腺境界線の断裂

- どちらか（＋）→ カテゴリー4,5
- いずれも（－）→（微細）点状高エコーを複数有するもの → カテゴリー4,5／それ以外 →

D/W 最大径	≦5mm	5＜，≦10mm	10mm＜
＜0.7	カテゴリー2*	カテゴリー2*	カテゴリー3,4
0.7≦	カテゴリー2*	カテゴリー3,4	カテゴリー3,4

＊形状不整の場合，カテゴリー3以上にすることもある

症例 37　50歳代前半　　　　　　　　　　　　　　　　腫瘤

1年前：超音波検診：左2時M腫瘤　　C-2

Bモード　　　　　　　　　　　　　　　　Bモード

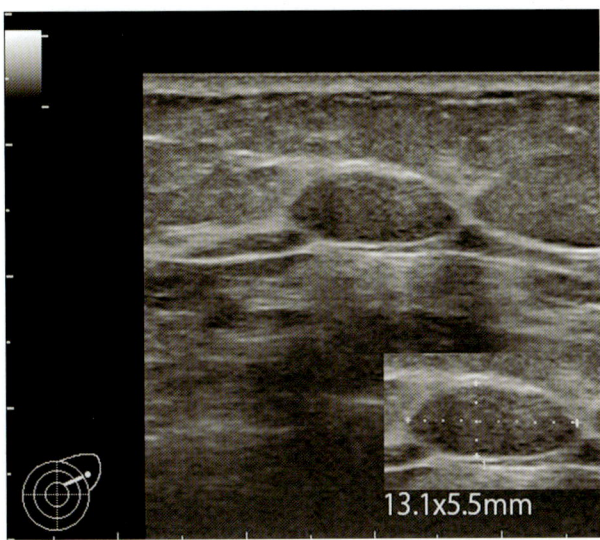

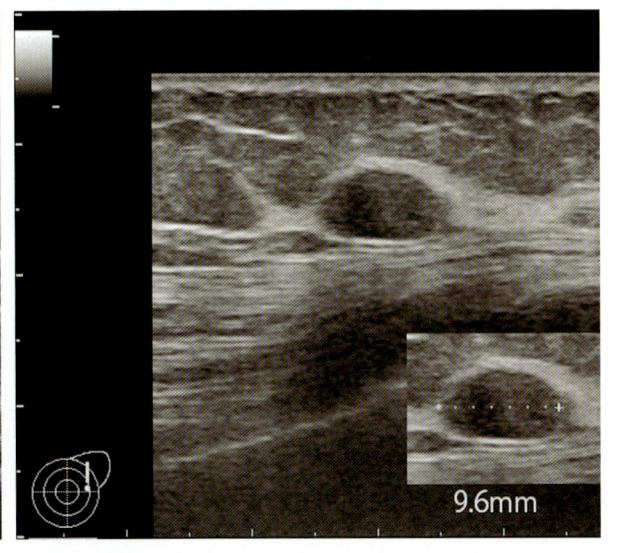

13.1x5.5mm　　　　　　　　　　　　　　9.6mm

カラードプラ 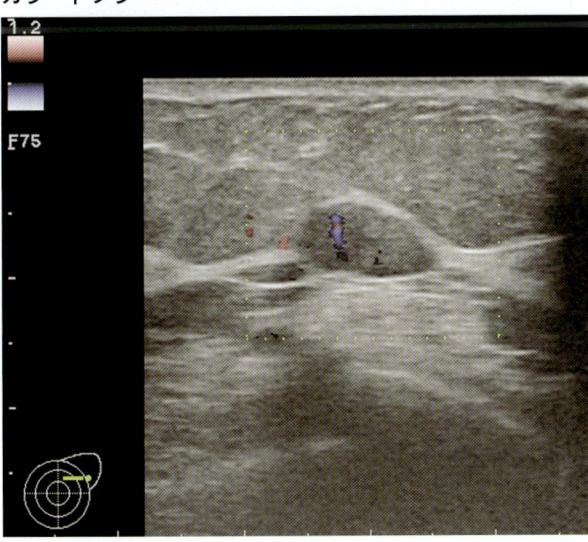　　　　　　　　　　　　　　エラストグラフィ

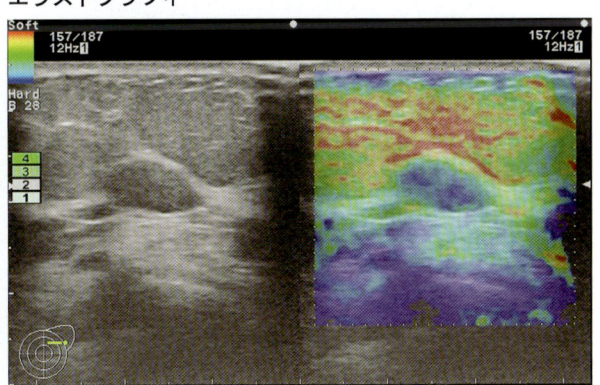

所見　左2時Mに，最大径13.1mm，縦横比0.4の低エコー腫瘤を認める。後方エコーはやや増強，楕円形，境界明瞭平滑，血流あり，ES＝3。不変。

鑑別診断　線維腺腫

カテゴリー　2

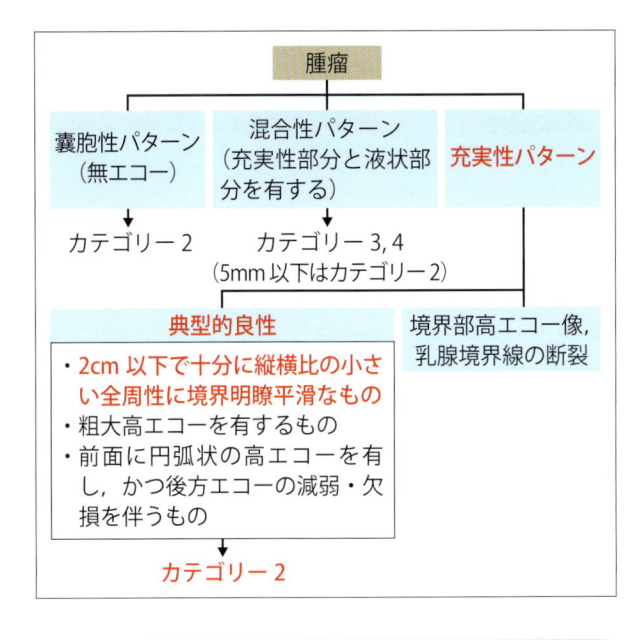

```
                        腫瘤
        ┌────────────────┼────────────────┐
   嚢胞性パターン    混合性パターン       充実性パターン
    （無エコー）   （充実性部分と液状部
                    分を有する）
        ↓              ↓                    
    カテゴリー2    カテゴリー3, 4      境界部高エコー像，
                  （5mm以下はカテゴリー2）  乳腺境界線の断裂
        
        典型的良性
  ・2cm以下で十分に縦横比の小さ
   い全周性に境界明瞭平滑なもの
  ・粗大高エコーを有するもの
  ・前面に円弧状の高エコーを有
   し，かつ後方エコーの減弱・欠
   損を伴うもの
              ↓
          カテゴリー2
```

解説　20mm以下で縦横比が十分小さく（0.4），全周性に境界明瞭な腫瘤であり，カテゴリー2と判定される。1年前は初回であったが，同様の所見でカテゴリー2と判定されている。50歳代でも自覚症状のない良性腫瘤が超音波検診で検出されることがある。

症例 38　30歳代後半　　　　　　　　　　　　　　　　　　　　　腫瘤

1年前：超音波検診：乳管拡張，囊胞　　C-2

Bモード

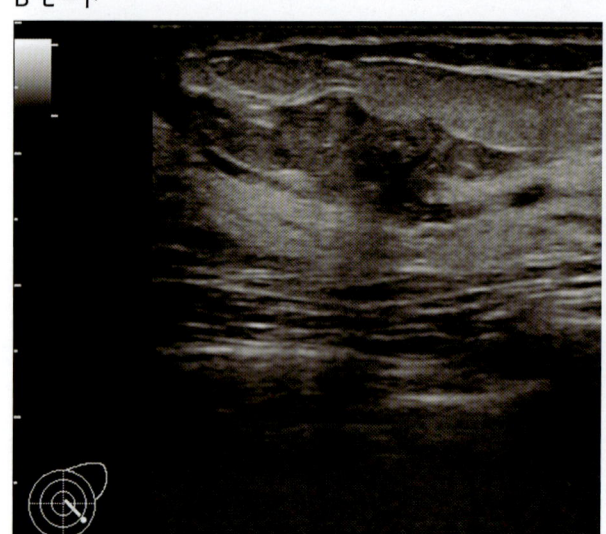

Bモード

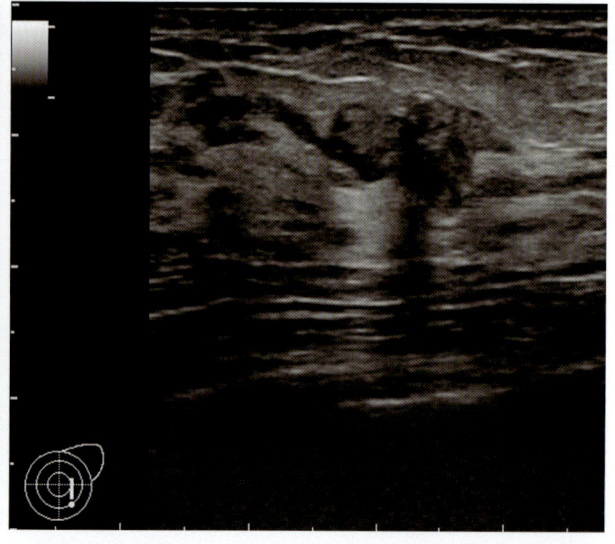

カラードプラ

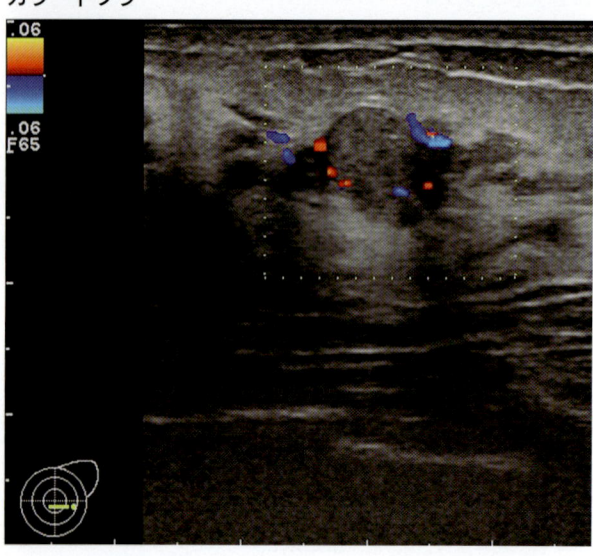

エラストグラフィ

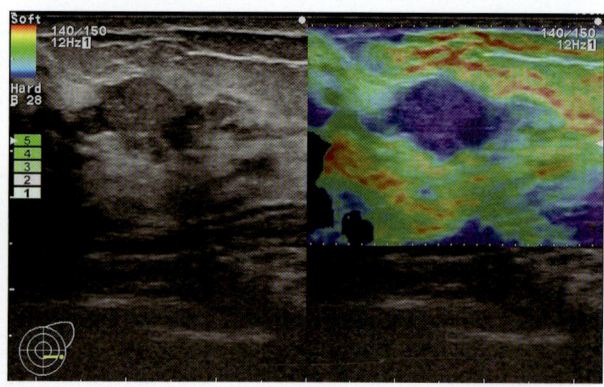

所見　境界明瞭な分葉形の低エコー腫瘤がある。乳管とのつながりがあり，乳管内腫瘤の可能性が高い。乳頭に比較的近い。大きさは 12.9×7.0×11.3 mm。血流あり，ES＝4。

鑑別診断　乳管内乳頭腫，非浸潤性乳管癌

カテゴリー　3, 4

```
                        腫瘤
           ┌─────────────┼─────────────┐
      囊胞性パターン    混合性パターン      充実性パターン
       （無エコー）   （充実部分と液状部
                      分を有する）
           ↓             ↓
       カテゴリー2   カテゴリー3, 4     境界部高エコー像，
                  （5mm以下はカテゴリー2）  乳腺境界線の断裂
                      
                     典型的良性
          ・2cm 以下で十分に縦横比の小さ
            い全周性に境界明瞭平滑なもの
          ・粗大高エコーを有するもの
          ・前面に円弧状の高エコーを有
            し，かつ後方エコーの減弱・欠
            損を伴うもの
                      ↓
                   カテゴリー2
```

症例 38

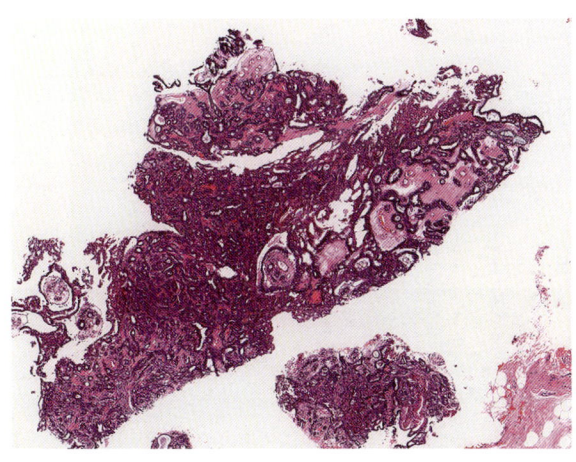

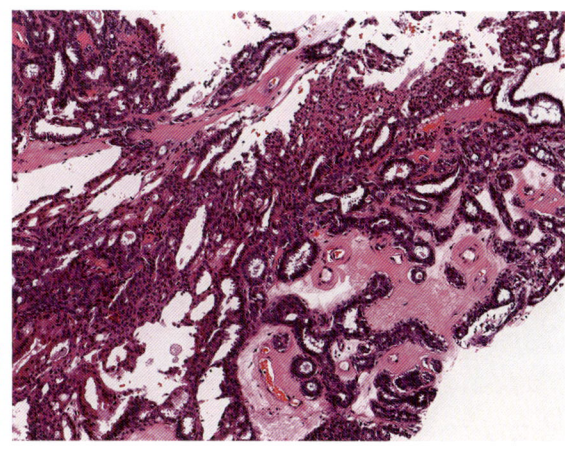

病理診断（針生検）：乳管内乳頭腫などに相当する良性増殖性病変

- 乳管内の増殖成分と考えられる組織で、乳管上皮細胞が乳頭状や腺管状となって増殖する像や、アポクリン化生を伴い、癒合腺管を形成する像が見られる。増殖する乳管上皮細胞の核の均一性や緊満感は乏しい。基本的に筋上皮との二相性が見られる。

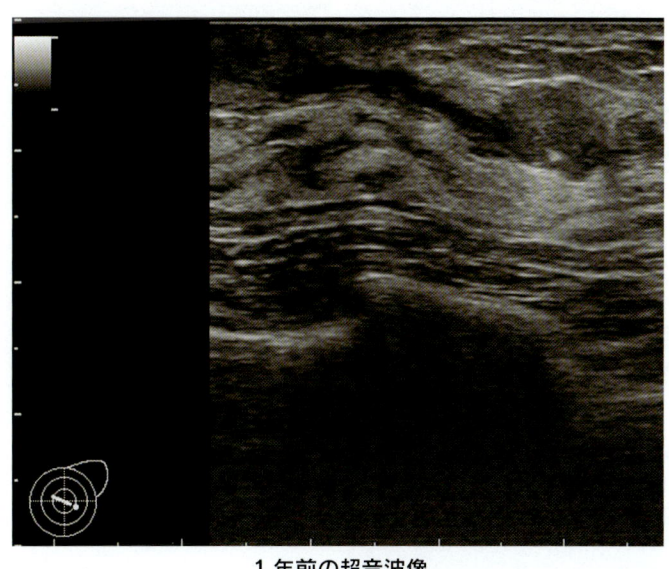

1年前の超音波像

解説 乳管内腫瘤と認識することが重要である。乳管に沿って発育しており、縦横比は小さい。外来で針生検を施行。外来での経過観察ののち2年後から検診にて経過観察をしているが、著変なし。前年度指摘がなく、ES＝4ということで、判定がカテゴリー4とされたが、前年度の検査にも同じ病変と思われる画像があった。この時点での画像の評価は乳管拡張であった。乳管内乳頭腫は乳頭近くで、脂肪と等エコーのことがあり、注意をしないと見落とすことがある。

症例 39	50歳代後半		腫瘤
2年前：超音波検診：左5時C 嚢胞内腫瘤		C-3	
	多発嚢胞	C-2	

Bモード

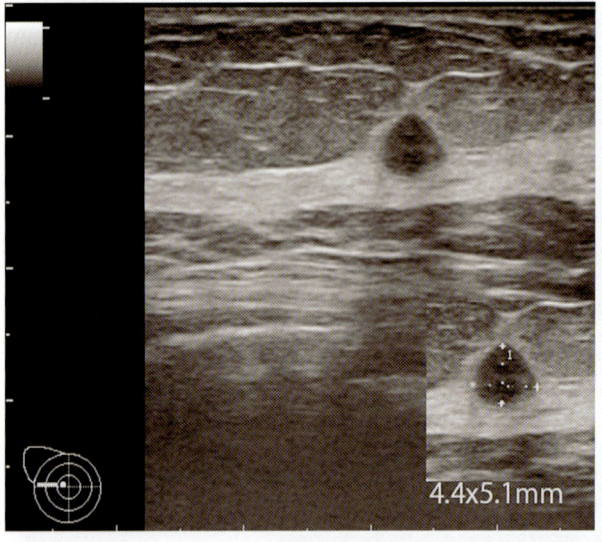

Bモード

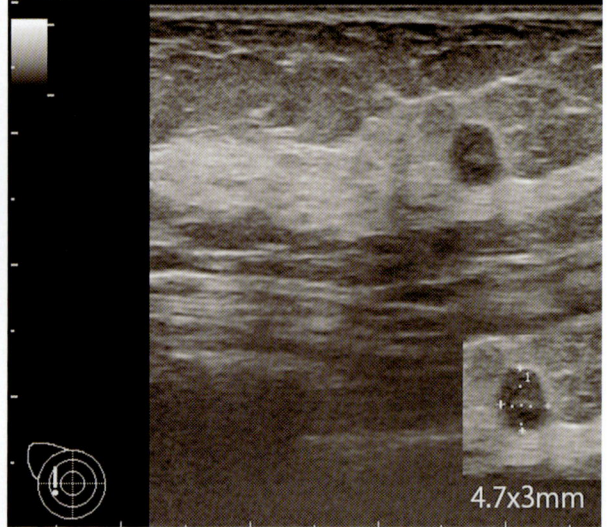

4.4×5.1mm

4.7×3mm

カラードプラ

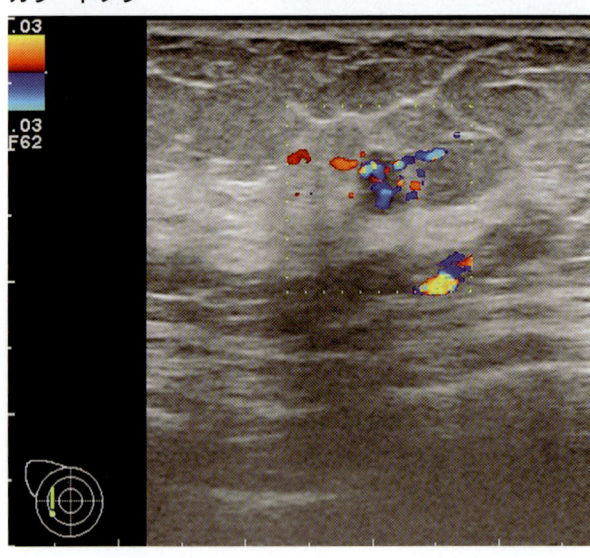

エラストグラフィ

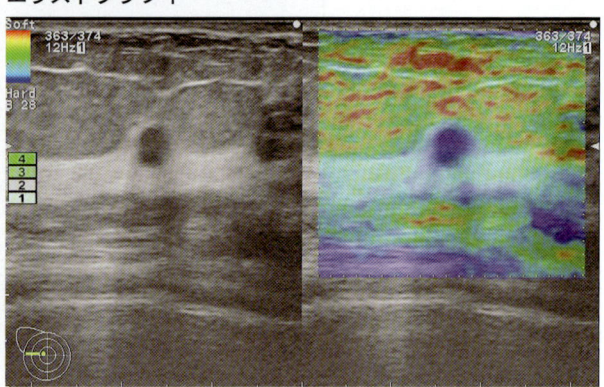

所見 右9時Mに，最大径5.1 mm，縦横比0.9の低エコー腫瘤を認める。多角形（三角形），境界明瞭平滑，前回なし。前方境界線の断裂なし，haloは明らかなものはないが，血流豊富，ES＝4。検査者の所見は上記であるが，画像からは前方境界線の断裂，haloの存在を疑い，またエラストグラフィはスコア5のようにも見えた。

鑑別診断 浸潤性乳管癌，非浸潤性乳管癌，乳管内乳頭腫

カテゴリー 4，3（検査者3，判定4）

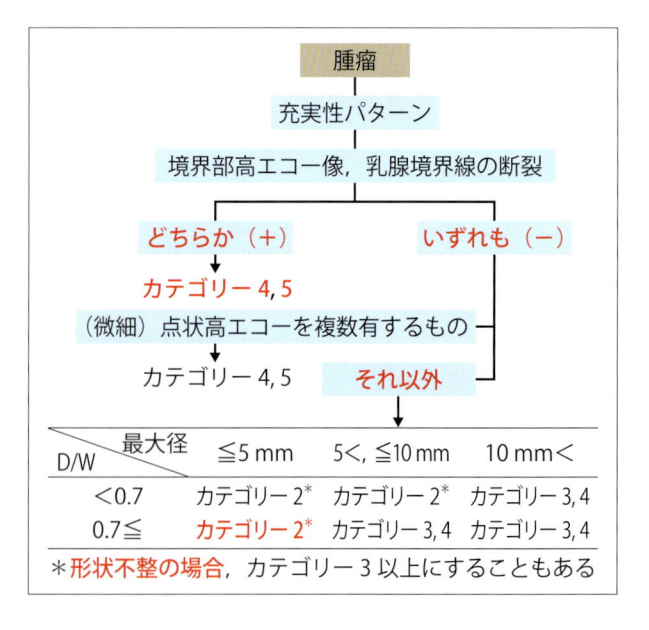

```
                腫瘤
                 │
            充実性パターン
                 │
     境界部高エコー像，乳腺境界線の断裂
          │                │
     どちらか（＋）      いずれも（－）
          ↓                ↓
     カテゴリー4，5
     （微細）点状高エコーを複数有するもの
          ↓                ↓
     カテゴリー4，5      それ以外
```

D/W \ 最大径	≦5 mm	5<, ≦10 mm	10 mm<
<0.7	カテゴリー2*	カテゴリー2*	カテゴリー3，4
0.7≦	カテゴリー2*	カテゴリー3，4	カテゴリー3，4

＊形状不整の場合，カテゴリー3以上にすることもある

症例39

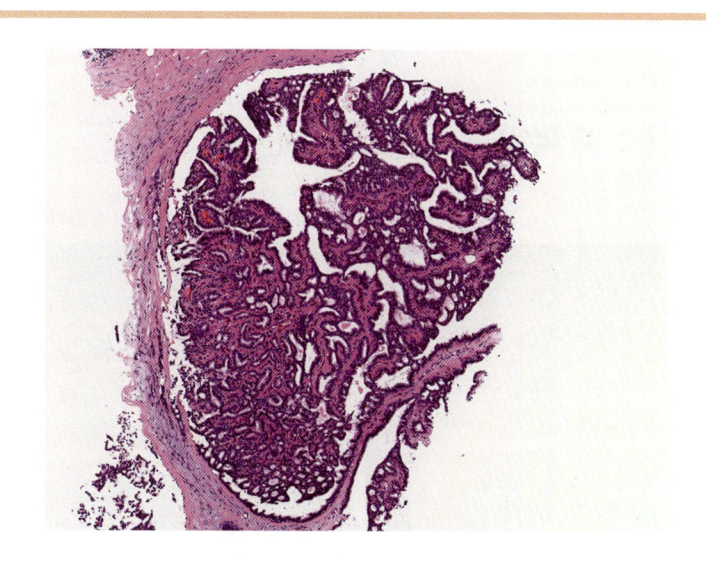

> **病理診断**（針生検）：乳頭状病変，乳管内乳頭腫疑い

- 乳管上皮が乳頭状や腺管状，癒合状となって増殖している。増殖する乳管上皮細胞に核の均一性や緊満感など異型は乏しく，基本的に筋上皮との二相性が認められる。免疫組織学的にも CK5/6, CD10, p63, CK34bE12 陽性筋上皮が確認される。

> **解説** 乳腺には囊胞が多発。以前にも他の病変に対して針生検を受け，乳管上皮過形成と診断されている。2年前は左側で要精査となり，他院受診。その病変は今回変化なし。
>
> 今回指摘した病変はBモードのみでは5mm以下であるが，多角形の形態はやや気になり，また前回なしということであれば，カテゴリー3以上で要精査とするのが妥当であろう。所見欄にも記載したように，検査を行った技師と画像判定医の評価に少し違いがあった。細胞診が判定鑑別困難（クラスⅢ）であったために針生検を行い，上記の診断であった。画像的にも乳管内乳頭腫でも説明可能であり，外来で経過観察中である。

| 症例 40 | 50歳代前半 | 小嚢胞集簇 |

2年前：超音波検診：多発囊胞，多発腫瘤　　C-2

Bモード　　　　　　　　　　　　　　Bモード（1年後の超音波画像）

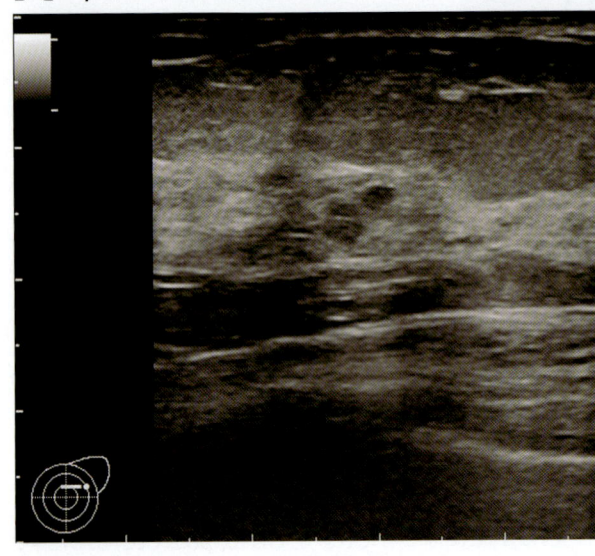

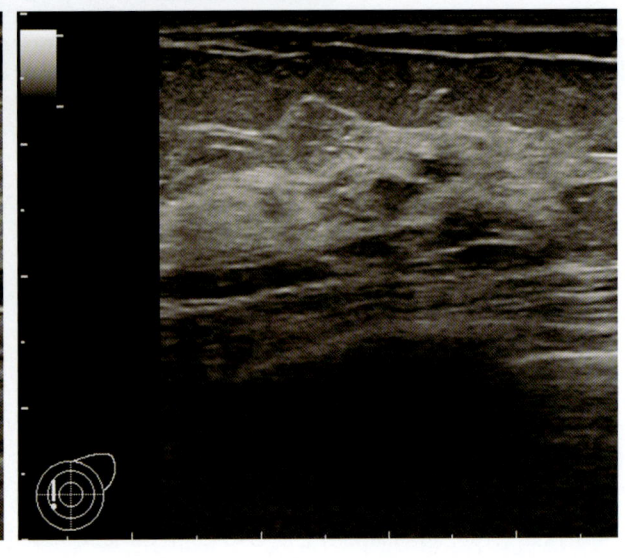

所見　左9時Mに，区域性に小嚢胞が多発している。いわゆる小嚢胞集簇とする所見である。周囲に低エコー域はない。石灰化もない。

鑑別診断　嚢胞

カテゴリー　2

解説　このときのガイドラインでは小嚢胞集簇はカテゴリー3ということで，一度は要精査となった。精査にて嚢胞ということで検診に戻り，1年後に再度超音波検診を受診しているが変化がない。2年後にも超音波検診を受診し，嚢胞はむしろ明らかでなくなっている。現在の要精査基準では，このような小嚢胞集簇と考えられる所見は要精査としないことになっている。

症例 41　50歳代前半　　低エコー域

1年前：超音波検診：低エコー域　　C-2

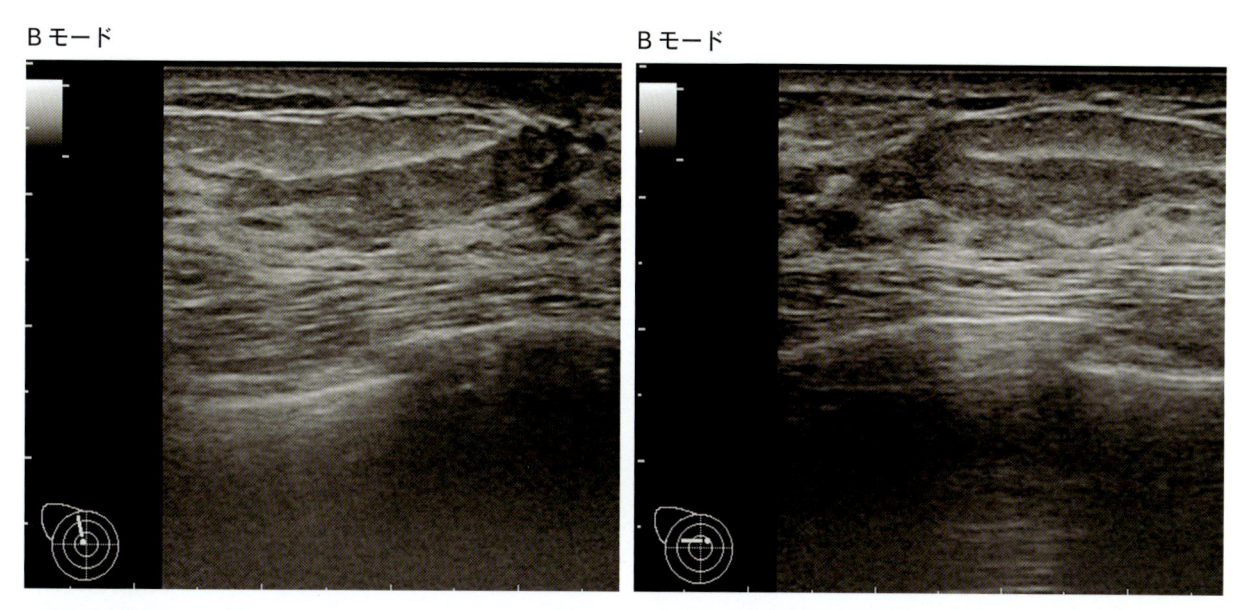

Bモード　　Bモード

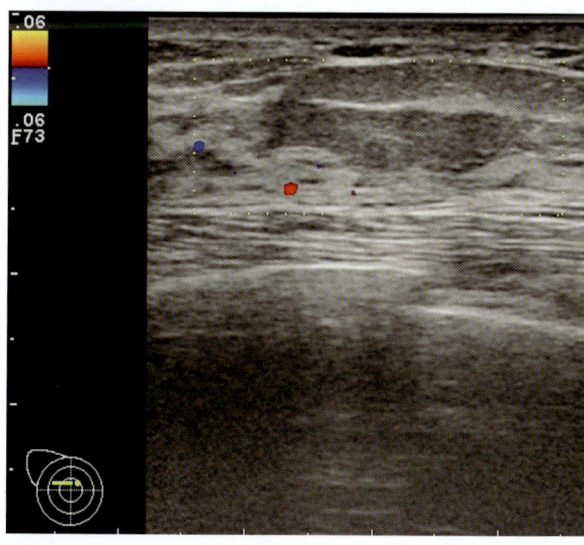

カラードプラ　　エラストグラフィ

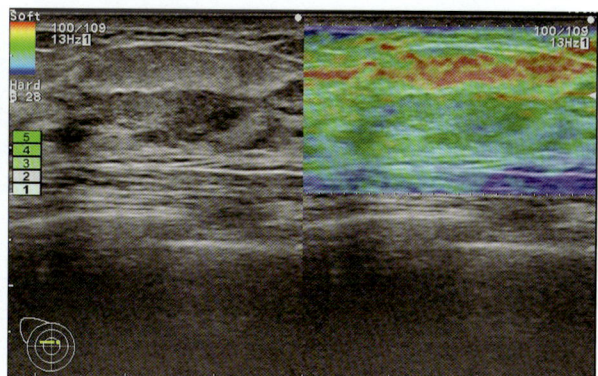

所見　左6時C，右12時Cに低エコー域がある。血流なし，ES=1。著変なし。
鑑別診断　異常なし，乳腺症
カテゴリー　1, 2

解説　乳頭近くの乳腺表面が低エコーに見えるのは正常のバリエーションである。異常なしでもよいが，所見として残しておきたい場合にはカテゴリー2としている。疾患名はつけるとすれば乳腺症であろうか。要精査としないということが重要である。

症例 42　40歳代後半　　　　　　　　　　　　　　低エコー域

初回

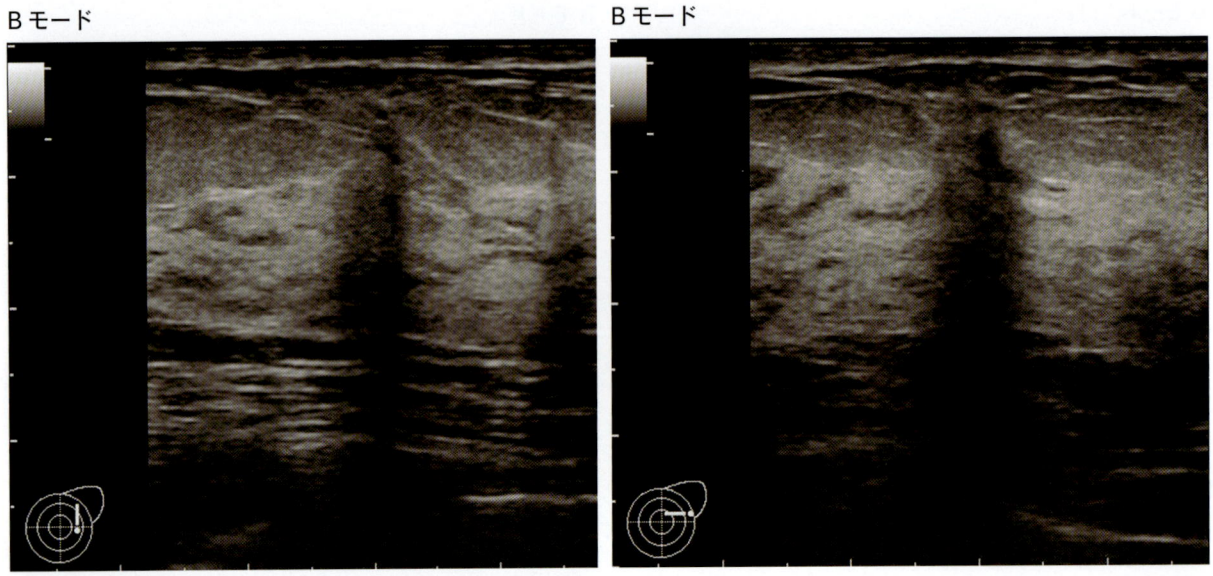

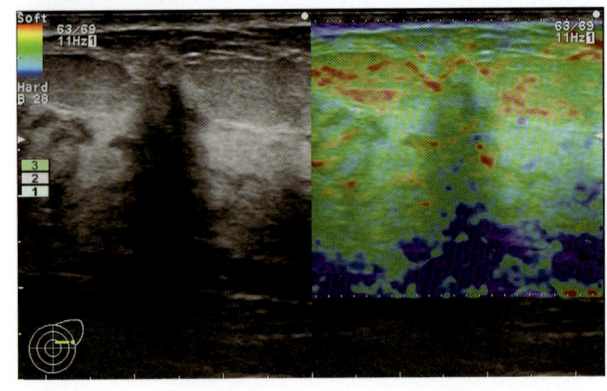

所見　左2時に低エコー域があるが，クーパー靱帯によるものと思われる。近傍に既存の血管がある。病変内部には血流なし。ES=1。

鑑別診断　異常なし

カテゴリー　1

解説　クーパー靱帯直下が低エコーに見えたり，減衰がみられたりすることがあるので，注意が必要である。この症例ではBモードでも真の腫瘤がないと判定可能であるが，エラストグラフィが非常に役立つ。2年後の検診超音波検査でも変化なし。

症例 43　30歳代後半　　　　　　　　　　　　　　　　　　　　低エコー域

1年前：超音波検診：右10時P囊胞内腫瘤の疑い　　C-3
　　　（精密検査は受診していない）

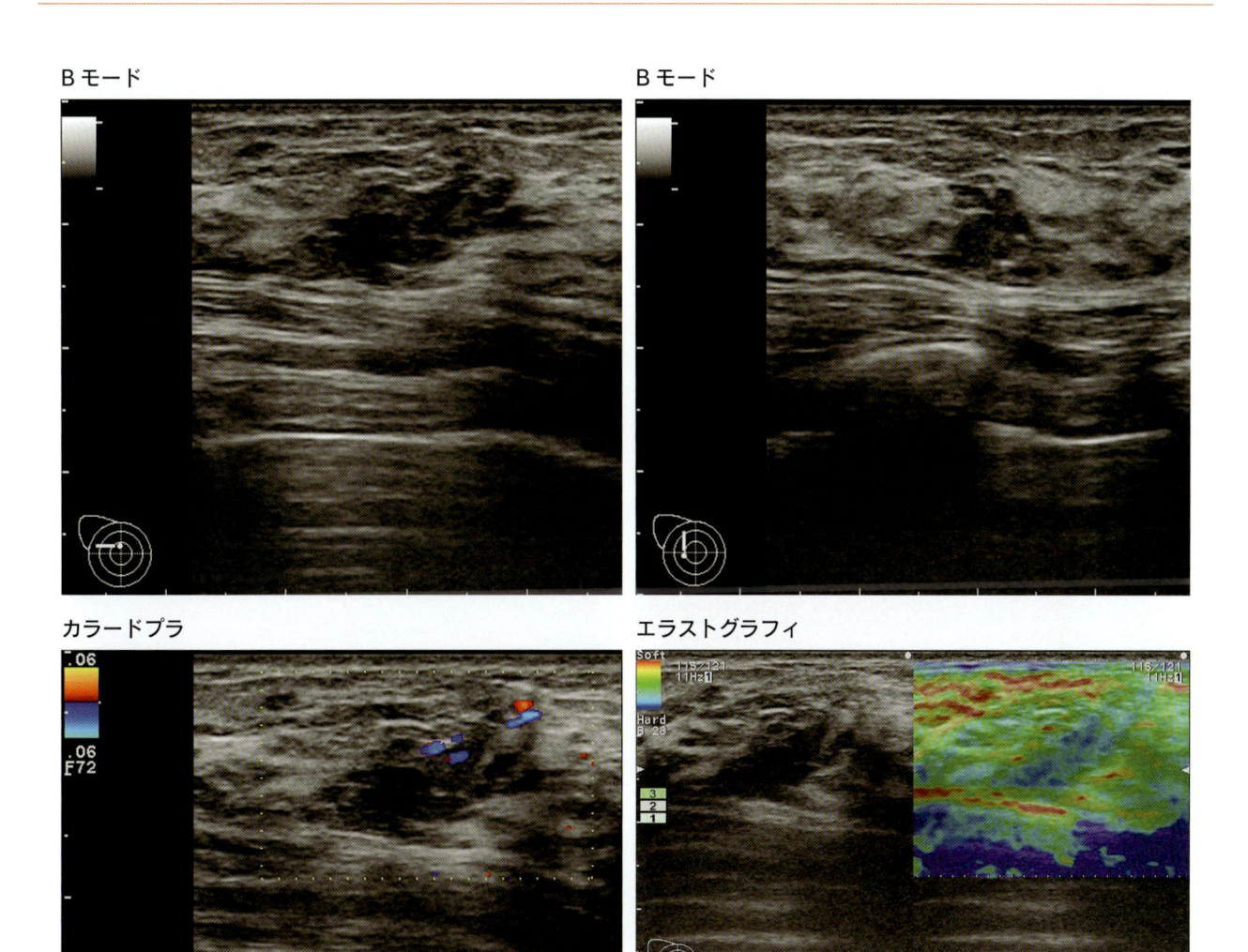

Bモード　　　　　　　　　　　　　　　　　　Bモード

カラードプラ　　　　　　　　　　　　　　　　エラストグラフィ

所見　右10時Mに，低エコー域がある。前回なし。内部に既存の血管が走行する。
鑑別診断　血管の入り込みに伴う脂肪の入り込み
カテゴリー　1

解説　Bモードをよく見ると，低エコー部分が乳腺に斜めに入り込んでおり，真の腫瘤ではないように見える。この症例はBモードのみでは判断は難しく，カラードプラでこの部分に既存の血管が通っていることが判断の決め手となった。エラストグラフィで軟らかいことが確認され，より判断は確実となった。正常構造なので，カテゴリー1であるが所見を記載して残すために必要であれば，カテゴリー2として記載しておいてもよい。2年後超音波検診を再受診しており，変化なし。

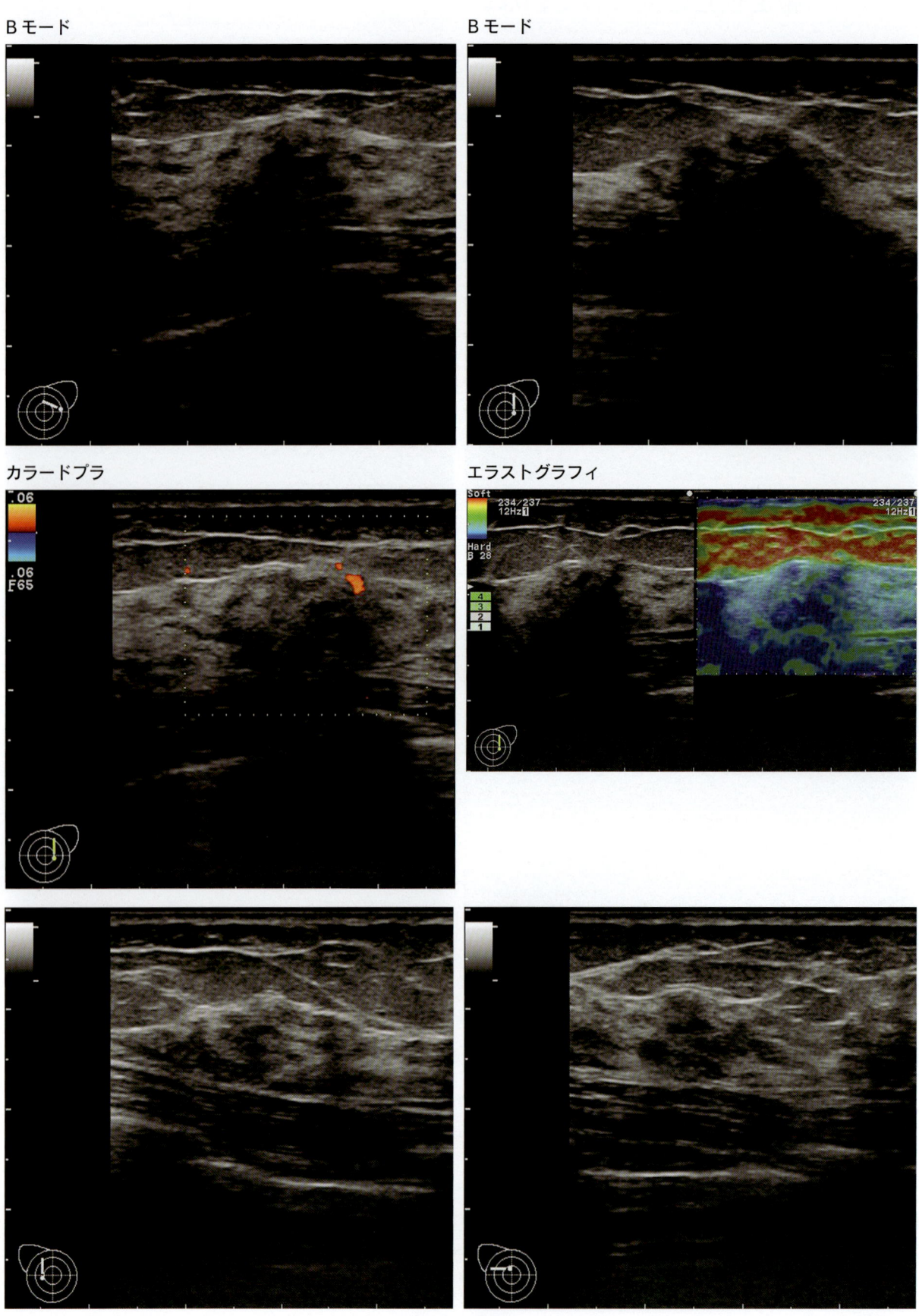

症例 44　60歳代後半　　　　低エコー域

初回

Bモード

Bモード

カラードプラ

エラストグラフィ

反対側の乳房

症例 44

所見 左2時Mに，低エコー域がある。血流なし，ES＝3。

鑑別診断 乳腺症（軽度の線維化，膠原線維の増生を疑う）

カテゴリー 2

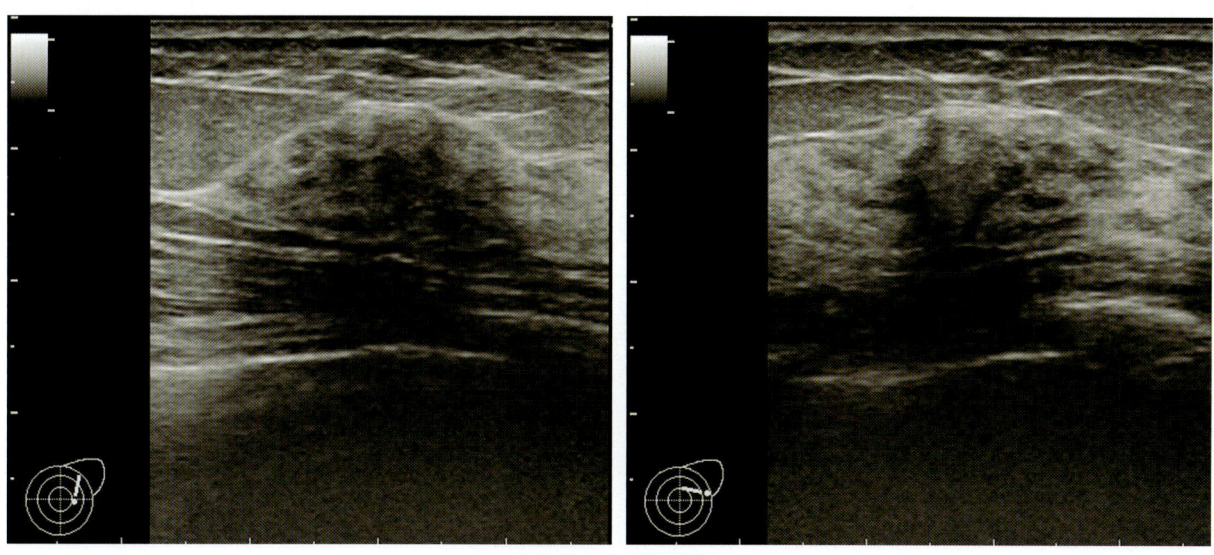

2年後の超音波検診

解説 乳腺内に低エコー域があり，深部減衰がある。そうするとカテゴリー3以上となるが，よく観察すると，内部構造は豹紋状で，豹紋状の低エコー部分が少し厚みをもっている。しかし豹紋状構造の走行には，いわゆる構築の乱れ（1点に集中するような所見）はない。深部減衰があるので気になるが，どこから減衰が起こっているかを観察すると，乳腺そのものから減衰が起こっている。これらを総合すると積極的に悪性とはいえない。対側にも程度は軽いが豹紋状乳腺がある。カテゴリー2と判定した。

程度の問題もあるが，このような所見をすべてカテゴリー3とすると，要精検率が高くなるので注意が必要である。2年後超音波検診を再受診している。変化なし。

症例 45　60歳代後半　　　　低エコー域

1年前：超音波検診：両側乳管拡張　　C-2

Bモード　　　　　　　　　　Bモード

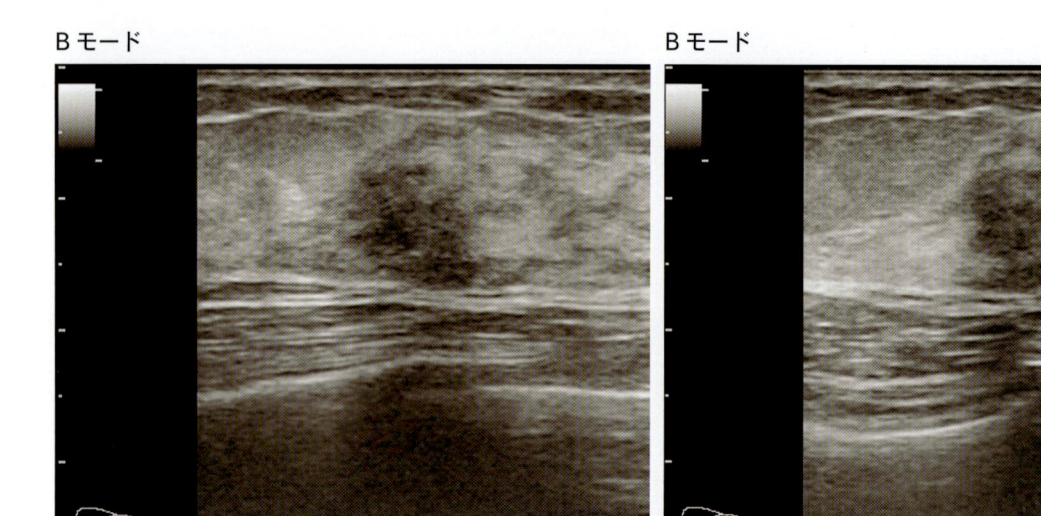

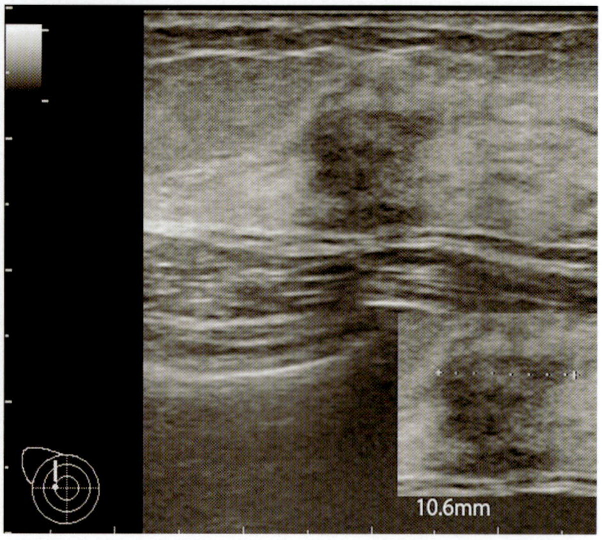

カラードプラ 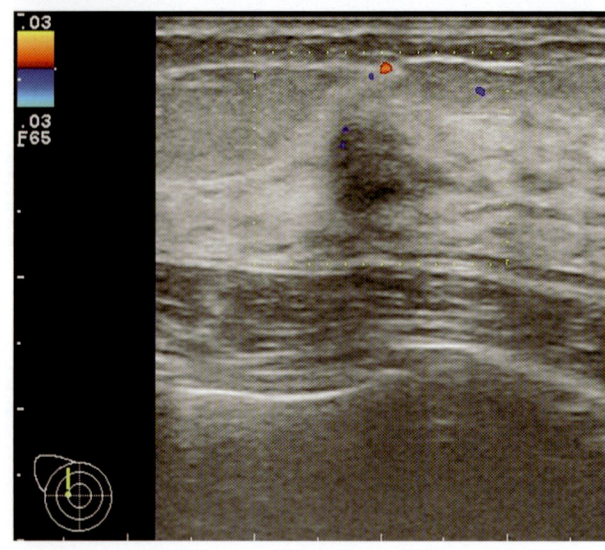　　　　　　　　エラストグラフィ

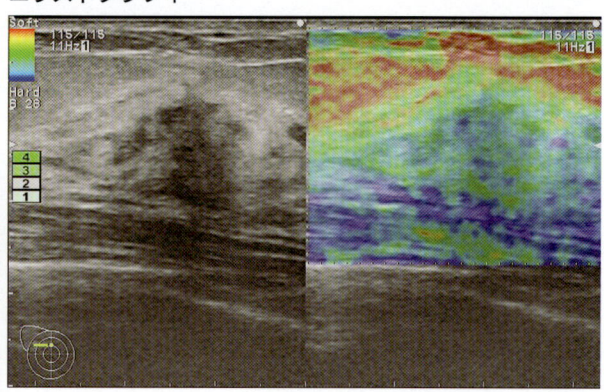

所見　右10時Mに，低エコー域がある。最大径約10.6mm，血流なし，ES＝2，前回なし。

鑑別診断　線維症，浸潤性小葉癌，硬癌

カテゴリー　3

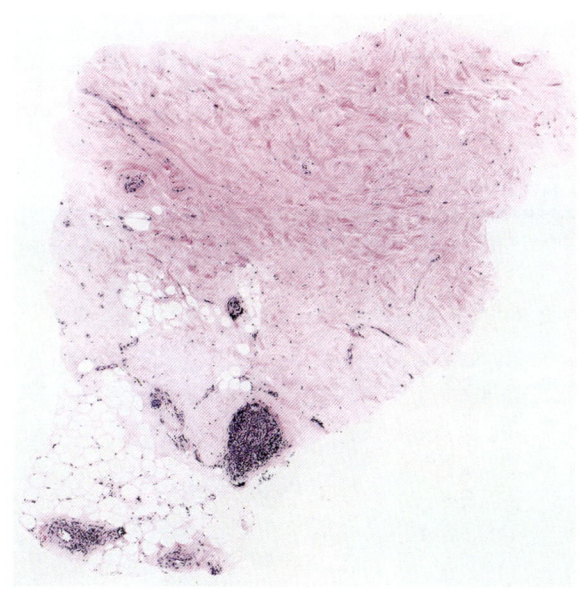

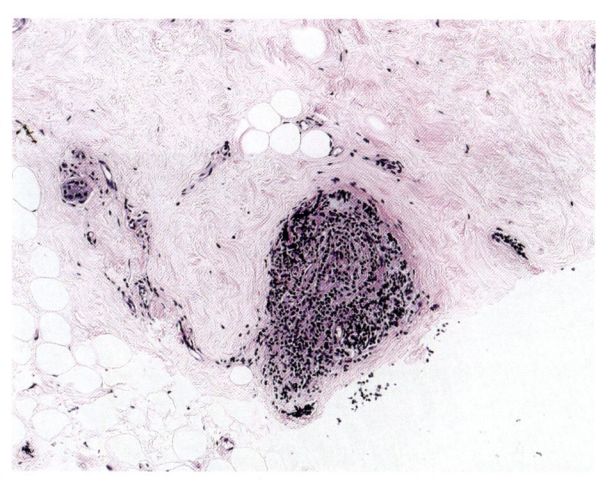

病理診断（針生検）：良性（線維化）

- 大部分が膠原線維性の組織で，含まれる乳腺組織はごく少量である。乳管上皮に異型は見られない。血管周囲や乳管周囲にはリンパ球の浸潤がある。

解説 Bモード所見はかなり気になる所見ではあるが，中心部にコアとなる病変がない。組織が低エコーに置き換わっているような異常で，脂肪織への浸潤所見はない。エラストグラフィも硬癌や小葉癌を疑うほど硬くはないようである。線維化を考えたが，線維化の場合は細胞診では細胞が得られないことがほとんどで，診断がつかないので，針生検を施行した。

ワンポイント　糖尿病による変化

リンパ球浸潤を伴う線維化は糖尿病でみられることがあり，diabetic mastopathy と呼ばれることがあります。症例45は糖尿病ではありませんでしたが，糖尿病による変化と考えて様子をみている，別の症例を下記に示します。

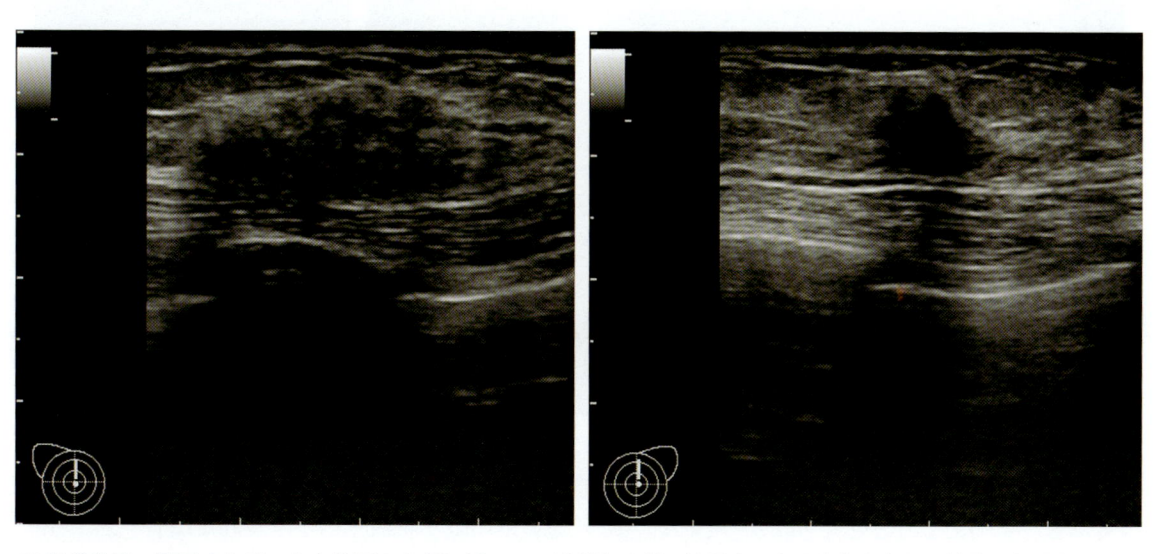

60歳代後半，糖尿病あり：左右乳房の上部に低エコー域があるが，糖尿病による変化と考え，検診で経過をみている。この検査の2年後にも検診を受診しているが，変化なし。

症例46　60歳代後半

1年前：超音波検診：嚢胞，減弱型腫瘤，石灰化　　C-2

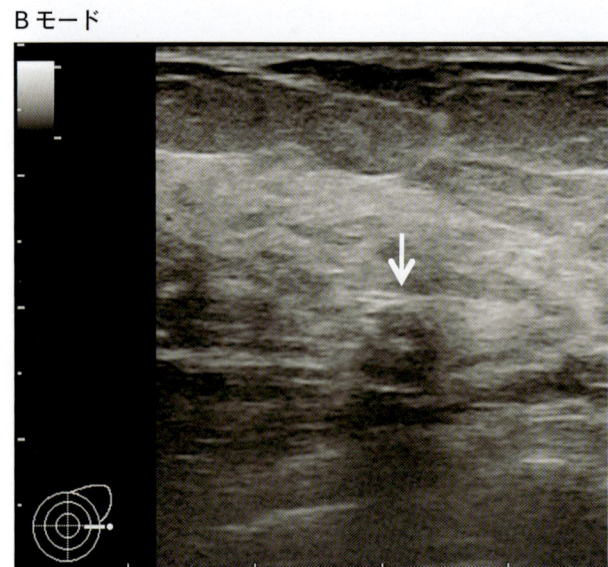

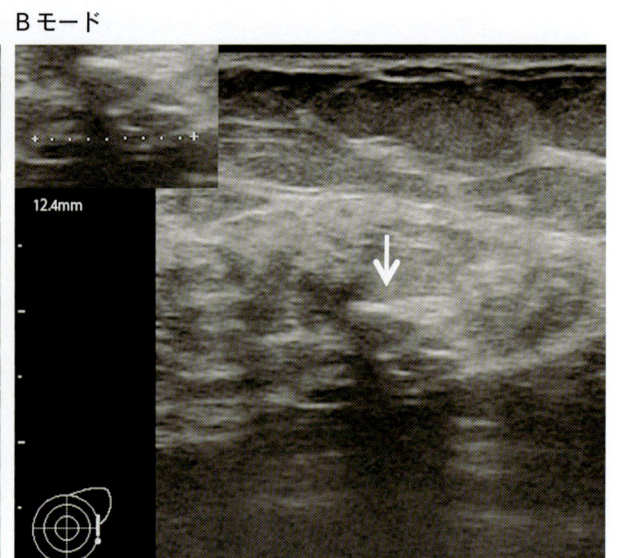

Bモード　　　　　　　　　　　　　　Bモード

所見　左3時の乳腺深部に不整形の粗大高エコーを認め，後方エコーの減弱を伴う（矢印）。周囲の腫瘤は明らかではない。

鑑別診断　陳旧性線維腺腫

カテゴリー　2

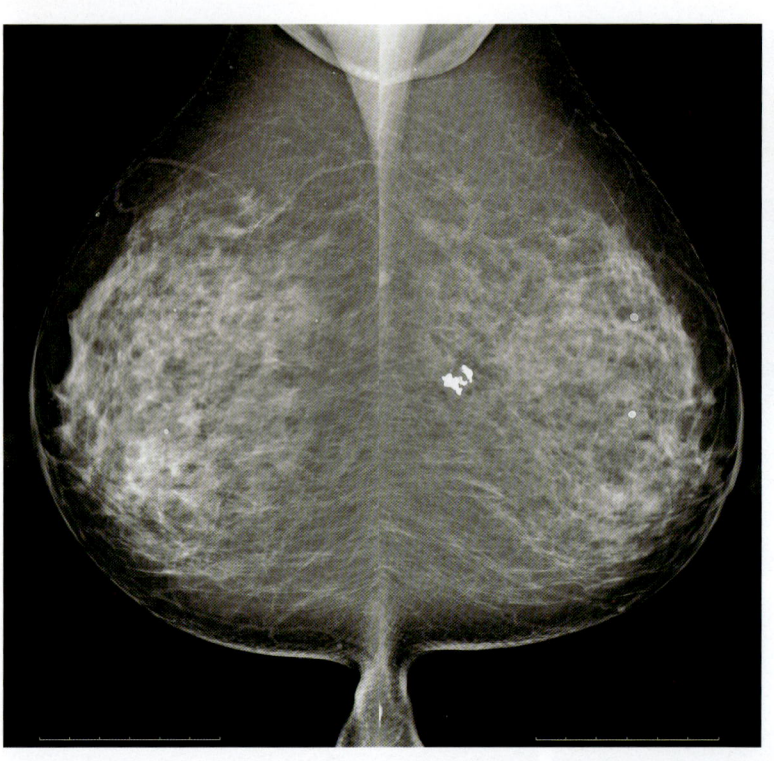

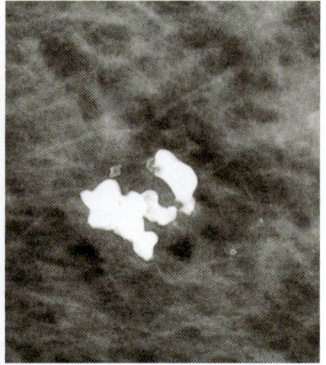

1年前のマンモグラム（MLO）

解説　粗大石灰化と考える。周囲に境界明瞭な腫瘤があるときもあれば，この症例のように明らかでない場合もある。退縮によると考えられる。その経過では境界不明瞭な腫瘤としてみられる場合もあるが，このように粗大な石灰化を伴う病変は良性で陳旧性線維腺腫と考える。1年前のマンモグラムでも粗大石灰化が認められた。

症例 47　50歳代後半

初回

Bモード

1年前のマンモグラム

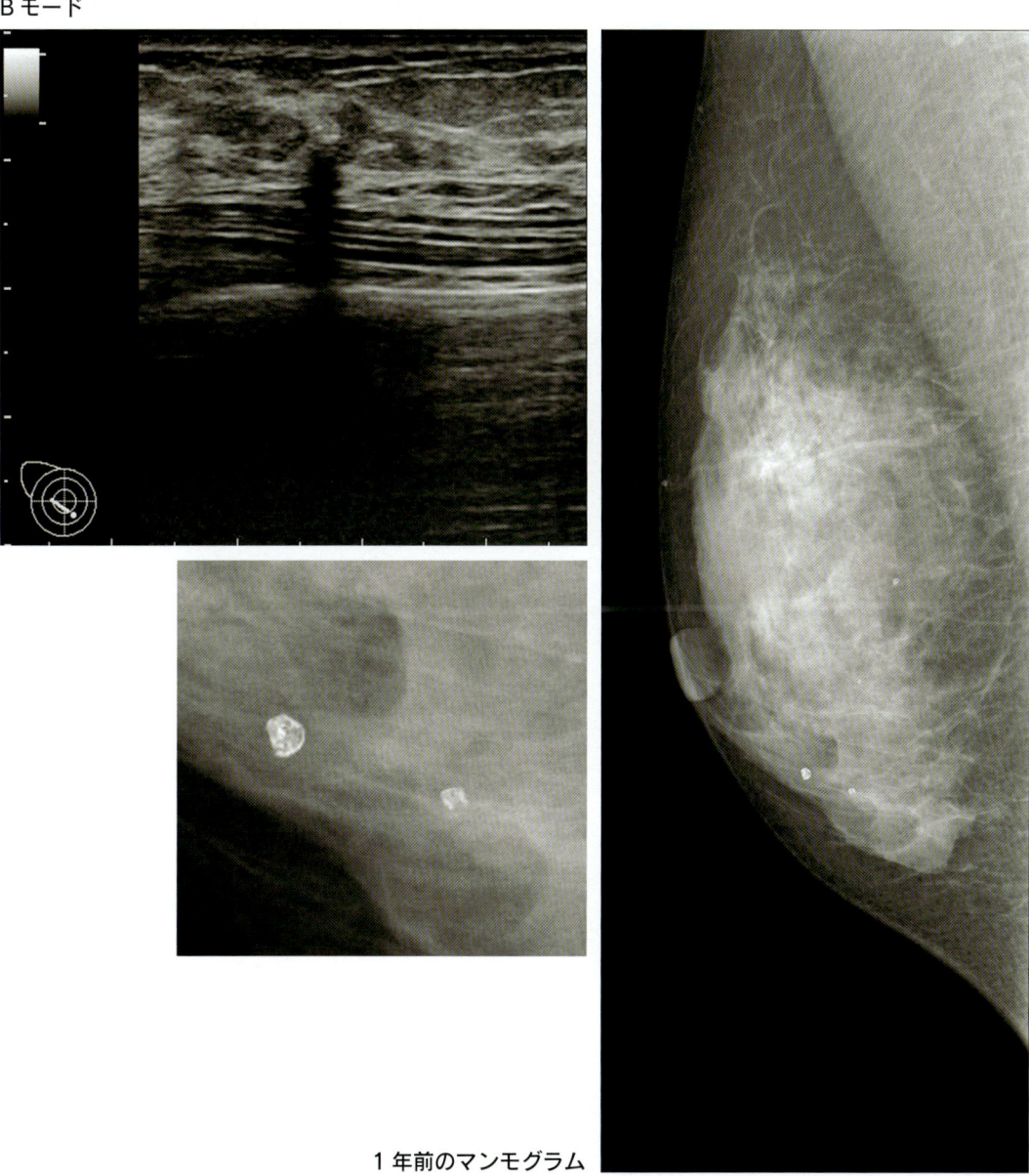

所見　右8時Cに，後方エコーの減弱を伴う円形の高エコーがあり，粗大石灰化と考える。
鑑別診断　粗大石灰化
カテゴリー　2

解説　1年前に撮影されたマンモグラムを示す。円形の中心透亮性の石灰化で良性である。このような石灰化はマンモグラムではよく見られるが，超音波ではあまり見つからないことが多い。良性なので，見つける必要もない。

症例 48　60 歳代前半

初回

Bモード　　　　　　　　　　　　　　Bモード

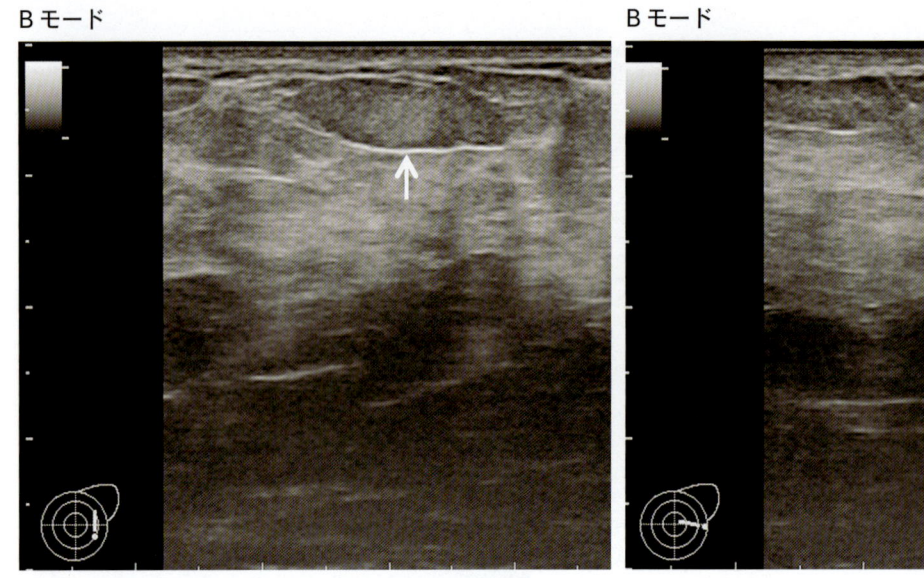

所見　左 3 時の皮下脂肪織内に，高エコー腫瘤を認める。境界は比較的明瞭，平滑。

鑑別診断　脂肪織炎，血管脂肪腫，脂肪腫

カテゴリー　2

解説　皮下脂肪織内の高エコー腫瘤は比較的よく見られる。不整形の場合には血管腫（悪性のことも多い），不整形かつ後方エコーの減弱を伴う場合には，halo が目立つ，脂肪織への浸潤を主とする乳癌などを考慮する必要があるが，この症例のように境界が比較的明瞭，平滑な場合には良性としてよい。多発することも多い。手術されることが少ないので，確定診断はなされないことが多いが，脂肪織炎，血管脂肪腫，脂肪腫などが考えられる。

症例 49　40歳代後半　　　　　　　　　　　　　　　　　　　低エコー域
2年前：超音波検診：左多発嚢胞　　　C-2

Bモード　　　　　　　　　　　　　　　Bモード

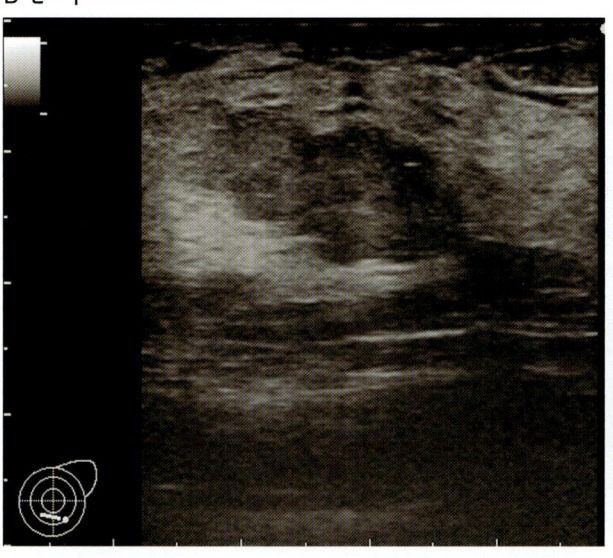

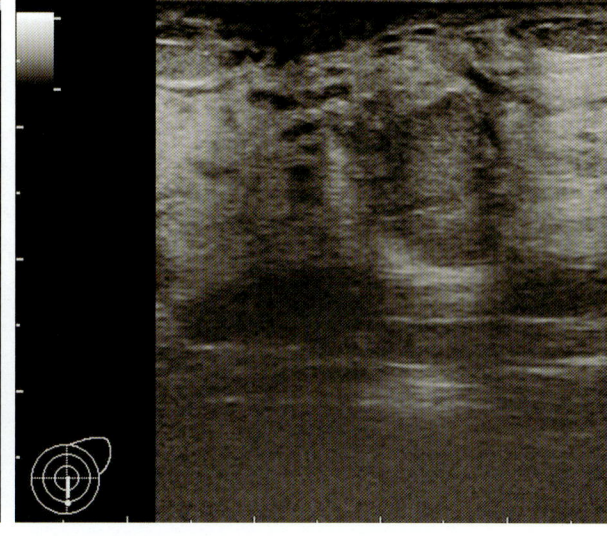

カラードプラ 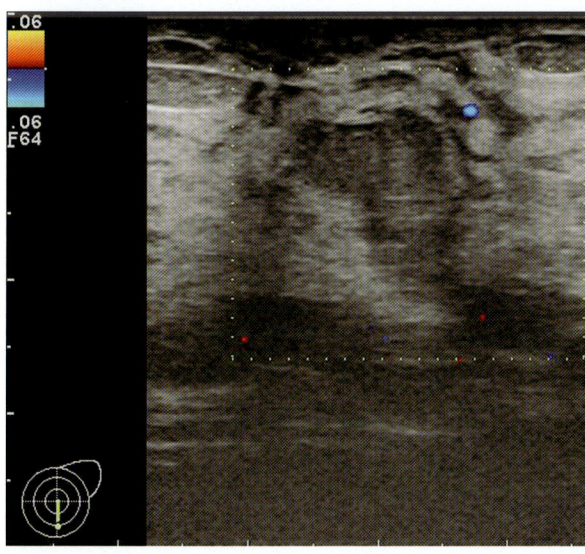　　　　　　　　　　　　　エラストグラフィ

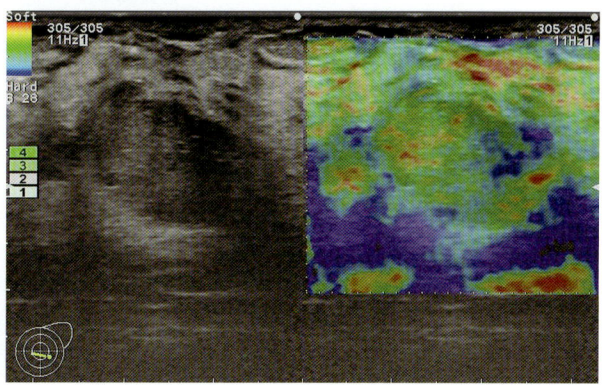

所見　左6時Cに，低エコー域，脂肪の入り込みと考える。
鑑別診断　異常なし
カテゴリー　1

解説　脂肪と等エコーである。分葉形にも見えるが，脂肪と連続性があることが診断の決め手となる。エラストグラフィ所見を見るとより確実である。1年後のマンモグラフィ検診は異常なし，2年後の超音波検診も変化なし。

| 症例 50 | 40歳代後半 |

2年前：超音波検診　　C-1

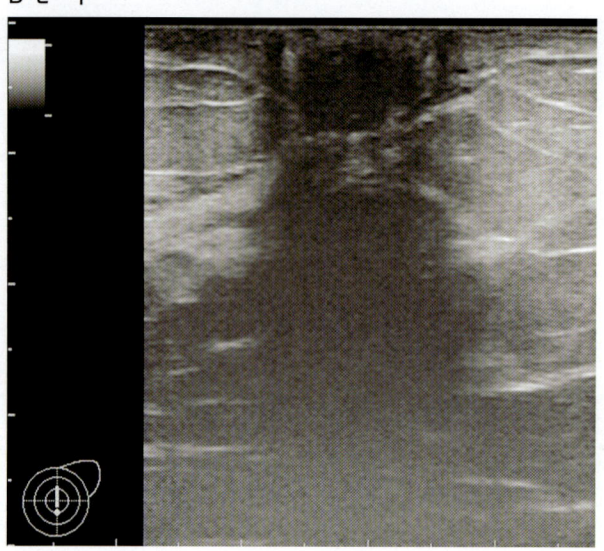

所見 左陥没乳頭。

鑑別診断 異常なし

カテゴリー 1

解説 陥没乳頭（生まれつきのもの）は超音波画像上腫瘤状に見える。検査者は実際に見ているので問題がないが，画像のみを見る場合には注意が必要である。

症例 51　20歳代後半　　　　　　　　　　　　　乳管拡張

3年前：超音波検診：左2時P低エコー域　　C-2

Bモード　　　　　　　　　　Bモード

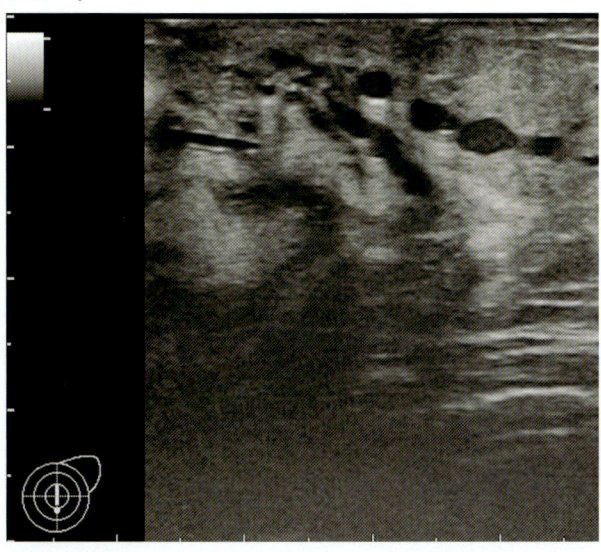

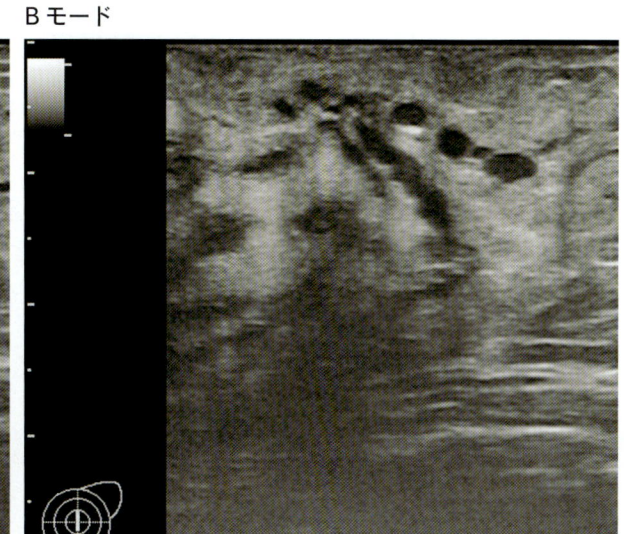

Bモード

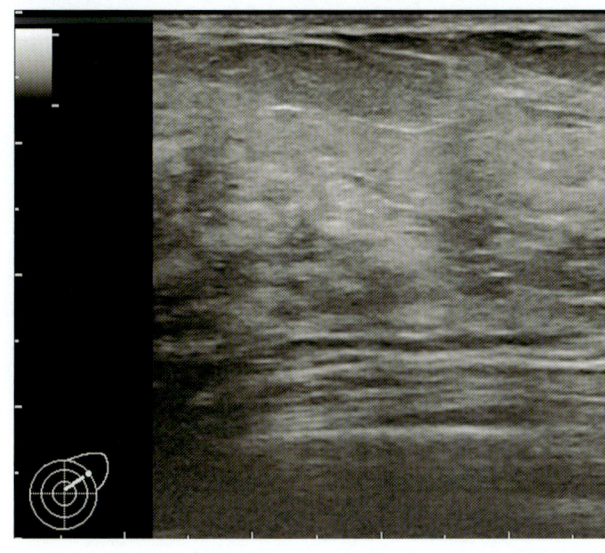

所見　乳管が多発性に著しく拡張している。拡張は乳頭内にも見られる。乳腺は厚く，エコーレベルは低い。
鑑別診断　授乳期乳房
カテゴリー　1

解説　典型的な授乳期乳房である。3年前の低エコー域は検出できなかった。授乳期には以前の病変が指摘できなくなることがある。

症例 52　60歳代前半

1年前：超音波検診　　C-1

Bモード

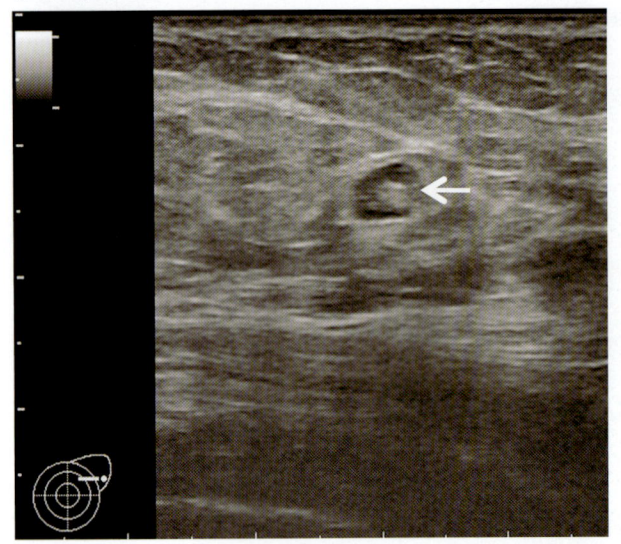

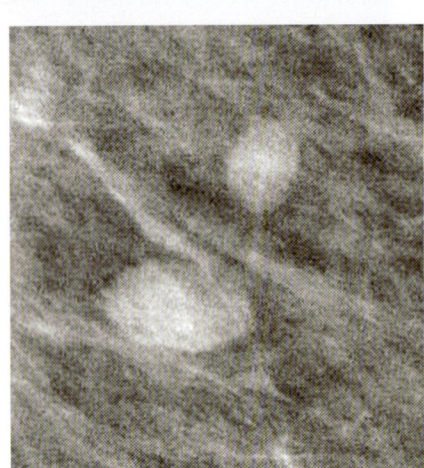

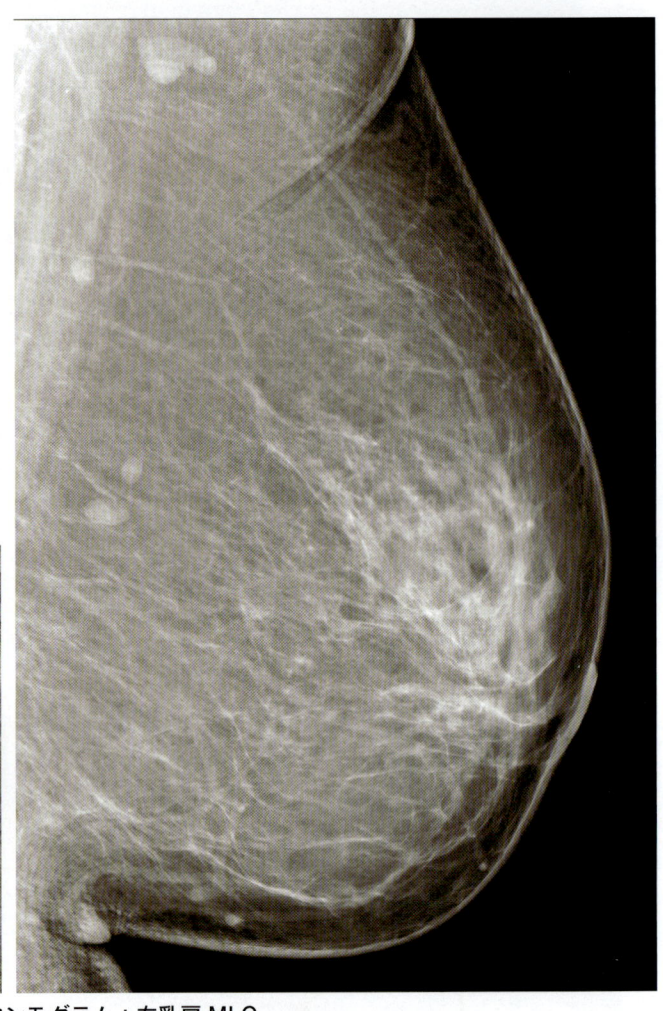

マンモグラム：左乳房 MLO

所見　左2時Pに，楕円形の低エコー腫瘤を認める。内部に高エコー部分を有する。動画では近くにもう1個の楕円形腫瘤がある。

鑑別診断　乳房内リンパ節

カテゴリー　1または2

解説　楕円形の境界明瞭な腫瘤であるが，内部に見られる高エコー部分（矢印）が診断に重要である。リンパ節門に相当し，血管やリンパ管が存在し，脂肪の沈着があることも多く，高エコーとなる。

　正常構造であるのでカテゴリー1でもよいのであるが，腫瘤があり，これをリンパ節と認識したということを記録しておいたほうがよいこと，あるいは反応性に腫大している可能性があるので，カテゴリー2のほうがよいかもしれない。

　マンモグラムでは血管に近接し，リンパ節が疑われるが，脂肪の存在が明らかでないので，カテゴリー3となる可能性がある。超音波と所見をあわせることにより，総合判定をカテゴリー2とすることが可能となる。

症例 53　30歳代前半

初回

Bモード　　　　　　　　　　　　　　　　　Bモード

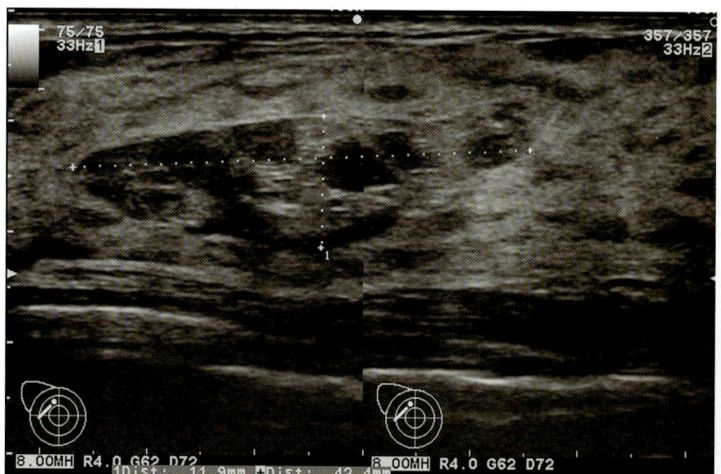

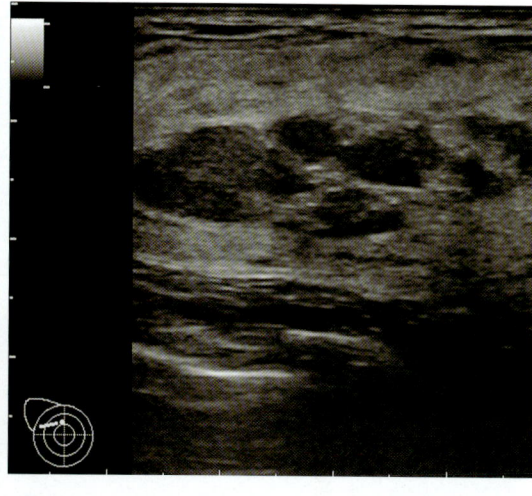

カラードプラ 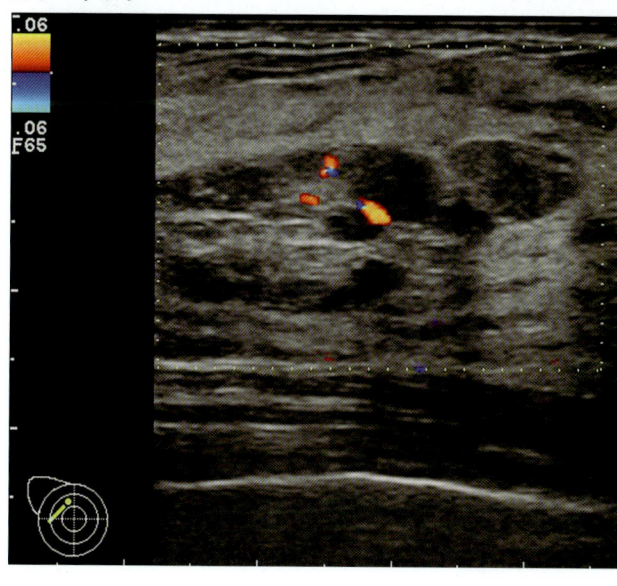　　　　　　　　　　　　　　エラストグラフィ

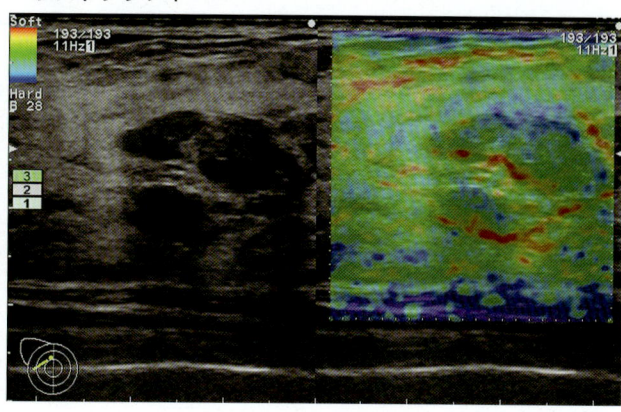

所見　右10時Mに，11.9×42.4mmの低エコー（脂肪と等エコー）と高エコーが混在する腫瘤がある。縦横比0.3。分葉形で，境界明瞭平滑。血流あり，ES＝1。

鑑別診断　過誤腫

カテゴリー　2

解説　初回検査で大きな腫瘤であるが，内部に低エコー（脂肪と等エコー）と高エコー（乳腺と等エコー）が混在しているのが特徴的である。エラストグラフィでは軟らかい。これらの所見は過誤腫に特徴的であり，悪性は考えなくてもよい。過誤腫では完全に脂肪や乳腺と等エコーであるとは限らないが，このような高エコーと低エコーが混在するのが特徴的である。
　過誤腫の診断にはマンモグラフィで腫瘤内の脂肪を証明することが確実である。年齢が若く，マンモグラフィは撮影されていないが，2年後の超音波検診でも同様の所見であった。

症例 54　30歳代前半

初回

Bモード

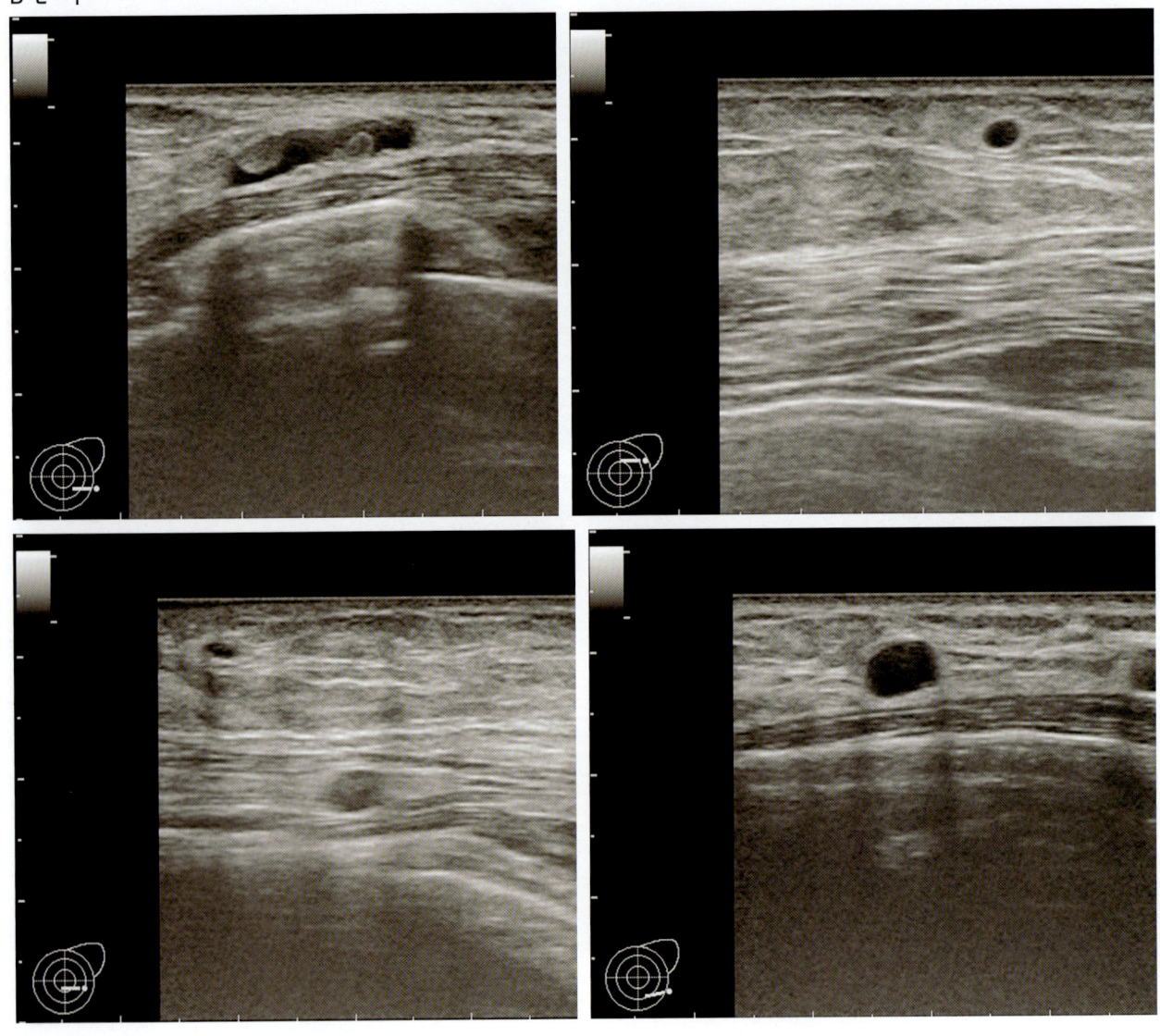

所見　囊胞や濃縮囊胞，囊胞内腫瘤状に見える腫瘤が多発している。大胸筋の表面（筋膜下）や大胸筋内にも同様の腫瘤が多発している。脂肪注入による変化と考えられる。

鑑別診断　豊胸術後

カテゴリー　2

解説　脂肪注入による豊胸術後である。実際には両側乳房で同様の所見がみられた。注入法では皮膚に傷がなく，受診者は豊胸術を受けたことを話さないことが多い。病変の多発性と，その部位，すなわち，大胸筋内や大胸筋表面（筋膜の下）の病変があることから乳腺由来の病変ではないと考えられる。脂肪注入後では囊胞内腫瘤状に見えることがあり，乳腺内に存在する場合には真の囊胞内腫瘤との区別にはカラードプラを用いる必要がある。皮下脂肪織内の囊胞様構造は周囲に炎症を疑わせる高エコーを伴っている。

ワンポイント　濃縮嚢胞の法則

これは文献にも論文にもなっていません。東野の私見ですがかなり役立ちます。

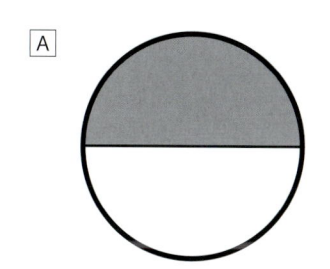

A

B

- エコーのある部分が上層にある液面形成。脂肪成分が浮いていると考える。
- 液面は体位で変わる。
  ↓
  カテゴリー2
- 実際にはこのような症例は多くない。

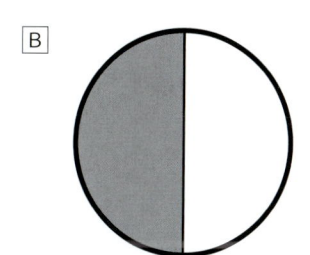

- **矢状断**でエコーある部分が**左側**にあり無エコー部分と直線的な境界を有する。
- この関係は体位では動かない。
- エコーのある部分には血流はない。
- Aのような嚢胞（乳瘤？）が**立位のまま固まった**と考えられる。
  ↓
  濃縮嚢胞と考えてよい
  （カテゴリー2）
- 実際にはこのような症例はかなりある。

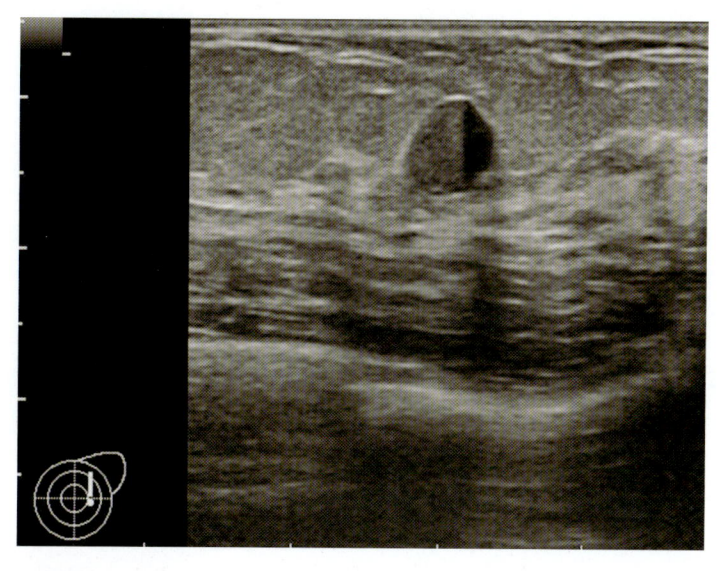

濃縮嚢胞の法則とは…
矢状断で左側にエコーがある嚢胞で，境界が直線的，血流なし
→濃縮嚢胞と考えてよい

7章 総合判定

A. 問診情報，視触診の所見を補うための超音波検査
B. マンモグラフィの所見を補うための超音波検査
C. 超音波検査の所見を補うためのマンモグラフィ所見

- 総合判定とは，個々の検診の結果を別々に判定し，要精密検査となる結果が1つでもあれば要精密検査とする（独立判定）のではなく，それらを総合して，最終的に精密検査が必要かどうかを決定することです．

- 複数の検査法を選択する目的は1つの検査のウィークポイントを補って，癌を見落とさないようにすることにあります．例えば，マンモグラフィの高濃度乳房に隠された病変や撮影範囲外の乳癌を検出するには，触診あるいは超音波検査が役立ちます．超音波検査は石灰化が主体の乳癌（多くは非浸潤性乳癌）の検出能は低く，また大きな脂肪性の乳房では病変を見落とすことがあり，これらにはマンモグラフィが役立ちます．

- 複数の検査が同時に行われた場合，1つの検査法で要精密検査となるような所見があっても，他の検査で良性あるいは異常なしということから精密検査が不要となる場合があります．これを判断するのが総合判定で，複数の検査を受けた受診者のメリットになるように，できる範囲で行うべきです．できる範囲というのは，乳癌を要精密検査から落とさないことが大前提で，明らかに精密検査が必要ないもののみを要精密検査から外す，ということです．

- 検診マンモグラフィと検診超音波検査の総合判定基準に関しては日本乳癌検診学会誌に記載されています（表1）．超音波検査にあたってはこれを念頭に，マンモグラフィの問題を解決するような検査を行うことが推奨されます．ここではマンモグラフィに限らず，総合的に検診結果の判定に役立つような，超音波検査の方法およびその所見に関して述べます．

マンモグラフィ所見		超音波の位置づけ	
カテゴリー1・2	乳腺実質部分	超音波優先	感度上昇
	脂肪濃度部分	超音波で拾い過ぎない	
腫瘤	境界明瞭平滑	超音波優先	特異度上昇
	浸潤を示唆	マンモグラフィ優先	
FAD（局所的非対称性陰影） ABT（非対称性乳房組織）		超音波優先だが，部位が特定できなければマンモグラフィ優先	特異度上昇
石灰化		マンモグラフィ優先	
構築の乱れ	カテゴリー3	FAD・ABTに同じ	特異度上昇
	カテゴリー4	マンモグラフィ優先	

大貫幸二，角田博子，東野英利子，他：マンモグラフィと超音波検査の併用検診における総合判定基準．日乳癌検診学会誌 21：273-279，2012

表1　乳がん検診における総合判定のまとめ

A. 問診情報，視触診の所見を補うための超音波検査

1 問診情報の活用

超音波検査は受診者と対話をしながら行うことができる。そこで，対話から得られた情報はできるだけ検査および検査結果に活かす。

1. 受診者が気になる部分があると"自分から話した時"にはその部分の画像を追加する。この目的は超音波で見落としやすい病変が存在するときに，それを見落とさないようにすることである。その部分が大丈夫かどうかはその場では話さずに判定医に任せる。乳癌検診は無症状の受診者が対象であるため，通常，気になる部分はないはずである。検査者が尋ねるといろいろと話し掛けられ，検査が長引くと同時に，受診者はその部分の問題が解決されたと誤解する。よって検査者からは尋ねない。

2. 超音波画像上単一かつ中等度以上の乳管拡張を認めたときには，異常乳頭分泌があるかどうかを受診者に尋ねる。その際，自然に出てくるのか（自発性：下着に付くことなどで気づくことが多い），絞って出るのか，また乳頭の1つの孔のみから出るのか（単孔性），いくつもの孔あるいは両側から出るのか（多孔性），分泌物の性状（血液か，透き通った液体か，ミルクか）等を尋ね，メモとして報告書に記載する。

3. 超音波で認められる病変に関して受診者が以前に精密検査を受けたことがある場合には，いつ，どのような検査を受け，何という診断であったかを聞いておく（例：「3年前に超音波検査と細胞診を受け，良性と言われた」等）。ただし判定の場においては真に以前に検査を受けた病変と同じか，真に以前と同じ大きさ・所見であるかが分からないので，この情報のみでカテゴリー3以上の所見を有する病変をカテゴリー2以下とすることはあまりない。

2 視触診所見があるとき

視触診が先に行われており，異常所見がある場合にはその部位を念入りに検査し，その部位に関する画像と所見を記録する。ただし，視触診の結果を要精密検査にするかどうかは超音波画像からは判定せずに，判定医に任せる。判定医は以下の所見を参考にする。

1. 触診でおそらく乳腺と考えられる硬結を触れ，超音波検査で乳腺の肥厚があり，内部に異常所見のない場合には硬結を要精密検査にしなくてもよい。

2. 触診でおそらく嚢胞と思われる軟らかい腫瘤を触れ，超音波検査で単純性嚢胞である場合には触診所見を要精密検査としなくてもよい。

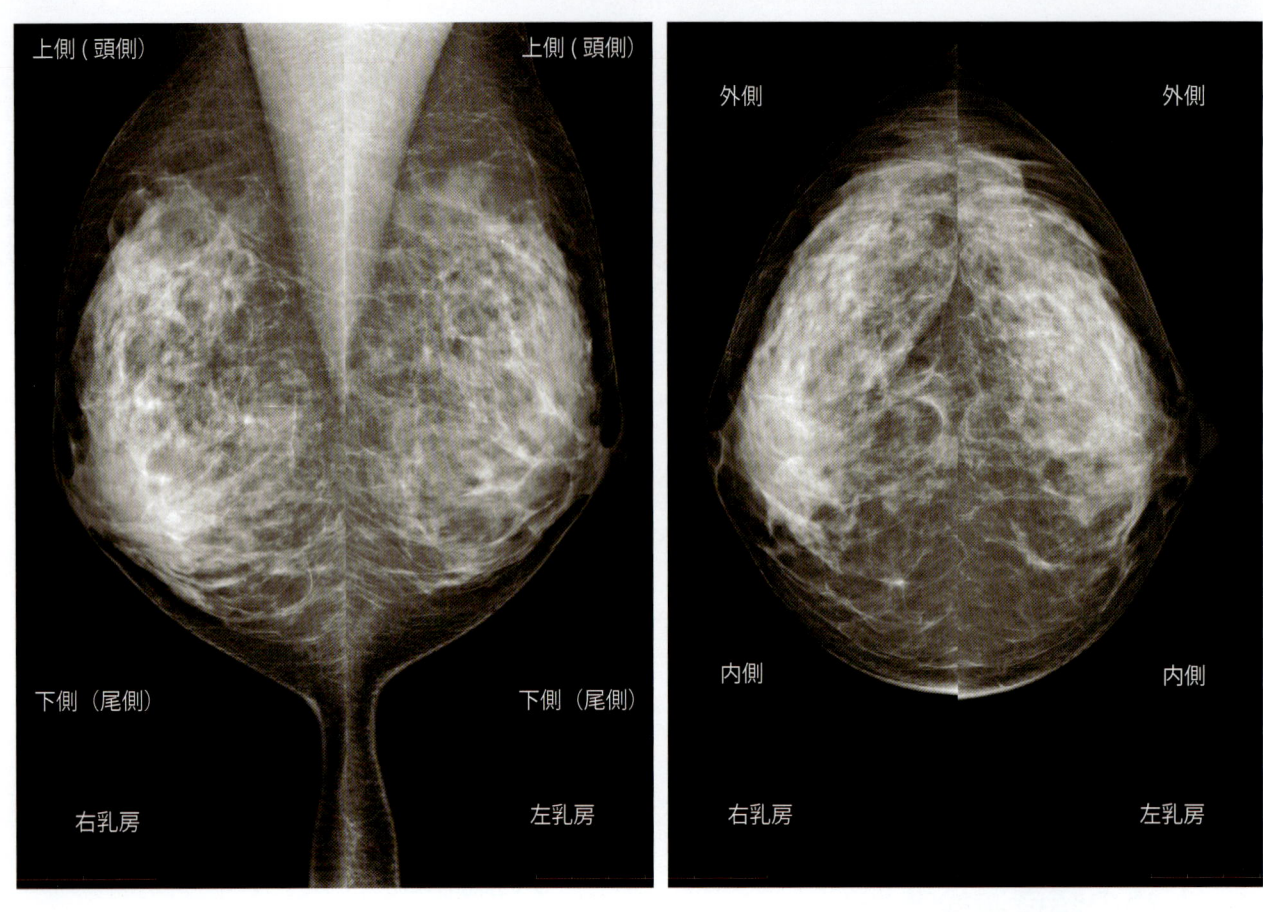

MLO view（内外斜位方向撮影）　　　　　　　　CC view（頭尾方向撮影）

図1　マンモグラムの表示法

B. マンモグラフィの所見を補うための超音波検査

これを行うには，
- 超音波検査よりも先にマンモグラフィが撮影されていること
- 超音波検査者がある程度のマンモグラフィの所見に関する知識をもっていること
- 超音波検査の場でマンモグラフィが参照できること

が必要である。

まずはマンモグラフィを理解するうえで重要な2つのポイントがある。それは「乳房の構成」と「部位の表示方法」である。

1. マンモグラフィでは乳房の構成を，脂肪性，乳腺散在，不均一高濃度，高濃度の4つに分類する。これはマンモグラムにおける病変の隠されやすさを表している。脂肪性乳房では病変の検出は容易であり，高濃度になるにつれ病変が隠される可能性が高くなる。

2. マンモグラムは1方向のみの場合にはMLO〈mediolateral oblique〉view（内外斜位方向）のみ，2方向の場合にはMLO viewとCC〈craniocaudal〉view（頭尾方向）が撮影される。通常左右の乳房の胸壁側を合わせて表示する。受診者を前から見て，向かって左が右乳房，右が左乳房である。またCC viewでは外側を上に表示する。➡図1

マンモグラム上の部位の表示法と超音波における部位の関係を図2に示す。MLOは斜位であるので，マンモグラムの最上部の乳腺は腋窩に近い部分のことが多い。また部位によっては乳頭との上下関係が異なって見えることがある。

通常，超音波検査室にはマンモグラフィ観察用の高精細モニタはないため，できればマンモグラフィの撮影技師が超音波で確認してほしい部分に

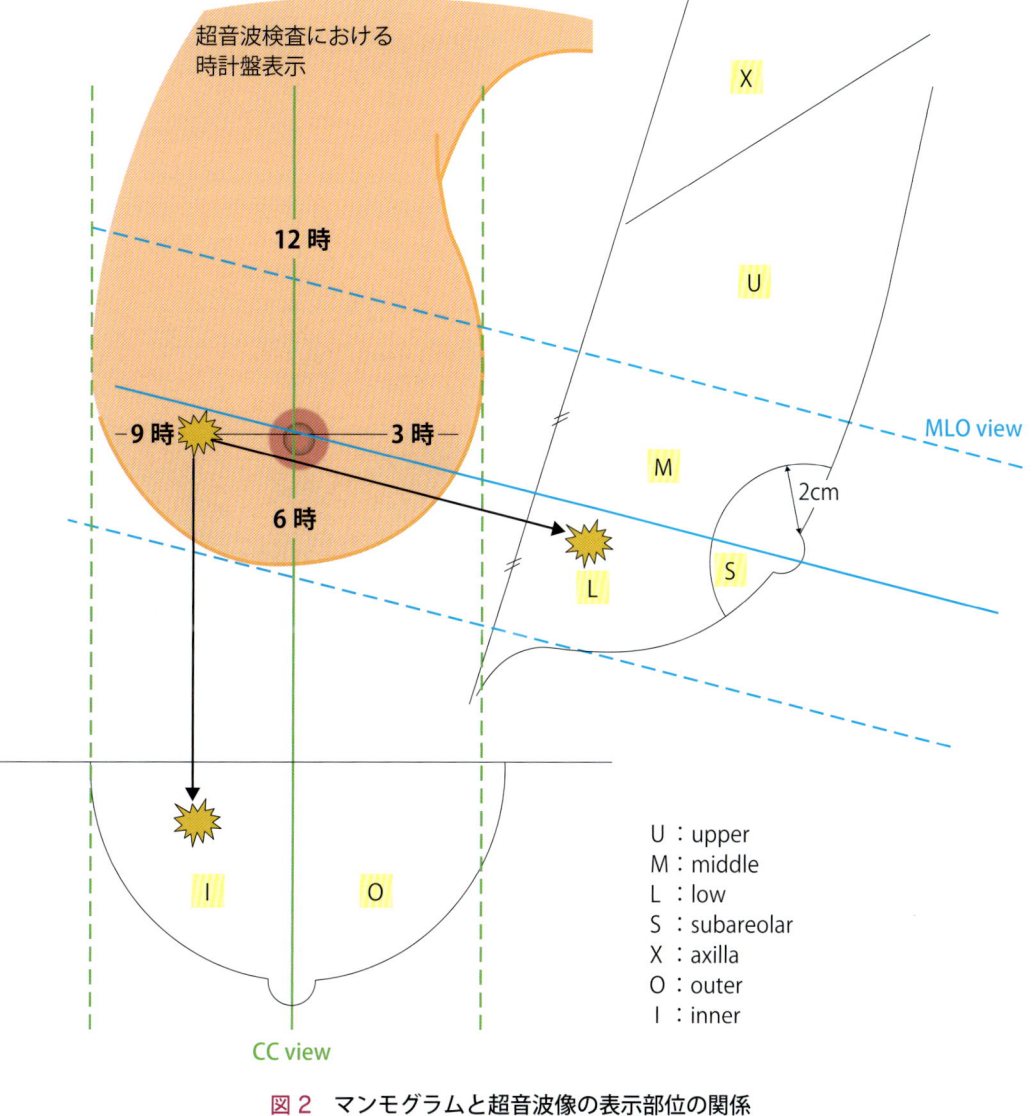

図2 **マンモグラムと超音波像の表示部位の関係**

マンモグラム MLO では乳頭の高さから画像の胸壁よりの辺縁に垂線を引き，その尾側を L（lower），その同じ距離の頭側を M（middle），その頭側を U（upper）と表示する。大胸筋に重なる高い位置は X（axilla）と表示する。乳頭下部約 2 cm の範囲は S（subareola）とする。CC では内側は I（inner），外側は O（outer）である。MLO は斜位であるので，超音波検査で左乳房 9 時の病変は MLO では乳頭の高さよりもやや尾側に表示される可能性があることに注意する。

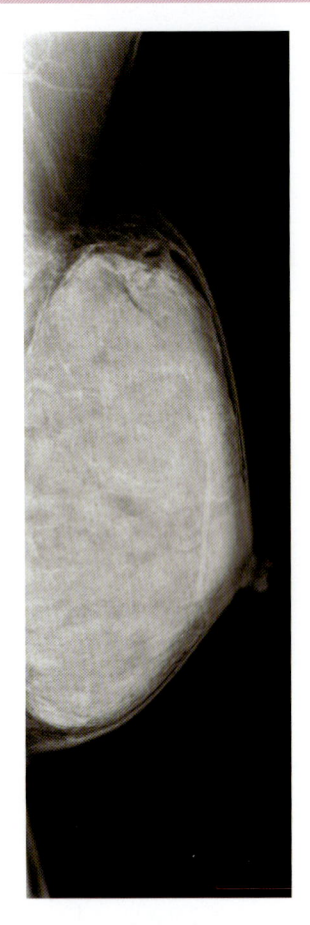

図3　高濃度乳房
このような乳房では腫瘤性病変の検出は難しい。石灰化は描出可能である。

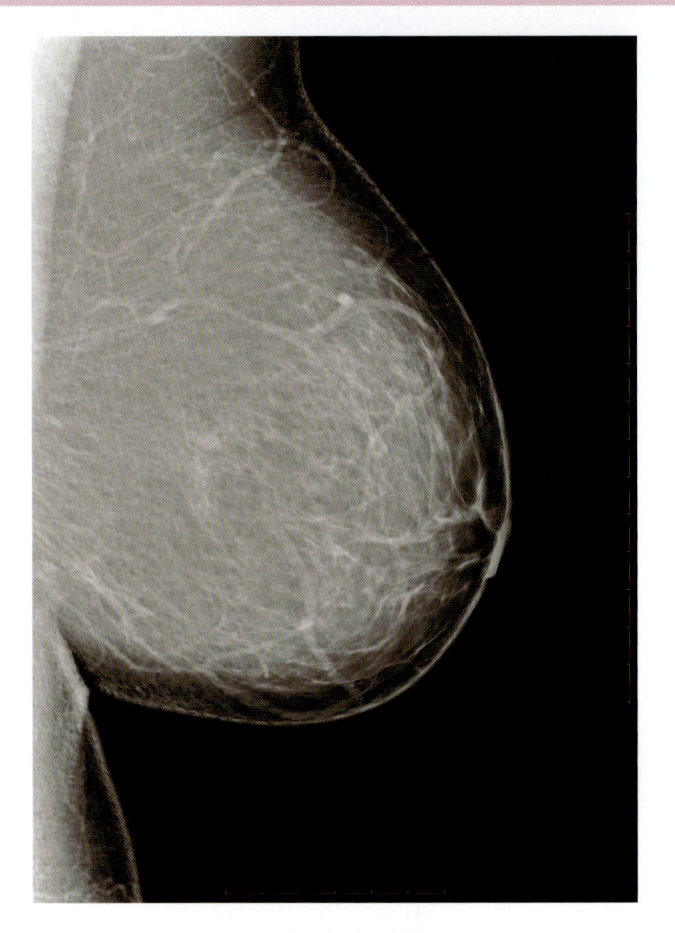

図4　大きな脂肪性乳房
このような乳房では撮影範囲にあれば病変の検出はかなり容易である。このような乳房は乳腺の萎縮した閉経後に多いが、この症例は39歳である。

印を付けた画像を送信するか、あるいはメモ等を超音波検査者に渡すことが推奨される。

以下に総合判定に役立つ超音波の所見の例を述べる。

1 高濃度乳房 ➡図3

マンモグラフィでの乳癌の検出感度は低い。ただし超音波検査は通常通り行えばよい。判定においては超音波検査の所見を優先する。

2 大きな脂肪性乳房 ➡図4

マンモグラフィの病変検出の感度は高いので、超音波検査者はクーパー靱帯からの減衰等にあまり神経質にならなくてもよい。しかし、乳房の辺縁部は撮影範囲外となることがあるため注意深く検査する。

3 腫瘤 ➡図5

マンモグラフィで腫瘤が認められる場合に、超音波検査において部位や大きさが一致する腫瘤がある場合にはそれを記載する。マンモグラフィ判定においては以前のマンモグラフィと同じ所見である場合、脂肪あるいは粗大石灰化を含む場合を除き通常は要精査となる。ただしマンモグラフィでカテゴリー3の境界明瞭・平滑な腫瘤で、超音波の腫瘤がそれと一致することが確実で、超音波所見が単純性嚢胞、あるいは明らかな良性腫瘤（カテゴリー2）である場合には総合判定をカテゴリー2とし、精密検査を不要とすることができる。

4 局所的非対称性陰影（FAD；focal asymmetric density），非対称性乳房組織（ABT；asymmetric breast tissue）➡図6, 7

マンモグラフィでは乳腺の飛び地（glandular island）あるいは正常のバリエーションとしての非対称性の範囲内か真の病変かの区別が難しい場合にはカテゴリー3以上となる。超音波検査ではその部位を検査し、FAD・ABTに相当するものが超音波で検出できるか、検出できた場合にはそれが周囲乳腺と同じ構造

5a. 検診マンモグラム MLO で左乳房の下部に境界明瞭な腫瘤がある。マンモグラフィのみではカテゴリー3であるが、同時に行われた超音波検査で同じ部位に囊胞が認められる。総合判定はカテゴリー2となり、精密検査は不要である。

5b. 検診マンモグラム MLO で左乳房の下部に境界明瞭な高濃度腫瘤がある。この検査のみではカテゴリー3であるが、同時に行われた超音波検査で同じ部位に縦横比の小さい境界明瞭な腫瘤があり、この腫瘤の超音波判定はカテゴリー2である。マンモグラムの腫瘤と超音波の腫瘤は一致するので、総合判定はカテゴリー2となり、精密検査は不要である。

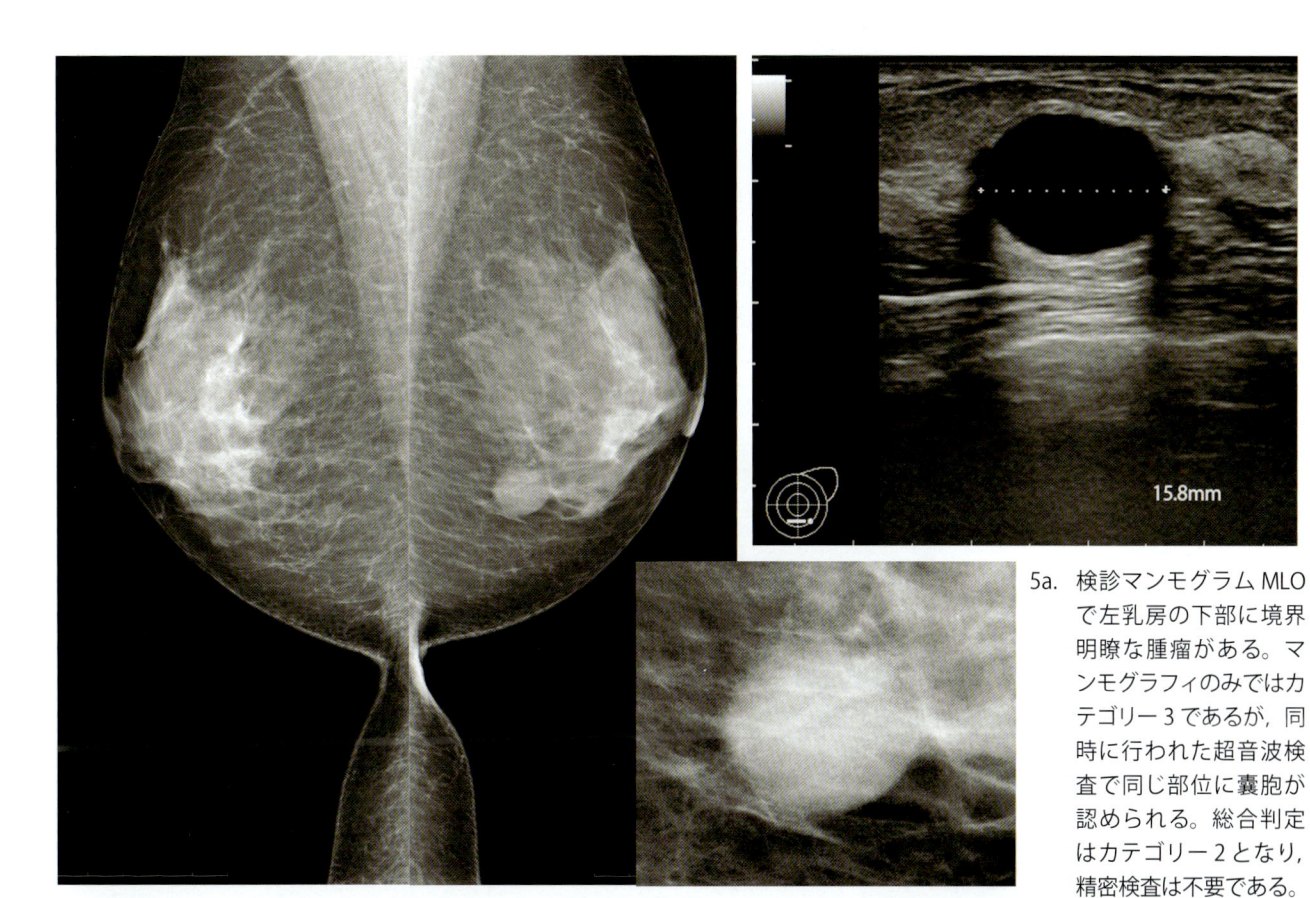

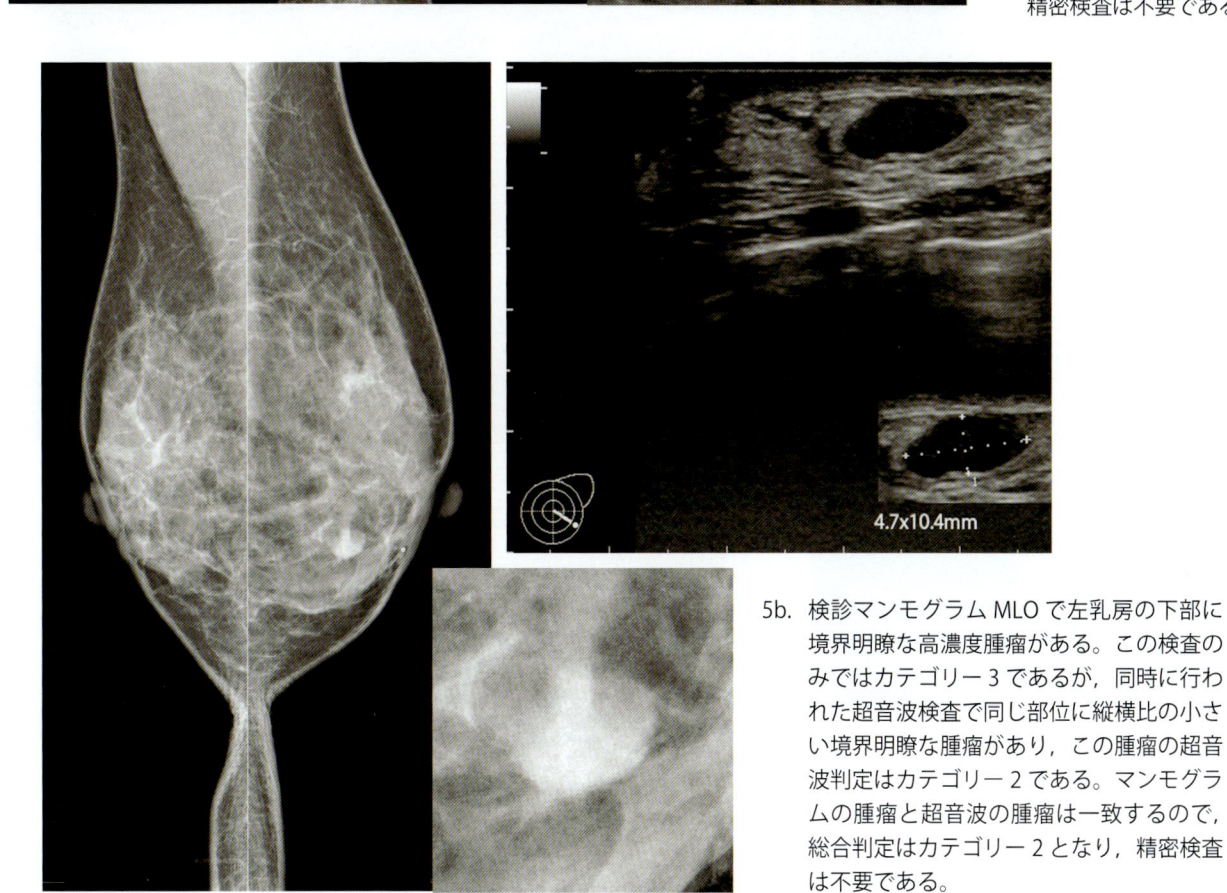

図5　腫瘤

検診マンモグラム MLO で右乳房上部に約 10 mm の FAD（局所的非対称性陰影）がある。中心部の濃度が相対的に低く，真の腫瘤ではない可能性があるが，マンモグラムのみではカテゴリー 3 となる。しかし同時に行われた超音波検査において右乳房の上部をよく検査したが，異常なしということであった。総合判定は異常なしカテゴリー 1 とした。

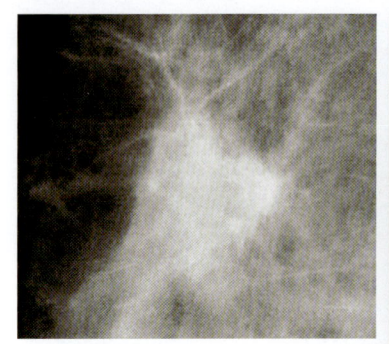

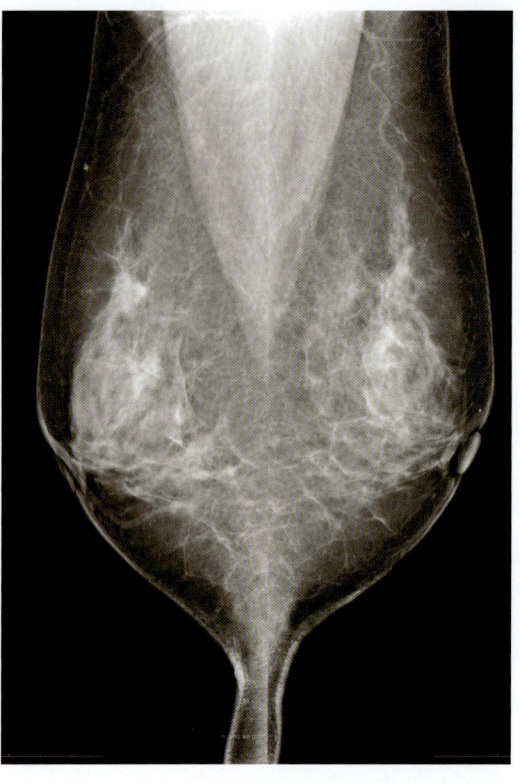

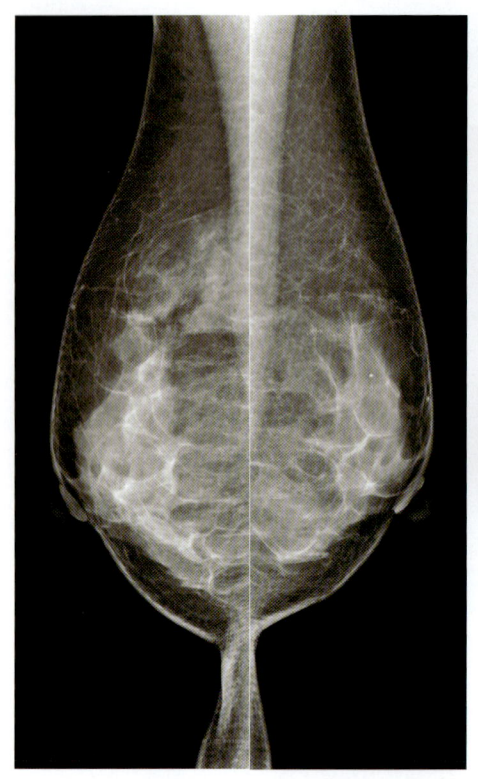

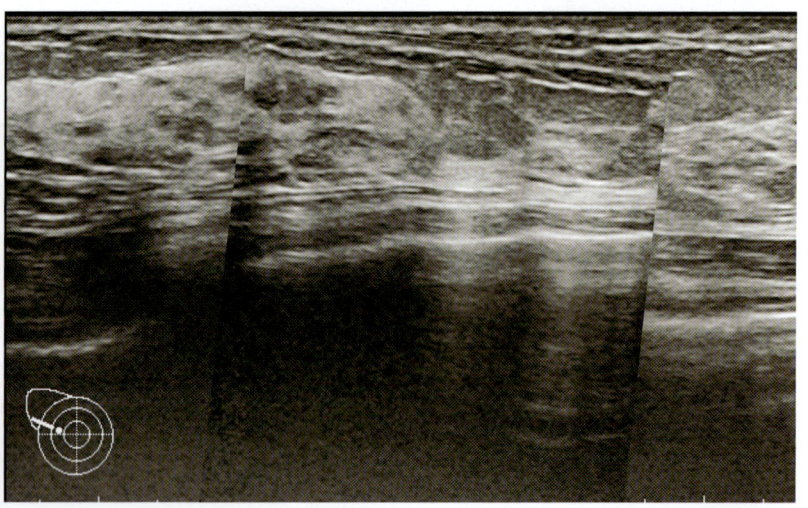

図 6　FAD

検診マンモグラム MLO で右乳房の上部，胸壁側に上下約 3 cm ほどの，大きさのわりに淡い陰影がある。ABT（非対称性乳房組織）を疑う。マンモグラムではカテゴリー 1。このマンモグラム所見を確認して行われた超音波検査（合成写真）では右乳房の上外側，10 時方向において，主乳腺がなくなってから再度肥厚した乳腺が認められる。その構造は通常の乳腺と同様である。超音波所見もカテゴリー 1 である。

図 7　ABT

なのか，少し違った構造なのか，あるいは腫瘤であるのかを確認して記録する。

　判定においては，マンモグラフィ所見が乳腺の飛び地あるいは正常のバリエーションとしての非対称性の範囲内の可能性が高く，なおかつ超音波でも正常乳腺の一部と判定される場合には，マンモグラフィの所見はカテゴリー 3 であってもこの部分の総合判定をカテゴリー 1，異常なしとすることができる。

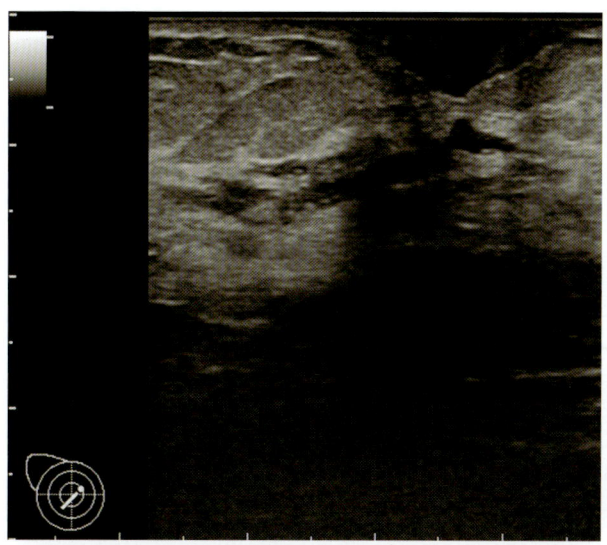

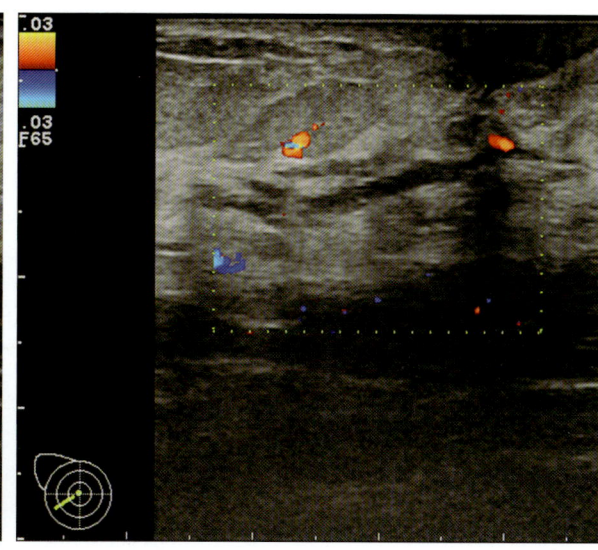

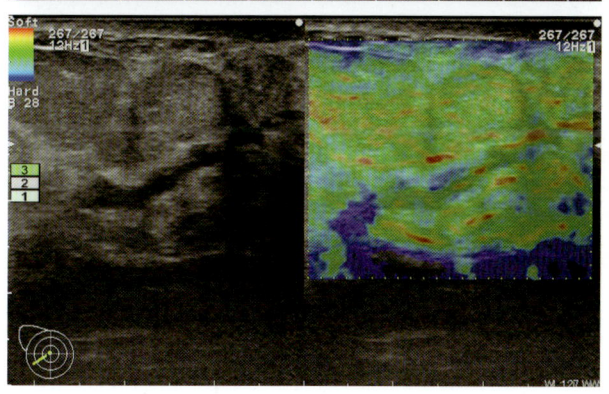

検診超音波検査で右乳房8時方向に内部エコーを有する拡張乳管がある。乳頭異常分泌はない。拡張乳管内には血流もなく，エラストグラフィでは軟らかいが，Bモードで内部に点状高エコーがあるように見えるため，要精密検査となった。精密検査で撮影されたマンモグラフィでは石灰化は見られず，点状高エコーは石灰化ではないと結論付けられた。乳管内に貯留した物質にコレステリン等が含まれていると，点状高エコーとして認められることがある。

図8　点状高エコーの判定

C. 超音波検査の所見を補うためのマンモグラフィ所見

このような例は稀であるが，

1. 超音波検査で粗大高エコーと断定できるかどうか迷う場合に，マンモグラフィで明らかな良性の粗大石灰化であればカテゴリー2としてよい。
2. 超音波検査で点状高エコーがあるかどうか断定できない場合，マンモグラフィで石灰化がなければ超音波の所見は点状高エコーはないものとして判定する。➡図8
3. 超音波検査で低エコー域があり点状高エコーの存在から悪性を疑う場合に，マンモグラフィで石灰化が両側性びまん性である場合には点状高エコーの存在でカテゴリーを上げることをしない。要精密検査とするかどうかは点状高エコー以外の所見で判断する。

Index

欧文

■A
ABT（asymmetric breast tissue） ········ 176, 178
ADH ········ 143
Allred score ········ 83
ANDI（aberrations of normal development and involution） ········ 47
angiolipoma ········ 56
atheroma ········ 56

■B
back scattering ········ 87
BGR サイン ········ 5, 6

■C
complex cystic and solid lesion ········ 24
complicated cyst ········ 49
cyst ········ 24

■D
D/W ········ 30
DCIS ········ 25, 36, 67, 77, 103, 115, 127, 137, 139, 141, 143, 145
ductal carcinoma in situ ········ 36

■E
epidermal cyst ········ 56
ES（Elasticity Score） ········ 6
ER ········ 83

■F
FAD（focal asymmetric density） ········ 176, 178
fat island ········ 19
fat necrosis ········ 56
fibroadenolipoma ········ 55
fibroadenoma ········ 42
fibrocystic disease ········ 47
FISH（Fluorescence in situ hybridization） ········ 83

■G
galactocele ········ 48

■H
halo ········ 27, 28, 87, 106, 118
hamartoma ········ 55
HER2（human epidermal growth factor receptor-2） ········ 83

■I
ICH ········ 83
intraductal papilloma ········ 45
intramammary lymph node ········ 57
intrinsic subtype ········ 37
invasive carcinoma ········ 37
invasive carcinoma of no special type ········ 37
invasive lobular carcinoma ········ 41

■K
Ki-67 ········ 83

■L
lipoma ········ 55

■M
mastopathy ········ 47
MIB-1 index ········ 83
mucinous carcinoma ········ 41

■N
NST（no special type） ········ 37

■O
oil cyst ········ 48

■P
PAM（papillaly apocrine metaplasia） ········ 24, 48
panniculitis ········ 56
papillotubular carcinoma ········ 37
PgR ········ 83
phyllodes tumour ········ 44

■R
ROI（region of interest） ········ 4, 5

■S
scirrhous carcinoma ········ 41
simple cyst ········ 48
snowstorm pattern ········ 59
solidtubular carcinoma ········ 40

■T
TNM 分類 ········ 83

和文

■あ
アポクリン化生 ········ 24, 47, 48
悪性リンパ腫 ········ 18

■い
インプラント ········ 57
医師による判定 ········ 10
異型乳管上皮過形成 ········ 143

■え
エストロゲンレセプター ········ 83
エラストグラフィ ········ 5
液面形成 ········ 49
　　── を呈する囊胞 ········ 25
腋窩リンパ節 ········ 18

■お
大きな脂肪性乳房 ········ 176

■か
カテゴリー判定 ········ 8, 83
カラーゲイン ········ 4, 5
カラー表示エリア ········ 4, 5
加圧状態表示バー ········ 5, 7
過誤腫 ········ 54, 55, 169
画像の拡大率 ········ 3
拡張乳管 ········ 13, 18, 29, 31, 32, 45
　　── と連続する腫瘤 ········ 45
　　──，内部エコーを有する ········ 29, 32
　　──，乳頭周囲の ········ 17
陥没乳頭 ········ 17, 18, 166
関心領域 ········ 5

■き

基本的な検査法 …………………… 2
胸膜 ……………………………… 13
境界部高エコー像 …………… 27, 28
境界明瞭な腫瘤 ……………… 177
局所再発 ……………………… 124
局所的非対称性陰影 ………… 176

■く

クーパー靱帯 ………………… 12, 19

■け

血管
　── の走行 ………………………… 4
　── の入り込み ………………… 20, 21
血管脂肪腫 …………………… 56, 164
血流 …………………………… 19
　── 増加 ……………………… 31
　── 多寡 ……………………… 4

■こ

後方エコーの減弱 ………… 27, 162, 163
後方散乱 ……………………… 87
高濃度乳房 …………………… 176
硬化性腺症 ………………… 50, 52
硬癌 ……… 28, 33, 37, 39, 41, 64, 69, 70,
　　　　 76, 87, 93, 95, 97, 99, 101,
　　　　105, 106, 109, 131, 133, 143
硬癌疑い ……………………… 106, 107
構築の乱れ ……………… 9, 31, 60, 89
膠原病 ………………………… 18
混合性パターン ……………… 24, 25

■さ

最大径 ………………………… 30

■し

シネループ …………………… 4, 5
シリコンバッグ ……………… 57, 58
シリコン注入 ………………… 57
脂肪の入り込み ……………… 157
脂肪壊死 ………………… 26, 48, 49, 56, 61
脂肪腫 ………………………… 54, 55, 164
脂肪織炎 ……………………… 56, 164
脂肪織内の囊胞 ……………… 47
脂肪性乳房 …………………… 16, 176
脂肪注入 ……………………… 57, 59
視触診所見 …………………… 173
視野深度 ……………………… 3
若年者の乳腺 ………………… 13
腫大リンパ節 ………………… 18

腫瘤 ………………………… 24, 176, 177
　── の記載項目 ……………… 8
　── の最大径と縦横比による判定
　　　………………………………… 30
　── の要精査基準 ……………… 23
授乳期 ……………………… 13, 14, 75, 167
充実性腫瘤 …………… 2, 8, 25, 26
充実腺管癌 …………………… 37, 38, 40
縦横比 ………………………… 30
小囊胞集簇 …………………… 9, 33, 47, 154
漿液腫 ………………………… 60
浸潤癌 ………………………… 31
浸潤性小葉癌 ………………… 33, 41, 91, 117
浸潤性乳管癌 ……………… 112, 113, 118
浸潤性乳癌 ……… 37, 70, 71, 72, 73, 79,
　　　　　　　　　81, 106, 111, 119
浸潤性乳癌特殊型 ……………… 40
浸潤性乳癌非特殊型（浸潤性乳癌NST）
　　28, 37, 38, 40, 41, 64, 69, 76, 87, 89, 93,
　　95, 97, 99, 101, 105, 106, 107, 109, 121,
　　129, 131, 133, 135, 143

■す

スクリーニング ……………… 3
ストレイングラフ …………… 5, 7

■せ

正常
　── のバリエーション ……… 16, 17
　── 乳房 …………………… 12
生理食塩水入りシリコンバッグ ……… 57
石灰化 ……………………… 103, 117, 143
　── を伴う陳旧性線維腺腫 ……… 43
浅在筋膜深層 ………………… 12, 13
浅在筋膜浅層 ………………… 12
腺症 ………………………… 50
線維化 ……………………… 161
線維腺脂肪腫 ………………… 55
線維腺腫 ……… 27, 30, 42, 99, 109, 148, 149
　── ，非典型的な ……………… 43
線状高エコー ………………… 16, 17
前方境界線の断裂 …………… 93, 118

■そ

粗大高エコー ……………… 27, 162, 179
粗大石灰化 ………………… 162, 163
組織学分類 …………………… 35
総合判定 ……………………… 172, 173

■た

多発囊胞 ……………………… 8, 78
楕円形 ………………………… 19

大胸筋 ………………………… 12, 13
単純性囊胞 …………………… 48
探触子の持ち方 ……………… 4

■ち

小さな病変 …………………… 5
超音波検査における時計盤表示 …… 175
陳旧性線維腺腫 …………… 27, 43, 162

■つ

つくばスコア ………………… 5, 6

■て

低エコー域 ……… 9, 33, 107, 109, 128,
　　　130, 131, 137, 139, 140, 141, 142, 143,
　　　144, 145, 155, 156, 159, 160, 165, 179
低エコー乳腺 ………………… 16
典型的な
　── 濃縮囊胞 ………………… 48
　── 囊胞 …………………… 47
　── 良性所見 ……………… 26, 27
点状高エコー ……… 9, 29, 31, 33, 100, 103,
　　　　　　　　104, 106, 116, 117, 133, 135,
　　　　　　　　142, 143, 144, 145, 179

■と

ドプラ検査法 ………………… 5
時計盤表示 …………………… 175
糖尿病 ………………………… 161

■な

内部エコー …………………… 31, 32
　── を有する拡張乳管 ……… 32

■に

乳管
　── の異常 …………………… 45
　── の部分的拡張 ……………… 48
乳管過形成 …………………… 50
乳管拡張 ……………………… 9
乳管上皮過形成 ……………… 101
乳管内腫瘤 …………………… 45
乳管内乳頭腫 ……… 24, 25, 29, 45, 46, 101,
　　　　　　　　　　151, 153
　── の超音波像 ……………… 45
乳癌 ………………………… 25, 30
乳腺 ………………………… 12
　── の肥厚 ………………… 31
　── ，授乳期の …………… 14
　── ，妊娠期の …………… 13
　── ，閉経後の …………… 14
　── ，閉経前の …………… 14

乳腺境界線の断裂……………27, 28
乳腺後隙……………………………12, 13
乳腺症………………47, 50, 51, 52, 53, 155
乳腺内への脂肪の入り込み………19, 20
乳腺内脂肪混在性………………………16
乳腺内低エコー…………………………31
乳腺表面の低エコー域………………16, 17
乳頭周囲の拡張乳管……………………17
乳頭状アポクリン化生…………………24
乳頭腺管癌………37, 71, 89, 121, 129, 135
乳房温存療法後の変化…………………60
乳房内リンパ節……………18, 19, 57, 168
乳瘤……………………………26, 48, 49
妊娠期……………………………………13

■ね

年齢による
　　── マンモグラフィ像の変化……15
　　── 超音波像の変化………………13
粘液癌……………………40, 41, 66, 74

■の

濃縮嚢胞……………8, 25, 26, 27, 49, 147
嚢胞……………2, 8, 24, 47, 48, 146, 147
　　──, 脂肪織内の…………………47
嚢胞性パターン…………………………24
嚢胞内腫瘤…………8, 24, 25, 26, 45, 49
嚢胞内乳癌………………………………24
嚢胞内乳頭癌……………………………25
嚢胞内乳頭腫……………………………45

■は

パラフィン注入…………………………57
肺……………………………………12, 13

■ひ

ヒアルロン酸注入…………………57, 59, 58

皮下脂肪織………………………………12
皮下脂肪織内高エコー腫瘤……………55
非腫瘤性病変……………………………29
　　── の注目点と記載項目…………9
非浸潤癌…………………………………31
非浸潤性乳管癌………24, 29, 32, 33, 36,
　　　　　　　　67, 70, 71, 77, 101, 103, 113,
　　　　　　　　115, 127, 137, 139, 141, 145
非浸潤性乳癌……………………………25
非対称性乳房組織……………………176
被胞性乳頭癌……………………………25
微細点状高エコー…………29, 31, 144
微小浸潤癌………………………29, 67, 123
表皮嚢腫…………………………………56
豹紋状乳腺…………………………16, 159
　　── 内の線状高エコー………16, 17
病理組織分類……………………………34

■ふ

フェザータッチ…………………………3, 4
フレームレート…………………………5
プロゲステロンレセプター……………83
深い病変…………………………………5
粉瘤…………………………………12, 56
分葉形………………………………146

■へ

閉経後の乳腺………………………14, 15
閉経前の乳腺……………………………14
閉塞性腺症………………………………50

■ほ

ボディマーク……………………………2
ホルモン受容体…………………………83
放射状瘢痕………………………………33
豊胸術後………………57, 58, 59, 170

■ま

マンモグラフィでの乳腺………………13
マンモグラフィ所見……………174, 179
マンモグラムと超音波像の表示部位の
　関係…………………………………175

■め

免疫組織学的方法………………………83

■も

モニタ……………………………………10
問診情報の活用………………………173

■よ

要精査基準………………………………22
葉状腫瘍…………………………………44

■り

リウマチ…………………………………18
リンパ節…………………………………18
流速レンジ……………………………4, 5
良性腫瘤…………………………………30
良性葉状腫瘍……………………………44

■れ

レポートの記載法………………………8

■ろ

肋間筋……………………………………13
肋骨………………………………………13

乳がん検診従事者のための
乳房超音波検査トレーニング

DVD付
定価(本体6,000円+税)

2014年11月13日　第1版第1刷発行

著　者　東野　英利子

協　力　菊地　和徳

発行者　古谷　純朗

発行所　金原出版株式会社
〒113-8687 東京都文京区湯島 2-31-14
電話　編集 (03)3811-7162
　　　営業 (03)3811-7184
FAX　　　(03)3813-0288
振替口座　00120-4-151494
http://www.kanehara-shuppan.co.jp/
ISBN 978-4-307-20336-4　　　印刷／教文堂　製本／永瀬製本所

©2014
検印省略
Printed in Japan

JCOPY <(社)出版者著作権管理機構 委託出版物>
本書の無断複写は著作権法上での例外を除き禁じられています。複写される場合は，そのつど事前に，(社)出版者著作権管理機構（電話 03-3513-6969，FAX 03-3513-6979，e-mail：info@jcopy.or.jp）の許諾を得てください。

付属DVDは，図書館等での館外貸出しはできません。利用者から料金を徴収する場合は，著作権者の許諾が必要です。

小社は捺印または貼付紙をもって定価を変更致しません。
乱丁，落丁のものはお買上げ書店または小社にてお取り替え致します。

● **DVD 使用上のご注意**
　● 本書に付属する DVD は DVD ビデオ形式です。DVD ビデオ対応プレイヤーまたは DVD ビデオ対応のパーソナルコンピューターでご覧ください。
　● 本 DVD には，下記に示す目次内容の映像（超音波検査 B モード像・カラードプラ像・エラストグラフィ像等）が収録されています。
　　　「5 章　超音波で乳がんをみつける」　スクリーニング症例 1 〜 18
　　　「6 章　超音波健診でみつかった異常」　症例 1 〜 54
　● 本 DVD をご使用になった結果について，著者，金原出版株式会社，および DVD 制作関係者は一切の責任を負いません。

● **著作権に関して**
　● 本 DVD は，私的視聴に用途を限って販売されています。したがって，無断での複製，レンタル，個人使用以外での上映・放送および公衆送信を行うことは法律で禁止されています。